こんな時どうすれば!?
透析患者の内科管理
コンサルタント

監修 深川雅史 東海大学教授
編集 常喜信彦 東邦大学医療センター大橋病院准教授
花房規男 東京女子医科大学准教授

金芳堂

監修のことば

　わが国の透析患者は，欧米より予後が良好である．その理由は，アクセスや水質の差に加えて，より頻繁に，詳細に診療していることであると考えられる．しかしながら，透析患者の病態は，個々の患者で多様性があり，複雑である．その意味で透析患者の全身管理は，内科医にとっても応用問題であると言えよう．本書の前身である「透析患者の病態へのアプローチ」(改訂2版，2011，金芳堂)は，以上のことに鑑み，日々の透析診療の中で，このような病態をきちんと把握し，的確な対応することを目指して編纂されたものであった．

　最近では，骨・ミネラル代謝異常や貧血などの合併症の管理も，心血管系と深く関連づけて進められている．これらは，専門家ではあるが透析患者を多く診たことのない循環器医にコンサルトしても必ずしも的確な答えが得られるとは限らず，透析医にはさらに広い範囲の病態の理解が求められている．

　今回企画された「透析患者の内科管理コンサルタント」は，このような事情を考慮して，内科医として透析患者を長年診療されてきたお二人に編集をお願いした．

　診療は，目の前の患者さんの情報を認識，把握することが最も重要である．本書が，そのために大いにお役に立てることを期待している．

2017年秋
太平洋のクラウド上にて

深川雅史

本書のねらい

　現在の血液透析療法の原型ともいえる Kolff らの臨床応用した回転型ドラム人工腎（rotating drum kidney）の報告は 1943 年にまでさかのぼる．この頃"透析医療"という言葉を用いていたかは定かではないが，もし用いていたならば，いうまでもなくこの頃の"透析医療"は廃絶しつつある腎臓を補うための，腎機能が不全に陥ることに由来する死からいかに守るかを主眼に置いた言葉である．それから約 70 年が経過した．この回転型ドラム人工腎は劇的な進歩を遂げるとともに，"透析医療"の持つ意味にも大きな変化が加わってきた．

　現在，たとえ腎機能が廃絶したとしても，適切な腎代替療法を行うことにより長期生存が可能になった．わが国のレジストリーデータを見ても，維持透析患者全体に占める透析歴 10 年以上の患者は 25％以上にまで上る．たとえ透析治療が必要になったとしても，日々の生活を楽しむことができるようになった．さらに，この類まれな進歩は，本人の意思や社会背景・倫理的側面を尊重することで，腎機能が廃絶しても腎代替療法を行わない，という新たな診療概念を議論するまでに導いている．

　この劇的な変化を支えてきたものが透析療法自体であり，それをとりまく"透析医療"である．言うまでもなく，現代の透析医療の目的は 2 つに集約される．1 つは，個々の患者に応じた安全で効率的，かつ健康的生活が確保され長寿が可能な透析療法を提供することである．すなわち廃絶腎に対する最良の代替療法を提供することである．そしてこのことが，2 つ目の重要な"透析医療"の必要性をもたらした．腎臓病患者の種々の合併症に，どのように適切に診療するか，という課題である．

　本書はこの 2 つの透析医療の質を上げるためにどの様なことができるのかに焦点を当ててみた．前述のごとく透析医療は今では非常に多くの領域をカバーしなくてはならない時代に入った．自分たちの専門領域である透析療法をとってみても，各施設間で得手不得手や強点弱点があることは否めない．また透析患者の多くが多彩な合併症を有している．時には得意分野ではない領域の疾患に対処しなくてはいけない．他の施設では種々の合併症に対してどんな管理をしているのか，どのタイミングで専門家に紹介しているのか，このまま自分たちで診療していてもいいのか，など様々な動揺がある．この診療のムラを均すにはどうしたらいいのか迷うこともしばしばある．

本書では症例をベースに，"コンサルト"というキーワードを用いてみた．各分野のエキスパートの先生方に，各テーマに対する基本的な考え方，着眼点，検討方法などを記載して頂き，専門家やエキスパートへのコンサルトの具体的なタイミングを列記して頂いた．すべてが解決できないまでも，ますます複雑化する"透析医療"の一助になれば幸いである．

　率直に言って現段階でも透析医療従事者はかなりレベルの高い総合診療能力者の集団であると確信している．さらによき"透析医療"提供者になるべく，研磨剤として本書を活用して頂けることを願う．

2017年9月
北海道の大地の上にて

常喜信彦

執筆者一覧

■監修
深川 雅史　東海大学医学部腎内分泌代謝内科教授

■編集
常喜 信彦　東邦大学医療センター大橋病院腎臓内科准教授
花房 規男　東京女子医科大学血液浄化療法科准教授

■執筆者（掲載順）
山谷 琴子　東京女子医科大学血液浄化療法科
土谷 健　　東京女子医科大学血液浄化療法科教授
山縣 邦弘　筑波大学医学医療系腎臓内科学教授
岡田 一義　社会医療法人川島会川島病院副院長
長沼 俊秀　大阪市立大学医学部附属病院人工腎部講師
武本 佳昭　大阪市立大学医学部附属病院人工腎部病院教授
古谷麻衣子　東京慈恵会医科大学葛飾医療センター腎臓・高血圧内科
丹野 有道　東京慈恵会医科大学葛飾医療センター腎臓・高血圧内科
渡邉 公雄　カロリンスカ研究所神経科学分野客員研究員
中山 昌明　東北大学病院慢性腎臓病透析治療共同研究部門特任教授
田井 怜敏　東邦大学医療センター大森病院腎センター
酒井 謙　　東邦大学医療センター大森病院腎センター教授
田部井 薫　南魚沼市民病院院長
守矢 英和　湘南鎌倉総合病院腎臓病総合医療センター部長
小林 修三　湘南鎌倉総合病院院長代行
鶴屋 和彦　九州大学大学院包括的腎不全治療学教授
山崎 景介　九州大学病院病態機能内科学
藤井 秀毅　神戸大学大学院医学研究科腎臓内科講師
西村 眞人　特定医療法人桃仁会病院附属診療所所長
髙橋 延行　関西医科大学香里病院病院教授
藤崎毅一郎　九州大学病院腎疾患治療部
駒場 大峰　東海大学医学部腎内分泌代謝内科講師
藤井 直彦　兵庫県立西宮病院腎臓内科医長
谷口 正智　医心会福岡腎臓内科クリニック透析室室長
溝渕 正英　昭和大学医学部腎臓内科講師

坂口 悠介	大阪大学大学院医学系研究科腎疾患統合医療学寄附講座助教
山本 裕康	厚木市立病院院長
濱野 高行	大阪大学大学院医学系研究科腎疾患統合医療学寄附講座准教授
倉賀野隆裕	兵庫医科大学内科学腎・透析科准教授
庄司 哲雄	大阪市立大学大学院医学研究科血管病態制御学准教授
大月 伯恭	日本大学医学部腎臓高血圧内分泌内科
阿部 雅紀	日本大学医学部腎臓高血圧内分泌内科教授
大竹 剛靖	湘南鎌倉総合病院腎臓病総合医療センター
茶円 美保	社会医療法人名古屋記念財団新生会第一病院
宮下 美子	社会医療法人名古屋記念財団新生会第一病院看護部長
佐藤 元美	新城市民病院腎臓内科部長・人工透析センター長
菊地 勘	医療法人社団豊済会下落合クリニック院長
加藤 明彦	浜松医科大学附属病院血液浄化療法部病院教授
若林 秀隆	横浜市立大学附属市民総合医療センター
伊東 稔	医療法人社団清永会矢吹病院副院長
小池 茂文	豊橋メイツ睡眠治療クリニック院長
山本 舞	甲賀薬局こびらい店(薬剤師)
平田 純生	熊本大学薬学部附属育薬フロンティアセンター・臨床薬理学分野教授
高橋 直子	あかね会大町土谷クリニック院長
小松 康宏	群馬大学大学院医学研究科医療の質・安全学教授
角 浩史	聖マリアンナ医科大学腎臓・高血圧内科
小板橋賢一郎	聖マリアンナ医科大学腎臓・高血圧内科
大迫希代美	川崎市立多摩病院腎臓・高血圧内科
市川 大介	聖マリアンナ医科大学腎臓・高血圧内科
小島 茂樹	聖マリアンナ医科大学腎臓・高血圧内科
谷澤 雅彦	聖マリアンナ医科大学腎臓・高血圧内科
柴垣 有吾	聖マリアンナ医科大学腎臓・高血圧内科教授
安藤 亮一	武蔵野赤十字病院副院長
宮崎真理子	東北大学大学院医学研究科腎・高血圧・内分泌学分野准教授
田中 友里	東邦大学医療センター大橋病院腎臓内科講師
花房 規男	東京女子医科大学血液浄化療法科准教授
高瀬健太郎	島根大学医学部附属病院腎臓内科
伊藤 孝史	島根大学医学部附属病院腎臓内科診療教授

目次

プロブレム1　血液浄化
- ●基本知識 ……………………………………………………（山谷琴子／土谷　健）　1
- コンサルト1　血液透析は何を指標に始めればよいのでしょうか？
  【血液浄化の導入】……………………………………………（山縣邦弘）　7
- コンサルト2　透析導入がためらわれる場合，どのような手順を踏めばよいですか？
  【血液浄化の非導入】…………………………………………（岡田一義）　11

プロブレム2　アクセス
- ●基本知識 ……………………………………………………（長沼俊秀／武本佳昭）　17
- コンサルト3　内シャントは，どちらの腕に，どの血管をつなぐのがよいのでしょうか？
  【AVF】………………………………………………………（長沼俊秀／武本佳昭）　27
- コンサルト4　どのようなときに人工血管を用いるのですか？
  【AVG】………………………………………………………（長沼俊秀／武本佳昭）　32
- コンサルト5　動脈表在化が適しているのはどのような患者ですか？
  【動脈表在化】………………………………………………（長沼俊秀／武本佳昭）　37
- コンサルト6　長期留置カテーテル（カフ型カテーテル）はどのようなときに用いるのがよいですか？
  【長期留置カテーテル（カフ型カテーテル）】……（長沼俊秀／武本佳昭）　42
- コンサルト7　AVFを作成しても，すぐに閉塞してしまいます．何に気をつければよいのでしょうか？
  【繰り返すVAトラブル】……………………………………（長沼俊秀／武本佳昭）　47

プロブレム3　腹膜透析
- ●基本知識 ……………………………………………………（古谷麻衣子／丹野有道）　53
- コンサルト8　ペリトネアルアクセス留置はどのようなカテーテルを用いて，どこに出口部を作成するのがよいのですか？
  【ペリトネアルアクセス留置】……………………………（古谷麻衣子／丹野有道）　60
- コンサルト9　どのような患者が腹膜透析に向いているのですか？
  【開始】………………………………………………………（渡邉公雄／中山昌明）　64
- コンサルト10　腹膜透析はどのようなタイミングで中止すればよいのでしょうか？
  【止め時】……………………………………………………（田井怜敏／酒井　謙）　68

プロブレム4　血圧／ドライウエイト

●**基本知識** ……………………………………………………………（田部井　薫）73

コンサルト11　いつ測った血圧をどれくらいに管理するのがよいのでしょうか？
　　　　　　　【高血圧】………………………………………………（守矢英和／小林修三）80

コンサルト12　透析中によく血圧が下がります．どのようなことを考えればよいのでしょうか？
　　　　　　　【低血圧】………………………………………………（守矢英和／小林修三）85

コンサルト13　開始から終了までずっと血圧が低めで心配です．どのように対処すればよいのでしょうか？
　　　　　　　【常時低血圧】……………………………………………………（田部井　薫）89

プロブレム5　脳・心血管

●**基本知識** ……………………………………………………………（鶴屋和彦）95

コンサルト14　透析患者が脳出血で入院してきました．すぐに透析したほうがよいですか？
　　　　　　　【脳出血】………………………………………………（山崎景介／鶴屋和彦）110

コンサルト15　透析患者が脳梗塞で入院してきました．すぐに透析したほうがよいですか？
　　　　　　　【脳梗塞】………………………………………………（山崎景介／鶴屋和彦）114

コンサルト16　大動脈弁石灰化が強く，心雑音があります．この先どのようにしたらよいのでしょうか？
　　　　　　　【大動脈弁狭窄症】………………………………………………（藤井秀毅）119

コンサルト17　冠動脈には有意狭窄はないといわれましたが，胸部症状が続いています．どのようにしたらよいのでしょうか？
　　　　　　　【虚血性心疾患（特に慢性安定狭心症）】………………………（西村眞人）124

コンサルト18　とても心機能が悪いと診断されました．どのように管理すればよいのでしょうか？
　　　　　　　【低左心機能】……………………………………………………（髙橋延行）129

コンサルト19　脳梗塞の既往のあるHD患者に定期心電図でAFが見つかりました．ワルファリンは使用したほうがよいですか？
　　　　　　　【心房細動（AF）】………………………………………………（藤﨑毅一郎）134

プロブレム 6　MBD

- ●基本知識 ……………………………………………………（駒場大峰）*139*
- コンサルト 20　透析前血清リン値 7.5mg/dL 前後が続いています．何から始めればよいですか？薬を始めたほうがよいですか？
  【高リン】………………………………………………………（藤井直彦）*151*
- コンサルト 21　透析前補正カルシウムが 11mg/dL でした．どういう対策をとればよいでしょうか？考え方を教えてください．
  【高カルシウム】………………………………………………（谷口正智）*155*
- コンサルト 22　インタクト PTH が 350pg/mL でした．まず何から始めればよいですか？
  【高 PTH】………………………………………………………（溝渕正英）*160*
- コンサルト 23　インタクト PTH が 30pg/mL でした．治療の必要はありますか？
  【低 PTH】………………………………………………………（駒場大峰）*164*
- コンサルト 24　血清マグネシウムが 1.5mg/dL でした．治療は必要でしょうか．また定期的に測ったほうがよいですか？
  【マグネシウム】………………………………………………（坂口悠介）*168*

プロブレム 7　貧　血

- ●基本知識 ……………………………………………………（山本裕康）*173*
- コンサルト 25　貧血が見られました．赤血球造血因子製剤，鉄剤の適応と使い方を教えてください．
  【低いヘモグロビン】…………………………………………（濱野高行）*182*
- コンサルト 26　ヘモグロビンが 14g/dL でした．放っておいてもよいですか？対策をとる必要はありますか？
  【高いヘモグロビン】…………………………………………（倉賀野隆裕）*186*
- コンサルト 27　ESA を十分量使っていますが，Hb 10g/dL 以上になりません．どうすればよいでしょうか？
  【ESA 低反応性】………………………………………………（山本裕康）*190*

プロブレム 8　糖・脂質

- ●基本知識 ……………………………………………………（庄司哲雄）*195*
- コンサルト 28　血糖が高いときと低いときと混在しています．どちらも心配です．どのように管理すればよいのでしょうか？
  【高血糖／低血糖】……………………………………（大月伯恭／阿部雅紀）*200*

コンサルト 29 non-HDL-C ってなんですか．活用法を教えてください．
【non-HDL-C】……………………………………………（庄司哲雄）205

プロブレム 9　PAD
●基本知識 ……………………………………………………………（大竹剛靖）211
コンサルト 30 フットケアって，何から始めればよいですか？
【糖尿病性腎症患者の足病変】………………（茶円美保／宮下美子）218
コンサルト 31 PAD が悪化している気がします．どの診療科にお願いすればよいですか？
【他科に頼る場合】………………………………………（佐藤元美）222
コンサルト 32 透析室でできる PAD の管理方法を教えてください．
【自施設の場合】…………………………………………（大竹剛靖）226

プロブレム 10　肝　炎
●基本知識 ……………………………………………………………（菊地　勘）231
コンサルト 33 B 型肝炎の患者が転院してきます．透析をする上で何に気をつければよいですか？治療の必要はありますか？
【B 型肝炎ウイルス（HBV）】……………………………（菊地　勘）236
コンサルト 34 HCV 抗体が陽性の患者が転院してきます．新しい治療薬が使えるようになったようですが適応はありますか？
【C 型肝炎ウイルス（HCV）】……………………………（菊地　勘）241

プロブレム 11　フレイル
●基本知識 ……………………………………………………………（加藤明彦）247
コンサルト 35 サルコペニアはロコモティブ症候群とは違いますか？栄養とリハビリテーションの両面から教えてください．
【サルコペニア】…………………………………………（若林秀隆）254
コンサルト 36 PEW が問題になってきているそうですが，PEW なのか，老化なのか判断できません．どうしたらよいですか？
【PEW（低栄養）】………………………………………（加藤明彦）259
コンサルト 37 最近，認知機能が低下したようです．進行してほしくないですし，独居のため心配です．対策はありますか？
【認知症】…………………………………………………（加藤明彦）265

プロブレム 12　QOL

●基本知識 …………………………………………………………（伊東　稔）271

コンサルト 38　不眠の訴えに，ただ睡眠薬を処方しているだけです．このままでいいんでしょうか？
【睡眠障害】………………………………………………（小池茂文）279

コンサルト 39　センナを大量に処方しても便秘が続いています．便秘の対処のコツを教えてください．
【便秘】…………………………………………（山本　舞／平田純生）284

コンサルト 40　何をしてもかゆく，パジャマにも血がついています．乾燥も強いようですが，どうすればよいでしょうか？
【かゆみ】………………………………………………（高橋直子）288

プロブレム 13　電解質

●基本知識 …………………………………………………………（小松康宏）293

コンサルト 41　えっ，透析前血清ナトリウムが低い（125mEq/L）？　何をどう考えたらよいのでしょうか？
【低ナトリウム】……………………（角　浩史／小板橋賢一郎／柴垣有吾）300

コンサルト 42　透析前血清カリウムが 7.0mEq/L でした．いつも K が高いです．もしかしたら食事以外の要因もあるんですか？
【高カリウム】………………………（大迫希代美／市川大介／柴垣有吾）305

コンサルト 43　透析前血清カリウムが 3.0mEq/L でした．数値が低いことは，よいことですか？　どうすればよいでしょうか？
【低カリウム】………………………（小島茂樹／谷澤雅彦／柴垣有吾）311

コンサルト 44　透析前重炭酸イオン濃度が 15mEq/L でした．透析患者でも代謝性アシドーシスって起こるんですか？
【アシドーシス】………………………………………………（小松康宏）316

コンサルト 45　透析前重炭酸イオン濃度が 35mEq/L でした．透析患者でも代謝性アルカローシスって起こるんですか？
【アルカローシス】……………………………………………（小松康宏）321

プロブレム 14　安全対策

●**基本知識** ……………………………………………………………（安藤亮一）*325*

コンサルト 46　インフルエンザが流行しています．また感染性腸炎を疑う患者もいます．透析室でできることはなんですか？
【感染症（インフルエンザ，感染性腸炎など）】………………（安藤亮一）*331*

コンサルト 47　普段から災害に備えておくことを教えてください．実際に災害が起きたときには，どうすればよいですか？
【災害】………………………………………………………………（宮崎真理子）*336*

プロブレム 15　複雑な症例

コンサルト 48　循環器内科では大丈夫と言われたのですが，よく呼吸苦や胸部症状を訴えます．どうしたらよいのでしょうか？
【低左心機能，透析困難症】…………………………………………（田中友里）*342*

コンサルト 49　心不全，歩行障害，認知機能低下がある 80 歳の患者．家族の介助はありますが，どのような対策をとったらいいのでしょうか？
【高齢者】………………………………………………………………（花房規男）*347*

コンサルト 50　地方在住の 75 歳独居，家族は都会で離れて暮らしています．どのように接し何に気をつけますか？
【通院困難な高齢者（地方在住）】……………（高瀬健太郎／伊藤孝史）*354*

索　引 ………………………………………………………………………………… *363*

プロブレム 1
血液浄化

基 本 知 識

1 血液浄化療法

　血液浄化とは，物理学的・化学的・生物学的に血液中の病因物質を除去し，さらに欠乏している物質を補給して，病態の改善を目的とする医療技術である．**表1**に血液浄化法の分類を示す．血液を体外に導き出し血液の浄化を行う血液体外循環法と腹膜機能を利用した腹膜灌流法に大別される．

　血液浄化療法では，病因物質の除去の方法として拡散，濾過，吸着という原理を利用している．拡散を主体とした物質除去を行う方法として血液透析法があり，一方，濾過を主体とした物質除去を行う方法として血液濾過法がある．その両方を組み合わせた血液透析濾過法や，循環動態の安定化を目的とした低効率で持続的な血液浄化を行う持続的血液浄化法がある．なお，一般的には上記4法を，使用している原理を区別せずに広義の「血液透析」と総称することがある．

表1　血液浄化療法の分類

〔血液体外循環法〕
　血液透析法（HD）
　血液濾過法
　血液透析濾過法
　持続的血液浄化法：
　　持続的血液透析，持続的濾過，持続的血液透析濾過．
　血液吸着法
　血漿吸着法
　血漿交換
　　単純血漿交換，二重濾過血漿交換
　白血球系細胞除去療法
〔腹膜灌流法〕

（広義に「血液透析」と総称することがある）

（アフェレシス：血液吸着法～白血球系細胞除去療法）

血液浄化療法は腎機能補助を目的とする以外に，物質の吸着を利用し血液浄化を行う方法や血漿中に含まれる病因物質を血漿ごと分離除去し，アルブミンや血漿で置換する血漿交換があり，これらをアフェレシスと呼ぶ．本章では，「血液透析」を中心に概説する．

2 血液透析の基本的な原理

血液透析の基本的なシステムは，バスキュラーアクセスから血液ポンプによって血液は体外へ導き出され，抗凝固化され，ダイアライザへ送られる．ダイアライザ中で血液は透析膜を介して反対側から流れてきた透析液と接触し，血液中の余分な物質や水分が除去され，不足している物質が補給され体内に戻される．血液中の老廃物を取り除くには2つの重要な原理が働いている．「拡散」と「限外濾過」である．

● 1. 拡　散

拡散とは溶質濃度が異なる2つの溶液内で，溶質物質がその濃度の高い部分から低い部分へ移動する現象をさす．血液と透析液は半透膜（透析膜）を介して接しており，その半透膜には小さな孔が開いており，孔より小さな物質は自由に膜を通過することができる．血液中の濃度が透析液濃度より高く膜の孔径を通過可能な物質（特に500Da以下の小分子）であるクレアチニン，尿素窒素，カリウムなどは半透膜を介して拡散作用により透析液の中に移動する．

逆に透析液に多く含まれる重炭酸イオン，カルシウムは透析液中から血液中に充足される．ただし，半透膜の孔の大きさよりも大きい血球や高分子量物質は通過できない（図1A）．

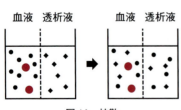

図1A　拡散
血液で濃度が高い溶質（●）は透析液へ移動する一方，低い溶質（◆）は透析液から補充される．●は膜の孔より大きいため通過できない．

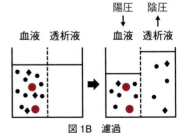

図1B　濾過
血液に陽圧をかけると水分と共に膜孔を通過できる溶質（◆●）は透析液へ移動する．

● 2. 限外濾過

　濾過とは濾過膜を介して水が移動する際，特定の物質も同伴する現象をさす．血液浄化療法では，圧力の力を利用して濾過を促進し，水及び物質の移動を行っている．つまり，血液側に陽圧をかける，あるいは透析液側に陰圧をかけると，血液側と透析液側の間に圧力差が生じて，濾過膜を介して血液側から透析液側に水分が移動し，除水が行われる．同時に，水分以外にも透析膜の孔を通り抜けることができる物質も一緒に透析液側に移動する（**図 1B**）．

　濾過には対象とする溶質の大きさにより名称が変わり，小さい方から順に，逆浸透，限外濾過，精密濾過，一般濾過とよばれる．「血液透析」では限外濾過が使用され，平均細孔径は 1 nm のため，透過できる溶質は一部の蛋白成分で，一般的に，拡散による除去効率が高くない中分子（500～5,000Da）や低分子量蛋白（10,000～55,000Da）が対象物質である．精密濾過は，細孔径が 100nm 程度あり，血液中の有形成分を阻止し，すべての蛋白成分を透過させるため，血漿交換で行われる濾過に相当する．

3 血液体外循環法の各論

● 1. 血液透析法（HD）

　腎不全治療としてわが国でもっとも普及している治療法は HD（Hemodialysis）で，ダイアライザの中で血液と透析液が透析膜を介して接している（**図 2A**）．拡散により物質の移動が行われており，除水は限外濾過が主体で行われている．小分子は拡散での除去率がよいため，小分子の除去率が高いのが特徴である．

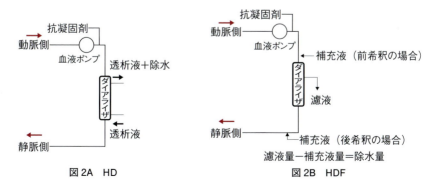

図 2A　HD　　　　　図 2B　HDF

● 2. 血液濾過（HF）

　限外濾過の原理を利用して物質や水分の除去を行う方法である．濾過膜を介して血液に一定の圧をかけ，血液から水分とともに，濾過膜を通過できる物質は体外に排出される．余分に除かれた水分の分量だけ，血液回路中に後から補充液という形で細胞外液が補充される．このため，濾液量から後で血液回路に加えられた補充液量を引いた水分量が除水量となる．HF（Hemofiltration）で使用される濾過膜は透析膜よりも膜孔が大きいため分子量 15,000 Da 程度の物質まで除去できる．

　一方，小分子は拡散での除去率が高く，拡散を用いない HF では小分子量領域の除去能が低い点が弱点である．しかしこのことは，ナトリウムや尿素窒素など小分子に決定される浸透圧に急速な変化を生じないため不均衡症候群が超こりにくい点が利点でもある．そのため HF の良い適応は，浸透圧の変化を抑えたい脳出血後や緑内障患者である．

● 3. 血液透析濾過（HDF）

　血液透析と血液濾過を組み合わせた方法である．中分子で除去効率が悪い HD と，小分子量で除去効率が悪い HF の弱点を両方補うことができる．HDF（Hemodiafiltration）は補充液の投与経路によって，後希釈法と前希釈法にわけられる **（図 2B）**．

　後希釈法は，血液透析濾過器を通過し濾液が濾過された血液に補充液を投与する方法で，血液濾過器内で血液が一旦濃縮されるため，フィルターの目詰まりや性能の低下を起こしやすい．前希釈法は，濾過する血液を補充液で薄めてから血液透析濾過器を通過するため血液の濃縮の問題が解決されるとともに，大量の体液置換が可能である．また，補充液をボトルバックを使用して補充するオフライン HDF と HD 用の透析液を補充液として用いるオンライン HDF がある．オンライン HDF では透析液を透析回路内に投与するため透析液の無菌化が重要である．また，オンライン HDF は大量の補充液を使用することが可能のため高い臨床効果が期待でき，2010 年の保険適応に伴いオンライン HDF 施行患者が増えている．

　HDF は，中分子領域の物質が関与するかゆみや透析アミロイドーシスといった合併症対策に有効である．しかし，最近は透析膜の性能があがり，HD でも中分子の除去が良好となっているため一概に HD が劣るとも言えなくなっている．また，もう 1 つの HDF の適応は，補充液を充足するため HD よりも循環動態が変動しにくく，心機能が悪い患者によい適応となる．

4 実際の透析処方：ダイアライザ，透析液，抗凝固薬の選択

● 1．ダイアライザ

　ダイアライザは半透膜とそれを取り巻くケースを含めた透析装置で，全長は26～28cmくらいのものが多い．厳密には血液透析器をさすが，広義に血液濾過器，血液透析濾過器を含めることが多い．ダイアライザ中で血液と透析液が透析膜を介して接し，物質の交換が行われる．ダイアライザの形状には積層型と中空糸型があるが，現在は中空糸型が主流である．中空糸型は円形型のプラスチック製の筒内に，中空糸とよばれる極細繊維が1万本ほど束ねられており，中空糸の内径は約200μm前後，膜厚は10～50μm，長さは160～300 mmである．

　ダイアライザを選択するには，形状以外に，患者の体の大きさによって膜面積を1.0～2.5 m^2 の中で選択し，また透析膜の種類によってセルロース膜，合成高分子膜から選択する．セルロース膜は最も初期に開発され，その後，生体適合性のよい膜が開発されているが，現在は加工が容易で生体適合性がより優れている合成高分子膜が主流になっている．透析膜はさらに低分子蛋白である β_2 ミクログロブリン（11,800 Da）のクリアランスとアルブミンの篩係数で分類されている．

● 2．透析液の種類

　急激な体液組成の変化を防ぐために，透析液は細胞外液の電解質組成に近く構成されている．透析液組成は概ね Na 138～140mEq/L，K 2.0～2.5mEq/L，Ca 2.5～3.5 mEq/L，Mg 1.0 mEq/L，Cl 110～114mEq/L，重炭酸 25～35mEq/L，酢酸 0～10.2 mEq/L，ブドウ糖 100～150mg/dL である．透析液の選択にはまず，酢酸を少し含むものか，まったく含まないものかを選択する．酢酸不耐症の患者では，透析中の血圧低下の原因になるため，酢酸フリーの透析液（カーボスター®）が選択されるべきである．

　次に Ca 濃度によって，透析液を選択する場合が多い．ビタミン D や炭酸カルシウムの内服，長期臥床で高 Ca 血症に傾いている透析患者は多く，その際は低 Ca 濃度の透析液を選択する．

● 3．抗凝固薬

　血液は血管から外に出ると凝固する働きがあるため，血液浄化には凝固防止のた

め抗凝固薬が必要である．抗凝固薬は，血管回路内の抗凝固作用（抗 Xa の活性）と，凝固時間の延長（抗トロンビン作用）の 2 つの作用を利用している．

　出血の危険がない場合は，抗 Xa の活性及び抗トロンビン作用を併せもつヘパリンを使用する．軽度の出血傾向がある症例では抗トロンビン作用がない低分子ヘパリンが，出血病変や周術期などの出血の危険性が高い症例では半減期が 5〜8 分と極端に短く透析で除去されるナファモスタットメシル酸塩が，アンチトロンビンⅢ欠損症の患者ではアルガトロバン水和物が使用される．

5 近年の透析療法の動向

　わが国の慢性透析患者数は 32 万 4986 人であり，2011 年に 30 万人を超えてから増加が続いてはいるが，2014 年より 4538 人の増加で増加数自体は鈍ってきている．主要な透析の原疾患は糖尿病性腎症，慢性糸球体腎炎，不明，腎硬化症で，この順位自体には変化はないが，慢性糸球体腎炎が直線的に減少し，さらに糖尿病性腎症の割合も 2014 年 38.1％，2015 年が 38.4％と鈍化しており，これらの変化が総患者数の増加に抑制的に働いている要因と推定される．

　平均年齢は透析導入患者で 69.2 歳，維持透析患者で 67.9 歳であり，透析患者数の増加は，70 歳以上の患者の増加によることが示されている．また，長期透析患者も増加傾向にあり，20 年以上の透析歴を持つ患者が 8.2％，最長透析歴の患者は 47 年 6 ヵ月の透析歴を持っている．こうした透析患者の患者背景の変化により，心血管疾患，感染症のリスクが高く，心不全，感染症がそれぞれ死因の第 1 位と 2 位を占めている．特に，近年感染症により死亡する患者の割合が増加傾向にある[3]．

　今後，心血管疾患，感染症，さらには低栄養・消耗といった病態への対応が，透析患者の予後改善のためにますます重要な点となってきている．

【文　献】

1) 篠崎正博，他．急性血液浄化法徹底ガイド，第 2 版．総合医学社，2010.
2) 鈴木正司監，信楽園病院腎センター編．透析療法マニュアル，改訂第 7 版，日本メディカルセンター，2010.
3) 日本的医学会統計調査委員会．図説 わが国の慢性透析療法の現況．2015 年 12 月 31 日現在．

コンサルト 1　血液透析は何を指標に始めればよいのでしょうか？

● 血液浄化の導入

> 68歳，男性．40歳頃より肥満傾向となり，45歳時に糖尿病を指摘．同時期より高血圧も指摘された．仕事のため加療は断続的で血糖管理，血圧管理とも不良であった．63歳時に糖尿病網膜症のため光凝固術をうけた．退職後は自宅近くの近医で定期的な通院加療はするものの，ここ数年はときに激しい下痢があり，下腿の浮腫も認めるようになった．同時にHbA1cは正常域となり血糖管理は良好となったが，食欲の低下も目立つようになった．血液生化学検査にて血清クレアチニン値6.8mg/dLであることから腎臓専門医に紹介となった．

着眼点

① 糖尿病性腎症による慢性腎不全が最も疑われるものの，腎症としての管理加療は受けていない．
② 現時点でのeGFRは7.1mL/分/1.73m^{2}でCKDステージG5にあたる．
③ 消化器症状，浮腫などの尿毒症症状を疑う症候がある．

■ エビデンスをもとにした検討

① 腎機能が廃絶して維持血液透析が必要となるのは，慢性的な腎機能の低下により，非可逆的な慢性腎不全となり，血液透析を行わない限り，改善できない症状と判断された場合である．
② 以前は，慢性腎不全状態で長期間管理加療されると，長期的な尿毒症物質への暴露が様々な合併症発症に進展することから，生命予後が不良になると考えられてきた[1]．このような背景から，長期的な生命予後改善のためには，無症状で残存腎機能のある早期に透析導入をして行くことがよいとされてきた．

③しかし，早期の透析導入が生命予後に有利に働かず[2]，さらに生命予後が悪化することすらあることが明らかとなってきた[3]．このため透析導入後の長期の生命予後の観点から，浮腫，うっ血性心不全やその他の尿毒症症状が出ないように保存的治療を適切に行い，血液透析が必要になる時期をなるべく遅らせて血液透析を導入することの重要性が指摘されている．

④一方で，近年透析導入患者の高齢化，糖尿病を原疾患とする患者の増加があり，従来の血清クレアチニン値を基にした透析導入タイミングの判断では筋肉量の低下により正確な腎機能の判断は不可能であり，透析導入時期の腎機能の目安として糸球体濾過量（Glomerular filtration rate；GFR）で判断することが推奨されている[4]．

⑤GFRの評価はイヌリンクリアランスや蓄尿法によるクレアチニンクリアランスと尿素クリアランスの平均がこの時期のGFRとしては正確であるが，透析導入期に繰り返しこれらの検査を実施することには限界があり，現実的には血清クレアチニン値を基にした推算GFR(eGFR)が使用されている．eGFRは，男女間，年齢間，人種間での筋肉量の違いによる血清クレアチニンの変動を補正することが可能である．しかしイヌリンクリアランス（=GFR）=10 mL/分/1.73m^{2}の患者の血清クレアチニンは2〜6.7mg/dLの幅があった[5]とされており，これを65歳男性に当てはめれば，eGFRでは7.3〜27.4mL/分/1.73m^{2}の幅があることになる．eGFRはあくまでも血清クレアチニン値の変動による指数であることを強く認識しておく必要がある．

⑥具体的に透析導入を考慮する必要性が生じてくるのは，十分な保存的治療を行っても進行性に腎機能の悪化を認める，GFR < 15 mL/分/1.73m^2（CKDステージG5）以降である．ただし実際の血液透析の導入は，腎不全症候，日常生活の活動性，栄養状態を総合的に判断し，それらが透析療法以外に回避できないときに決定する．臨床症状として，最も多いのが消化器症状（悪心，嘔吐，食欲不振，下痢など），ついで体液貯留（全身性浮腫，高度の低蛋白血症，肺水腫）である[6]．実際の腎代替療法の開始には，残腎機能だけでなく，個々の患者の塩分摂取量，水分摂取量，K摂取量などの生活習慣への配慮ならびに心拍出量，心機能，浮腫の程度など患者個々の腎代替療法必要度を示す指標も必要である．

⑦実際には個々の患者の尿毒症環境における症状出現の耐用度に個体差がある．ただし腎不全症候がみられても，GFR < 8 mL/分/1.73m^{2}まで保存的治療での経過観察が可能であれば，血液透析導入後の生命予後は良好である．腎不全症候が

なくとも，透析後の生命予後の観点から GFR 2 mL/分/1.73m² までには血液透析を導入することが望ましい．
⑧本例は糖尿病性腎症，慢性腎不全としての診断をされること無くかかりつけ医で末期慢性腎不全となるまで加療を受けており，慢性腎不全の保存的治療を受けていない．透析導入が必要となる 6 ヵ月以上前から腎専門医での加療を受け，計画的に透析準備に入ることで透析導入後の生命予後が改善されると考えられる[7]．
⑨従って本例においては，まず慢性腎不全としての合併症の評価，治療についてこの時点で可能なものを実施し，尿毒症症状の出現を可能な限り抑制し，腎代替療法が必要となる時期を遅らせることで，透析導入前に血液透析のための内シャント手術を行い，スムーズな透析導入となるように務める．

■■ ガイドラインの有無

・日本透析医学会．維持血液透析ガイドライン：血液透析導入．透析会誌．2013；46：1107-1155．

■■ 病態解明のために行うこと

①20 年以上の糖尿病歴，経過中の糖尿病網膜症の既往から糖尿病性腎症による慢性腎不全が強く疑われる．
②超音波検査による腎のサイズの確認（糖尿病性腎症の場合，末期慢性腎不全となっても腎のサイズは保たれることが多い），眼底にて増殖性網膜症，眼底の出血の有無を確認，血液生化学検査による低蛋白血症，低アルブミン血症の確認とネフローゼレベルの蛋白尿とともに血尿陰性であることを確認できれば，糖尿病性腎症とほぼ診断できる．
③この様な患者の診療にあたり，全身の身体所見の確認と同時に胸部 X 線写真で肺うっ血の有無の確認，心電図，状況によっては心エコーによる心機能の評価を合わせて行うべきである．特に糖尿病性腎症の患者では無痛性心筋虚血の合併が多いことが知られており，注意が必要である．

■■ 他科&エキスパートにいつコンサルトするか

①糖尿病網膜症に対しては眼科での定期的な診療が必須である．
②経過中の下痢などは糖尿病性神経症の存在が疑われる．状況に応じ，消化器内科，神経内科へのコンサルトを考慮する．

③長期間の高血圧，糖尿病性腎症による腎機能障害であり，高度の動脈硬化の存在も疑われ，四肢の動脈の血流の確認，虚血性心疾患の合併のチェックが必要である．心臓血管外科，循環器内科に必要に応じコンサルトを行う．

■ この症例への対策・治療

①保存的治療によっても尿毒症症状が消失しない場合，うっ血性心不全など生命に影響を及ぼす尿毒症症状を伴う場合には，一時的透析用カテーテルを挿入して血液透析の導入を考慮する．
②腎性貧血があればESA治療，適切な血圧の管理，血糖管理，脂質異常症の管理とともに，浮腫に対し適宜利尿薬の投与を行い，尿毒症症状の改善，対症療法を行う．
③上記の治療によって尿毒症症状が消失してうっ血性心不全も無ければ，保存的治療を継続し，腎代替療法の適切な選択のもとに選択した治療法に対する準備を行う．
④その後尿毒症症状が出現しなくても，eGFR＜2mL/分/1.73m^{2}となる前に血液透析を導入する．

【文 献】

1) Bonomini V, et al. Kidney Int Suppl. 1985; 17: S57-9.
2) Cooper BA, et al. N Engl J Med. 2010;363:609-19.
3) Rosansky SJ, et al. Arch Intern Med. 2011; 171: 396-403.
4) 日本透析医学会．維持血液透析ガイドライン：血液透析導入．透析会誌．2013; 46: 1107-1155.
5) Shemesh O, et al. Kidney Int. 1985; 28: 830-8.
6) Yamagata K, et al. Ther Aphe Dial. 2012; 16: 111-20.
7) Yamagata K, et al. Ther Aphe Dial. 2012; 16: 54-62.

コンサルト 2　透析導入がためらわれる場合，どのような手順を踏めばよいですか？

● 血液浄化の非導入

> 85歳，男性．腎硬化症による慢性腎臓病と認知症でかかりつけ医に加療していたが，腎機能障害が進行し（Cr 2.54 mg/dL, eGFR 19.7 mL/分/1.73 m^2），家族が腎臓専門医による治療を希望し，2年前に当院を紹介受診した．1年前に脳梗塞を発症し，半身麻痺で寝たきり状態となり，認知症と腎機能障害も悪化していた．患者本人には理解力がなく，意思も表示できない状態であった．Cr 5.28 mg/dL, eGFR 8.8 mL/分/1.73 m^2 となり，肺うっ血と胸水が出現し，低酸素血症も認め，血液浄化導入の適応となった．

着眼点

血液浄化は，適応のあるすべての患者に同意を得たうえで開始して継続しなければならないが，患者の意思が不明な場合などでは，開始の判断が困難なことがあり，以下に留意して対応する．
①意思表示できる時に，延命治療について患者が作成した事前指示書の有無を確認する．
②患者の延命治療についての意思を家族が推定できるかを確認する．
③家族に脳梗塞と認知症の病状と予後を十分に説明し，正確に理解したことを確認する．
④キーパーソンだけではなく家族全員に血液浄化を含むすべての延命治療とケアについての意思を確認する．

■ エビデンスをもとにした検討

わが国においては患者の意思表示があったとしても尊厳死が法律的に規定されていない．現状では，延命治療を実施せずに患者が死亡した場合，下記のガイドラインや提言の意思決定プロセスに準拠して透析を見合わせた場合であっても法的な免

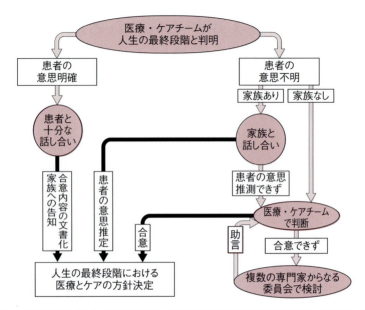

図1 厚生労働省「人生の最終段階における医療の決定プロセスに関するガイドライン」

(文献1)

責は保証されていないが,医療チームは患者にとって最善の治療とケアの方針を考えるべきである.

①厚生労働省「人生の最終段階における医療の決定プロセスに関するガイドライン**(図1)**」[1]をもとに,医療・ケアチームが人生の最終段階と判断し,患者が意思表示できないケースで検討した.

(1) 事前指示書を作成していた場合と家族が患者の意思を推定できる場合
→医療・ケアチームと家族が十分に話し合い,患者の意思を尊重して患者にとって最善の方針を決定する.

(2) 家族が患者の意思を推定できない場合
→医療・ケアチームと家族が患者にとって何が最善であるかについて十分に話し合い,患者にとって最善の方針を決定する.
→医療・ケアチームと家族が合意できない場合には,複数の専門家からなる委員会で検討し,助言をもらう.

(3) 家族がいない場合
→医療・ケアチームが,患者にとって最善の方針について十分に話し合い,

チーム内で合意できる場合には，方針を決定する．なお，家族がいる場合には，同意を得る．
→医療・ケアチーム内で合意できない場合には，複数の専門家からなる委員会で検討し，助言をもらう．

②日本透析医学会「維持血液透析の開始と継続に関する意思決定プロセスについての提言」[2]をもとに医療チームが終末期と判断し，患者が意思表示できないケースで検討した．なお，重篤な脳機能障害のために透析や療養生活に必要な理解が困難な状態であり，事前指示書を作成していた場合と家族が患者の意思を推定できる場合は，医療チームが維持血液透析の見合わせについて検討する状態である(**表1**)．

（1）事前指示書を作成した場合と家族が患者の意思を推定できる場合
→医療チームと家族が十分に話し合い，患者の意思を尊重して患者にとって最善の方針を決定する．

（2）家族が患者の意思を推定できない場合と家族がいない場合には，医療チームは家族と治療とケアのあり方について十分に話し合い，両者間で合意が得られれば，維持血液透析見合わせ時の意思決定プロセス(**図2**)に準じて方針を決定する．

（a）家族が患者の意思を推定できない場合
→患者に残っている力に応じて患者と，また，関係する医療チームの意見も聞き，家族と十分な話し合いを行い，患者の最善を考慮した方針で一致できれ

表1 日本透析医学会「維持血液透析の見合わせについて検討する状態」（文献2）

1. 維持血液透析を安全に施行することが困難であり，患者の生命を著しく損なう危険性が高い場合
   ① 生命維持が極めて困難な循環・呼吸状態などの多臓器不全や持続低血圧など，維持血液透析実施がかえって生命に危険な病態が存在．
   ② 維持血液透析実施のたびに，器具による抑制および薬物による鎮静をしなければ，バスキュラーアクセスと透析回路を維持して安全に体外循環を実施できない．
2. 患者の全身状態が極めて不良であり，かつ『維持血液透析の見合わせ』に関して患者自身の意思が明示されている場合，または，家族が患者の意思を推定できる場合
   ① 脳血管障害や頭部外傷の後遺症など，重篤な脳機能障害のために透析や療養生活に必要な理解が困難な状態．
   ② 悪性腫瘍などの完治不能な悪性疾患を合併しており，死が確実にせまっている状態．
   ③ 経口摂取が不能で，人工的な水分栄養補給によって生命を維持する状態を脱することが長期的に難しい状態．

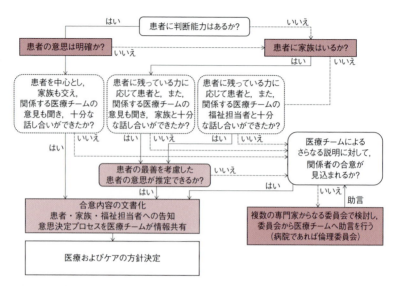

図2 日本透析医学会「維持血液透析見合わせ時の意思決定プロセス」(文献2)

ば，決定する．
→医療チームと家族で合意できない場合には，複数の専門家からなる委員会で検討し，助言をもらう．

(b) 家族がいない場合
→患者に残っている力に応じて患者と，また，関係する医療チームと福祉担当者と十分に話し合い，患者の最善を考慮した方針で合意できれば，決定する．
→医療チームと福祉担当者が合意できない場合には，複数の専門家からなる委員会で検討し，助言をもらう．

〔補足〕
　日本透析医学会「維持血液透析の開始と継続に関する意思決定プロセスについての提言」のほうが，厚生労働省「人生の最終段階における医療の決定プロセスに関するガイドライン」より，患者および家族の気持ちを配慮しており，臨床の現場での意思決定プロセスに適している．また，家族がいない場合には，法的な根拠はないが第三者として福祉担当者との話し合いをプロセスの中に入れている相違点がある．

■ ガイドラインの有無

① 厚生労働省「人生の最終段階における医療の決定プロセスに関するガイドライン」[1]
② 日本透析医学会「維持血液透析の開始と継続に関する意思決定プロセスについての提言」[2]

■ 病態の情報提供のために行うこと／他科＆エキスパートにいつコンサルトするか

① 認知症専門医にすぐ診察してもらい，予後を推測する．
② 神経内科専門医にすぐ診察してもらい，予後を推測する．
③ 透析析専門医にすぐ診察してもらい，血液浄化を導入した場合の予後と導入を見合わせた場合の予後を推測する．

■ この症例への対策

　家族との話し合いの中で，「非導入」という言葉を使用すると，血液浄化の適応があるにもかかわらず実施しない（＝延命治療を実施しない）ことを意味する．法的な免責がない現状では，家族の同意なしに患者が血液浄化を実施せずに死亡した場合，殺人罪などで起訴される可能性もあるので，安易に「非導入」の用語を使用することは控えるべきである．

　たとえ家族のキーパーソンが同意していたとしても，血液浄化の非導入に同意していない遠方の家族がいれば，社会問題化する可能性も否定できない．

　よって，医療チームは，「見合わせ」[3]（＝今は家族と医療チームの合意により血液浄化を実施しないが，今後状況をみながら実施を考える）という言葉を使用するように心掛けるべきである．

【文献】

1) 厚生労働省．http://www.mhlw.go.jp/file/06-Seisakujouhou-10800000-Iseikyoku/0000078981.pdf （2016年10月5日アクセス）
2) 日本透析医学会．透析会誌．2014; 47: 269-285.
3) 岡田一義．大阪透析研究会会誌．2012; 30: 5-8.

プロブレム 2
アクセス

基本知識

1 はじめに

　十分な血液透析を行うためには，毎分 200mL 程度の血流を取り出す必要が生じるが，皮下の静脈では血管の発達が良くても毎分 50mL の血流を得るのがやっとであり，安定した血液透析を持続可能にするためにはバスキュラーアクセス（Vascular Access：VA）が必要になる．つまり VA が安定して使用できるかどうかは血液透析患者にとって治療そのものを継続できるかどうか，すなわち患者の生命を維持できるかどうかにかかわる非常に重要な問題である．本章では，VA の歴史と現況の理解から始まり，各アクセスの特徴と問題点について解説する．

2 バスキュラーアクセス（VA）の歴史

①血液透析療法が開始された黎明期においては，毎回透析開始前に手術を行って四肢の動静脈にカテーテルを挿入して VA として使用するのが常であった．そして，治療が終了すればカテーテルを抜去し，次回の血液透析療法前に他の部位の動静脈にカテーテルを手術的に挿入するという対処で治療を行っていた．血管としては深大腿動静脈などが用いられることが多かったが，より末梢の動静脈でも血流が得られることがわかり足背動脈や足関節付近の静脈が利用されてきた．また，毎回手術的にカテーテルを挿入していたのでは，挿入する血管が荒廃することもあるため，カテーテルを抜去せずにヘパリン生食を充填することで，ある程度反復して使用することなども行われていた．その当時 VA を長期・反復して使用できないということは血液透析療法を継続するためのボトルネックとなっていたと考えられる．

②しかし，1960年にScribnerら[1]は血液と親和性の優れたpolytetrafluoroethyleneのカニューレを2本用いて，カニューレの先端を動静脈に挿入し，連結管で動脈と静脈を接続することで，カニューレを通じて血液を動静脈間で循環させ，長時間カニューレを開存させることに成功した．この方法により血液透析療法が反復して長期間行えるようになり，慢性腎不全患者の長期透析が可能になった．このVAはいわゆる外シャントとして広く用いられるようになり，透析療法の普及に寄与することになった．しかし，外シャントでは異物であるカニューレが皮膚を貫通して体外に出ているため常に感染の危険があり，日常生活においても不便な面が多く，閉塞による手術も頻回になるなど長期の血液透析療法にとっては不十分なものであった．

③また，同じころShaldonらは大腿動静脈に挿入したカテーテルを用いたVAで在宅透析療法などを施行する試みを報告している[2]．これは，現在では，ダブルルーメンカテーテル（非カフ型カテーテル）として静脈のみの留置で可能になっている．Ciminoは外科医であるAppelの協力を得て動脈と静脈の間に2mm程度の小吻合を置き，動脈と静脈にシャントを作成した．そして，太くなった静脈を穿刺することにより，容易に血液透析療法が施行できることに注目し，Brescia等とともに現在みられるいわゆる自己血管内シャント（arteriovenous fistula:AVF）法を確立した[3]．

④このAVFの確立により慢性腎不全患者の長期治療が可能になったのである．AVFを作成するためには適切な動脈と静脈が必要であるが，適切な血管がない症例も多数あり，動脈表在化術やグラフト（グラフトは広義では生体材料のものも含まれる用語だが，現在では人工血管とほぼ同義語，本章ではグラフトで統一する）を用いてVAを作成するarteriovenous graft（AVG）が考案された．AVGに関しては現在まで多くの試みがなされてきているが，初期には大伏在静脈をグラフトとして使用してAVGを作成することが試みられた[4]．

⑤さらに1970年代には仔牛の頸動脈を処理したグラフトの報告もなされた[5]．1973年には現在でもグラフトとして用いられている人工血管のexpanded polytetrafluoroethylene（ePTFE）グラフトが報告された[6]．その後種々の生体材料や人工材料がグラフトとして試されたが，現在本邦で用いられているグラフトの材質はePTFEグラフト・polyurethane（PU）グラフト・polyolefin-elastomer-polyester（PEP）グラフトの3種類である．

⑥最近では，ePTFEグラフトの外表面をゼラチンでシーリングしたシールPTFEグ

ラフト，ヘパリンをPTFEグラフト内腔表面にコーティングしたプロパテン人工血管，PTFEの内層と外層の間にシリコンを挟んだ構造を持つアキシュールグラフトなどが開発されている．
⑦また，血管の荒廃した症例に対しては植え込み型の長期留置型カテーテル（カフ型カテーテル）も開発され使用されるようになってきている．生体適合性のよい素材で作られており，多くはシリコン製かポリウレタン製である．

3 バスキュラーアクセス（VA）の種類と現況

現在用いられているVAは，日本透析医学会の統計調査によれば，AVF，AVG，動脈表在化，動脈直接穿刺，長期植え込み型静脈カテーテル（カフ型カテーテル），一時的静脈カテーテル（非カフ型カテーテル），単針透析，外シャント，その他に分類されている．日本透析医学会では1998年と2008年の2回，VAの実態調査を行っている（**表1**）[7]．

この調査はわが国の血液透析患者がどのようなVAを使用して治療を受けているかを調査したものであるが，これを見ると1998年にはまだ外シャントが使用されていたが，2008年にはもうなくなっていることがわかる．AVFの頻度が91.4％から89.7％に低下し，AVGの頻度が4.8％から7.1％に増加している．また，2008年にはカフ型カテーテルが0.5％を占めるようになってきている．これらは，糖尿病性腎症の増加や高齢化に伴い血管が荒廃している患者が増加していることを反映している．

大阪府では大阪透析研究会により年ごとのVA手術件数が長期にわたって調査されている[8]．大阪府下で施行された1997年から2015年までの過去19年間の手術件数の推移を図1，図2（総手術件数），図3，図4（患者100人あたりの手術件数）に示す．AVFの年間手術件数は3000件前後で大きな変化はないが，患者総数は19年間で1万3千人から2万3千人と増加しているため，患者100人あたりの年間AVF手術件数で見てみると19年間で4割強と顕著に減少している．AVGに関して

表1 わが国のVAの変遷（％）

	AVF	AVG	動脈表在化	動脈直接穿刺	長期植え込み型静脈カテーテル	一時的静脈カテーテル	単針透析	外シャント	その他
1990	91.4	4.8	2.5	-	-	-	-	0.2	1.1
2000	89.7	7.1	1.8	0.1	0.5	0.5	0.2	-	0.1

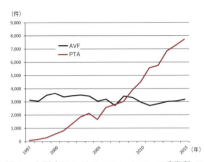

図1 大阪府におけるAVF，PTAの手術数の年次変化（総数）

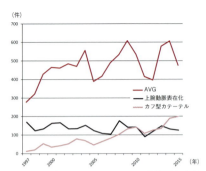

図2 大阪府におけるAVG，上腕動脈表在化術，カフ型カテーテル留置術の手術数の年次変化（総数）

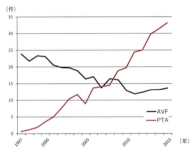

図3 大阪府におけるAVF，PTAの手術数の年次変化（患者100人あたりの件数）

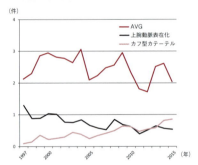

図4 大阪府におけるAVG，上腕動脈表在化術，カフ型カテーテル留置術の手術数の年次変化（患者100人あたりの件数）

はばらつきがあるものの減少傾向で，動脈表在化も減少傾向にある．一方カフ型カテーテルの件数は8.7倍に増加している．

一方，大阪府下で施行されているPercutaneous Transluminal Angioplasty（PTA）の年間手術件数は，2015年は1997年の約86倍と飛躍的に増加し，患者100人あたりの施行件数においても約50倍と増加している．このPTAの進歩がVA手術の術式選択に大きな影響を与えている．

まず，PTAという選択肢がない場合は，AVFに狭窄・閉塞が生じた場合に，外科的にAVFを再建していた症例や，AVGや上腕動脈表在化術の選択に至っていた症例が，PTAを含めたVascular Access Intervention Therapy（VAIVT）によりレスキューされるようになった．また，AVGにおいても，狭窄・閉塞が生じた際に外科的に再建していた症例が，現在ではVAIVTによりレスキューされるようになった．

これらのことから，相対的に，AVF，AVG，上腕動脈表在化術の手術件数が減少

表2 バスキュラーアクセスの種類

1. 恒久的アクセス
   内シャント（AVF）
   グラフト（AVG）
   上腕動脈表在化
   長期留置カテーテル（カフ型カテーテル）
2. 一時的アクセス
   ダブルルーメンカテーテル（非カフ型カテーテル）
   動脈直接穿刺
   大腿静脈直接穿刺

したものと考えられる．ところが，こうした状況の中でもカフ型カテーテルの手術件数は増加してきている．

これは，長期透析歴を持つ患者や高齢透析患者の増加，糖尿病を原因とした透析導入の増加等を背景に，VAIVTを中心とした現代のVAの管理でも対処しきれない血管の荒廃した症例や，心機能が低下して通常のVA作製が困難な症例の増加，および四肢拘縮でVAを作製しても穿刺が困難な症例や，高度認知症で透析中の安静が困難な症例，寝たきりで全介助が必要な症例の増加等を反映していると考えられる．

次いで個々のVAの各論について解説するが，臨床的に現在使用されているVAの種類を表2に示す．

4 内シャント（AVF）

①**概要**：単にシャントと呼称されることも多い．ほとんどすべての血液透析患者で第一選択である．他のVAに比べて開存率は高く被感染性は低い，重篤な合併症

表3 初回透析時アクセス種類と生命予後（性別，年齢，主な原疾患，eGFRで補正）

初回透析時アクセス種類	死亡のリスク	（95%信頼区間）	p値
自己血管による動静脈瘻	1.000	（対照）	対照
人工血管による動静脈瘻	1.531	（1.071 ～ 2.189）	0.0194
動脈表在化	1.444	（0.864 ～ 2.413）	0.1611
動脈直接穿刺	1.838	（1.272 ～ 2.657）	0.0012
長期植え込み型静脈カテーテル	3.227	（2.571 ～ 4.051）	< .0001
一時的静脈カテーテル	3.223	（2.902 ～ 3.579）	< .0001

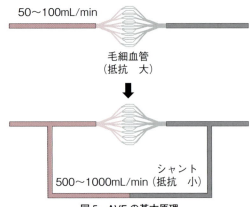

図5　AVFの基本原理

も少なく，生命予後に対する相対リスクも最も低いVAである（**表3**）[9]．

② **原理**：通常AVFのない状態での上腕動脈の血流量は50〜100mL/分程度であるが，手術で動脈・静脈をつなげることにより，毛細血管を介さずに血流が流れるため血管内抵抗が低下し，血流量が増加する（500〜1000mL/分）（**図5**）．透析中に安定した血流を得るためには，穿刺部位の血流量が，設定血流のおおよそ2倍は必要とされる．つまりquantity of blood flow（QB）の設定が200mL/分であれば，その部位の血流は最低でも400mL/分程度は必要なことになる．

③ **利点**：作製が比較的容易で，異物を使用しないため管理が容易で感染のリスクも低い．開存率も優れており，作製後5年時での一次開存率は50〜80%と報告されている[7]．止血も容易である（10分程度）．

④ **問題点**：動脈・静脈とも血管の細い症例ではAVF発育不良の可能性がある．穿刺が必要なため，穿刺の難しい症例では穿刺ミスや穿刺トラブルが生じる．過剰血流により心負荷の増加の可能性や，静脈高血圧症，スティール症候群，シャント瘤形成等の合併症発症の可能性がある．狭窄・閉塞を生じた場合はVAIVTを要する．

5　グラフト（AVG）

① **概要**：人工血管，人工血管使用内シャントと呼称されることも多い．表在自己静脈が細かったり荒廃している症例，もしくは高度肥満などで静脈が深く穿刺困難が予想された症例では，VAとしてグラフトを使用することになる場合がある．

AVFと比較するとさまざまな合併症がある．前述のようにePTFE，PU，PEPの3種類の材質のグラフトがあるが，主にはePTFEが継続的に用いられている．ePTFE・PU・PEPには開存率の差は認められない．

②**原理**：前述のAVFと同じく手術でグラフトを介して動脈・静脈をつなげることにより，毛細血管を介さずに血流が流れるため血管内抵抗が低下し，血流量が増加する．AVFより血流は多くなることが多い（650～1500mL/分）．

③**利点**：適切な深さに留置されていれば，穿刺はAVFよりしやすい場合が多い．また十分な血流量も得やすい．

④**問題点**：AVFと比較して，異物を使用することより感染のリスクが大きい．また，狭窄が起きやすい（特に，静脈側吻合部近傍のドレナージ静脈）．これはコンプライアンスの異なる人工血管から自己血管へ血液が流入する際に生じる乱流が静脈の内膜肥厚を惹起し，狭窄の原因となるためである．グラフト作製後1年目の一次開存率は35.3～64.5％であり[7]，VAIVTによるメンテナンスが必須である．また，過剰流量（1500～2000mL/分以上）になる場合があり，心機能低下例やAVGのある肢に末梢循環障害がある症例では注意を要する．

⑤**グラフトの材質別の利点と問題点**：ePTFEグラフトはこれまでの経験によりVA用人工血管として抗感染性，長期開存性，操作性において他の材質より優れていることが示されている[10]．しかし，植え込み後穿刺使用まで2～3週間の待機期間を要すること，約5％の頻度で血清腫が発生することが問題である．しかし，最近は表面のコーティングの工夫や，内層構造の工夫により早期穿刺の可能なePTFEグラフトが開発されてきている．PUグラフトは早期穿刺が可能であるが[10]，グラフトが屈曲しやすい問題点がある[10]．PEPグラフトは早期穿刺が可能であり，止血性にも優れているが[10]，瘤形成，血栓除去術後の再閉塞，屈曲などの問題点がある．ePTFEグラフトでは止血に時間がかかることがある（10～15分程度）．PU，PEPグラフトの止血時間は比較的短い．

6 動脈表在化

①**概要**：動脈表在化とは主に上腕動脈（90％以上）の表在化を指すが，一部，大腿動脈の表在化である場合もある．表在静脈が荒廃しAVF作製が困難だが，返血できる静脈はかろうじてある場合や，シャント血流による心負荷がないため低心機能症例（左室駆出率30～40％以下）でよく選択される．また，AVF/AVG症例

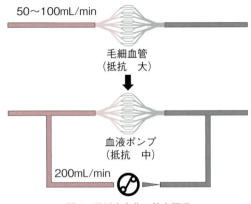

図6 動脈表在化の基本原理

で，頻回に VA トラブルを起こす患者のバックアップのためや，スティール症候群や静脈高血圧症を呈している症例にも選択される．なお，VA としての本法は欧米の GL には記載がない．
②**原理**：通常 AVF の無い状態での上腕動脈の血流量 50～100mL/分程度であるが，表在化動脈を穿刺し血液ポンプで脱・送血することにより，血管内抵抗が減少し血流量が増加する（**図6**）．
③**利点**：日常では心負荷がないのが最大の利点である．開存率も良好で，静脈が使用可能な状態での表在化動脈そのものの開存率は1年94％，5年78％と報告されている[7]．
④**問題点**：穿刺部位が短いことが多く，頻回の穿刺により穿刺部仮性動脈瘤や狭窄，動脈内血栓を形成しやすい．また血管内膜の損傷や石灰化により穿刺困難，狭窄や脱血不良をきたすことがある．止血は動脈の止血であるため他のアクセスより時間がかかる（20分程度）．穿刺ミスや止血不良により血腫を形成することがある．返血側の静脈が荒廃すると使用できなくなる．

7 カフ型カテーテル

①**概要**：長期留置型カテーテル，長期型カテーテル，血管内留置カテーテル，パーマネントカテーテル等様々な呼称がある．血管の荒廃により他の VA が作製困難な症例，高度の心不全症例，四肢拘縮，認知症による穿刺困難例や透析中の抜針リスクの高い症例，小児透析症例等が良い適応とされ，主に長期的血液浄化目的

で概ね3ヵ月以上の期間，留置使用されることが推奨されている[7]．また，他のVA作製や腎移植までのいわゆるBridge Use（繋ぎ使用）として選択されることもある．日本でのカフ型カテーテルの使用割合（0.5～1.6％）は欧米諸国（16.8～52.0％）に比較すると非常に少ない[11]．開存成績についての報告は限られているが，年余にわたる使用例も存在する．

②**原理**：カテーテルを血管刺入部位から皮下トンネルを走行させ体外に表出させることにより，出口部よりの感染から防御し長期にわたる使用を可能にしている．また，カテーテルが皮下で移動しないようにカフと呼ばれる繊維が縫い付けてありこれも感染防御に役立っている．

③**利点**：穿刺の必要がないので無痛で，透析中でも上肢が自由である．日常では心負荷がない．

④**問題点**：感染対策が最大の問題で接続部・出口部のケアや入浴時の対策が必要である．血栓形成による脱血不良，静脈圧上昇，閉塞等も問題である．QBを300～400mL/分取るような高血流量透析は不可能である．また，カテーテルの自己抜去や破損等の可能性がある．体外にカテーテルが表出しているのでコスメティックな問題点がある．

8 非カフ型カテーテル，その他

①**概要**：急性腎障害や透析導入で血液透析が緊急に必要となった場合や，VAが閉塞した場合等に使用する一時的アクセスとしては，いわゆる透析用ダブルルーメンカテーテル（非カフ型カテーテル）が使用されることが一番多い．通常，内頸静脈か大腿静脈への留置が多い．概ね1ヵ月程度が使用限界とされる[7]．それ以外に，数回の使用に限定すれば，上腕動脈の直接穿刺や大腿静脈（内頸静脈でされる場合もある）の直接穿刺が行われる場合がある．

②**原理**：ダブルルーメンカテーテル（非カフ型カテーテル）では文字通り，カテーテルの内腔が2つに分かれており，1本のカテーテルで脱血と返血ができる仕組みになっている．上腕動脈の直接穿刺や大腿静脈の直接穿刺では返血する静脈の確保が必要になる．

③**利点**：緊急時のアクセスとして有用である．日常では心負荷がない．カテーテルでは穿刺が不要である．直接穿刺法は簡便で感染に対して有利であり，外来通院可能である．

④**問題点**：ダブルルーメンカテーテル（非カフ型カテーテル）の場合は，留置時の合併症，感染，脱血不良，閉塞や長期留置による中心静脈の狭窄・閉塞が問題になる．また，入院治療が原則になる．上腕動脈の直接穿刺は簡便で通常の透析針でも穿刺が可能であるが，止血に時間がかかり，出血や血腫形成，神経麻痺等の重篤な合併症リスクがある．大腿静脈の直接穿刺は，通常透析針より長いフェモラール針を要する．動脈誤穿刺した場合や出血傾向のある患者では止血に十分な時間をかける必要がある．内頸静脈は血管の位置にバリエーションが多いため，直接穿刺時はエコー下で行うことが望ましい．

9 おわりに

AVFが透析アクセスにおけるゴールデンスタンダードであることは間違いないが，必ずしもすべての症例に適するわけではなく，他のVAを選択せざる得ない場合も多々ある．我々透析医療に携わる医療者は，各々のVAの特徴を理解し，患者の病態に応じたテーラーメードの治療を選択することが必要になってくる．本章がその一助になれば幸いである．

【文 献】

1) Quinton WE, et al. Trans Am Soc Artif Intern Organs. 1960; 6: 104-113.
2) Shaldon S, et al. Lancet. 1961; 2: 857-9.
3) Brescia MJ, et al. N Engl J Med. 1966; 275: 1089-1092.
4) May J, et al. N Engl J Med. 1969; 280: 770.
5) Chinitz JL, et al. Trans Am Soc Artif Intern Organs. 1972; 18: 452–5.
6) Volder JGR, et al. Trans Am Soc Artif Intern Organs. 1973; 19: 38–42.
7) 2011年版社団法人日本透析医学会．慢性血液透析用バスキュラーアクセスの作製および修復に関するガイドライン．透析会誌．2011; 44: 855-937.
8) 長沼俊秀，他．平成27年度大阪府下慢性透析患者の実態調査．大阪透析研究会会誌．2016; 34: 171-187.
9) 日本透析医学会統計調査委員会．図説 わが国の慢性透析の現況（2008年12月31日現在）．日本透析医学会．2009.
10) 大平整爾，監．透析用グラフトのすべて．中外医学社，2013.
11) 宮田 昭．臨牀透析．2014; 30: 43-51.

コンサルト 3

内シャントは，どちらの腕に，どの血管をつなぐのがよいのでしょうか？

● AVF

> 68歳，男性，腎硬化症．慢性腎臓病でフォローされていたが，定期の検査でS-Cre 7.6（eGFR 9mL/分/1.73m^2）と上昇し，全身倦怠感・食欲不振等の症状が出現したため血液透析導入の目的で当院紹介となった．アスピリン（100mg）内服中，脳梗塞後だが麻痺はなし．右利き．身長169cm，体重63kg．左前腕に十分に太い静脈が視認でき，橈骨動脈の拍動も良好に触知できる．心機能は良好（左室駆出率68％）．

着眼点

血液透析患者のVA作製を行う症例で，AVF（arteriovenous fistura）を選択すべき典型的症例である．以下の点に留意して対応する．

① 作製の時期：血液透析の導入に関して，カテーテルで導入した場合，AVF使用に比較して生命予後が悪いことが知られており[1-3]，また，作製後の早期穿刺が，VA不全をきたすリスクを上昇させることが報告されているため[4-5]，ある程度前にAVFを作製しておく必要がある．

② 全身状態の評価：AVF作製を成功させるために，手術に際し問題ない全身状態であるか，また，AVF作製しても問題ない全身状態であるかを事前に評価する．

③ 血管の評価と作製部位の決定：通常，右利きの患者でAVFに適した血管があれば，左手前腕末梢でAVFを作製するのが標準的である．術前にAVF作製に適した血管があるかどうか，視診・触診・打診・超音波検査等を駆使して評価を行う．

■ エビデンスをもとにした検討

本症例におけるポイントを代表的なガイドラインと著書・論文報告等を参考に解説した．

① 日本透析医学会ガイドライン（ガイドライン①を参照）（JSDT-GL）[6]では，AVF作製の時期はeGFRが15mL/分/1.73m^{2}以下で臨床症状を考慮して判断す

べきであると述べられている．カテーテルでの透析導入を避け，アクセス不全のリスク回避のための適切な初回穿刺の時期の観点から考慮すると，初回穿刺より最低でも 2~4 週間前に AVF が作製されることが望ましいとされている．なお，2006 年の KDOQI- ガイドライン（ガイドライン②を参照）[7] では「初回穿刺の最低でも 1ヵ月，望ましくは 3ヵ月前」とされている．

② AVF 作製前の全身状態の評価は重要であり，AVF の手術自体の成否に関わる他，AVF 自体の全身への影響も考慮されなくてはならない．JSDT-GL[6] では術前に全身状態と末梢循環を評価した上で，術式や手術の施行時期を決定すべきであると述べられている．手術の成否は，重篤な全身感染症，出血傾向，著明な貧血，凝固系の異常等と関連し，これらを治療・補正してから手術するのが望ましい．また著明な浮腫がある場合は，利尿薬やカテーテル透析による除水で浮腫を改善してから AVF 作製するのが望ましい．脱水や低栄養，低血圧，不整脈がある状態での AVF 作製は早期の閉塞のリスクが高く，それらを改善させてから手術を施行する．

・周術期から，術後に生じ得るリスクとして心不全やシャント肢の末梢循環障害（スティール症候群）等がある．術前に，心機能を評価して左室駆出率 30% 以下の著明な心機能低下を認める場合は他のアクセスを考慮すべきである．糖尿病や膠原病が原疾患の場合や，著明な動脈硬化があり高度な末梢循環障害が存在する患者は，AVF 作製によりスティール症候群が発症する可能性が強くなるため作製を避けるのが望ましい．

③ AVF の作製前に，動静脈や前腕～上肢～前胸部の状態を十分評価しておく．前述のように，通常右利きの患者ならば，左手前腕末梢で AVF を作製するのが標準的であるが，血管が良好であっても皮膚の感染・浮腫，片麻痺の存在，関節の拘縮が著明にある場合は同側での AVF 作製は必ずしも望ましくない．リスクとベネフィットをよく考慮した上で対側肢での AVF 作製も考慮する．

・鎖骨下静脈にダブルルーメンカテーテルや IVH が留置されていた既往やペースメーカーや乳癌手術の既往がある場合は，同側に AVF 作製を行うと術後に中心静脈の狭窄を起こしやすく静脈高血圧症を呈するリスクがあることを念頭に置く．

④ 血管の評価は一番重要である．静脈に関しては十分駆血して，前腕末梢から肘部までの静脈の連続性を，視診・触診・打診で確かめる．AVF 作製予定部位から肘部まで十分な血管が存在する場合はこれで問題ないが，血管が細く，触れにくい場合は超音波検査を追加する方がよい．最近は，AVF 作製前にルーティーン

で超音波検査をする施設も増えてきている．通常，静脈の触診では血管の深さが4〜5mm以上になると触れにくくなるため，そういう場合は超音波検査での評価が有用である．また，AVF作製に適した静脈の太さは，駆血後の静脈径として1.6〜2.5mm以上が推奨されている[6]．

・動脈に関しては，まず触診でAVF作製予定部位の動脈の拍動を確認する．触知しにくい場合は石灰化が強い場合が考えられるが，その場合は超音波による評価を加えるのが望ましい．AVF作製に必要な最小橈骨動脈径は1.5〜2.0mmと報告されている[6]．

⑤多くのガイドラインがAVF作製の標準位置として前腕末梢（手関節から2〜3横指中枢側）での橈骨動脈と橈側皮静脈を用いたAVF（radiocephalic AVF:RCAVF）を第一選択としているが，Anatomical snuff box（タバコ窩）の静脈が十分太い場合はタバチェールAVFを作製してもよい[6]．タバチェールAVFは，動脈径が手関節中枢側より細いため過剰血流になりにくく，標準位置の前に作製できる場所であり好ましいとする意見もある一方，十分な血流の確保が困難な場合があり，手関節部位での狭窄のリスクが高い，その後のVAIVTが難しい場合があること，またコスメティックな面から否定的な意見が多い．

・しかし，開存率に関する報告では，両者とも同等であったという報告や，タバチェールAVFが有意に劣るという報告もあり，一定の見解が得られていない．また，両者に対するランダム化比較試験も存在しないためJSDT-GL[6]では，現時点ではどちらを第一選択してもよいとしている．

⑥橈側に良好な血管を認めない場合は，尺側皮静脈が十分太い場合は尺側でのAVF作製（ulnobasilicAVF:UBAVF）が考慮される場合がある．一般的にUBAVFはRCAVFより開存率は低いが，最近ではPTAを行うことにより二次開存率はRCAVFと有意差がないという報告もある．その他，AVFは肘窩や上腕でも作製可能であり，前腕末梢でAVF作製困難な場合はよい選択位置であるが，穿刺部位が狭い，過剰流量になりやすい等の欠点がある．

・肘部での作製の際は深部静脈への枝が発達している場合は深部への血流が流出してしまう場合があるため，深部への交通枝を結紮ないしは，その枝を吻合に使用する方法がとられている．

・また，上腕での作製の場合は，上腕尺側皮静脈は皮下脂肪の厚い部位を走行するため穿刺が非常に難しく，また上腕の末梢より1/3のところでは筋膜下にもぐるため，静脈の表在化が必要な場合もあり，橈側皮静脈が健在ならそれに吻合する

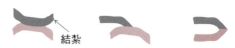

図1 AVFの動静脈吻合方法．吻合法としては，機能的な動脈側－静脈端吻合が望ましい．

のがよい．

⑦ AVFにおける動静脈の吻合方法は，機能的な動脈側－静脈端吻合が望ましいとされている．吻合は端端吻合，側側吻合，端側吻合，機能的端側吻合などが挙げられる（図1）．初回AVFでは動静脈の各々の径が細いことから，径が制限される端端吻合では十分な血流が得られないことがあること，側側吻合（Brecia-Cimino の原法）[8] では，静脈側末梢への血流により sore thumb syndrome や過剰流量になる場合がある．

・それに対して静脈の末梢を結紮する機能的端側吻合では，吻合径の調整が容易で，手技が容易である利点がある．吻合径は，標準的前腕のAVFでは6～7mmであるが，血管径が細い場合は適宜8～9mm程度取ることもある．肘部～上腕では過剰流量に配慮し4～5mm程度にとどめる[6]．

■ ガイドラインの有無

① 日本透析医学会 2011 年版．慢性血液透析用バスキュラーアクセスの作製および修復に関するガイドライン．透析会誌．2011;44:855-937.
② NKF KDOQI GUIDELINES. Clinical Practice Guidelines and Clinical Practice Recommendations 2006 Updates.
http://www2.kidney.org/professionals/KDOQI/guideline_upHD_PD_VA/
③ CSN GUIDELINES. Churchill DN,et al. Clinical practice guidelines of the Canadian Society of Nephrology for treatment of patients with chronic renal failure. J Am Soc Nephrol. 1999; 10: s287-s321.
④ KHA-CARI GUIDELINES.
http://www.cari.org.au/Dialysis/dialysis%20vascular%20access/dialysis_vascular_access.html
⑤ UK GUIDELINES.
http://www.renal.org/guidelines/modules/vascular-access-for-haemodialysis#sthash.29YaAakV.dpbs
⑥ VAS GUIDELINES.
http://www.vascularaccesssociety.com/intro/guidelines

■ 病態解明のため行うこと

① 血液検査，生理学的検査等により全身状態が AVF 作製できる状態であるかどうかをまず把握する．
② AVF 作製が可能か，心機能の評価や末梢循環障害の有無の評価は重要である．
③ 視診・触診・打診および超音波検査により，AVF の作製が可能か，またどの部位に作製するか判断する．

■ 他科 & エキスパートにいつコンサルトするか

CKD 症例に対して，CKD ステージ G5（GFR15mL/分/1.73m² 未満）に至る前に専門医に紹介し，CKD ステージ G5 では希望する腎代替療法を担当する透析または腎移植の専門医を中心に腎代替療法の準備を開始することが望ましい．

■ この症例への対策・治療

① 紹介の時期は S-Cre 7.6（eGFR 9mL/分/1.73m²）で，尿毒症の症状が出始めているので若干遅いと言えよう．外来でコントロールできるレベルならば，外来手術で AVF 作製，無理ならば入院の上カテーテルで透析導入しつつ AVF 作製とする．
② 重篤な全身感染症，出血傾向，著明な貧血，凝固系の異常等なく，心機能も良好，末梢循環不全等もなしで問題なく，AVF 手術ができる状態である．抗血小板薬の内服程度ではそのまま手術する場合が多いが，ワーファリン内服の場合は INR の延長に十分注意し，場合によってはヘパリン置換して周術期はヘパリンオフで対処する．
③ 右利き．脳梗塞後だが片麻痺等はなく，左手に AVF 作製に適した血管があるため，左手末梢に AVF 作製が標準的である．

【文 献】

1) Lorenzo V, et al. Am J Kidney Dis. 2004; 43: 999-1007.
2) Wasse H, et al. Sem Dial. 2008; 21: 483-9.
3) Ng LJ, et al. Nephrol Dial Transplant. 2011; 26: 3659-66.
4) Rayner HC, et al. Kidney Int. 2003; 63: 323-30.
5) Ravani P, et al. J Am Soc Nephrol. 2004; 15: 204-9.
6) ガイドライン①を参照
7) ガイドライン②を参照．
8) Brescia MJ, et al. N Engl J Med. 1966; 275: 1089-1092.

コンサルト 4 どのようなときに人工血管を用いるのですか？

● AVG

64歳，女性．多発性嚢胞腎により慢性腎臓病，37歳時に血液透析導入．54歳時に続発性副甲状腺機能亢進症にて副甲状腺全摘術．近医サテライト透析施設で維持透析を受けているが30年近い長期透析の間に，バスキュラーアクセスの閉塞を繰り返してきた．今回，AVFが閉塞したが，バスキュラーアクセス作成困難により当院紹介となった．右利き．身長155cm，体重49kg．両手とも手関節から肘下まで複数のAVF作製によるScarあり，前腕でのAVF作製は困難である．心機能は良好（左室駆出率58%），末梢循環障害はない．

着眼点

長期透析により血管が荒廃しこれ以上のAVFが作製困難な症例で，AVG（arteriovenous graft）の選択が可能であると考えられる症例．以下の点に留意して対応する．

① 全身状態の評価：心機能が悪い症例，末梢循環障害がある症例では他のアクセスを選択する．AVFと比較して感染に弱いため十分留意する．
② 血管の評価と作製部位の決定：前腕でAVFが再建可能な場合や反対側の手にAVFを作製可能な場合は，AVGは極力避けるのがよい．
③ グラフトの材質にはePTFE，PU，PEPの3種類があるため，それぞれの特徴を理解した上で使い分ける．

■ エビデンスをもとにした検討

本症例におけるポイントを代表的なガイドラインと著書・論文報告等を参考に解説する．

1）AVGの手術を施行する場合，心機能の確認が重要である．AVGでシャント流量が1000 mL/分程度になることから心臓に対してはAVF以上に大きな負荷を強い

る．心不全に陥らないようにするため，左室駆出率 30～40％以下では AVG を作製しないようにすることが望ましい．また，高度な末梢循環障害が存在する患者は，AVG 作製によりスティール症候群が発症する可能性が強くなるため作製を避けるのが望ましい．
・グラフトは異物であるため感染には弱く，なんらかの感染症がある場合にはその感染症を治癒させてから AVG を施行することが望ましい．AVG 手術は無菌手術と考えられるため，予防的抗生剤投与は術中のみでよいとする意見もあるが，術後 3 日間程度投与するとの意見も多い．

2) VG は VA としての開存性及び合併症の頻度は AVF と比較すると劣っているため，適切な皮静脈がない場合に選択されると日本透析医学会ガイドライン（ガイドライン①を参照）(JSDT-GL)[1] では述べられている．また，AVG の使用率が高くなるに従い相対死亡リスクが上昇することが報告されている[2]．そのため，前腕や肘部・上腕，対側の手に AVF 作製が可能である場合はそちらを優先する．
・上腕の橈側皮静脈で AVF 作製ができない場合に，上腕で尺側皮静脈を表在化し，肘部で上腕動脈と吻合する transposed brachial-basilic arteriovenous fistula (TBBAVF) が可能であり，AVG と比較して開存率も良好であると報告されている．2006 年の K-DOQI ガイドライン（ガイドライン②を参照）[3] では，AVG よりも TBBAVF が優先されると記載されているが，TBBAVF は穿刺部位が長く取れない場合も多く，穿刺部狭窄を生じやすく，また閉塞するとこの静脈を今後 AVG 作製に使用できなくなるため，一概に TBBAVF が優れているとは言えない．また，初回 VA 作製時に，皮静脈が極端に細く AVF 作製が困難な場合や，高度肥満で AVF 作製ができても穿刺困難が予想される症例では当初から AVG が選択されることも多い．
・グラフトの作製部位としては上肢でも下肢でも可能である．しかし，合併症及び長年グラフトを使用していく場合の利便性から，AVF 同様に前腕からまず移植を行い，次いで上腕，最後に大腿への移植を考えるのが通常である．
・前腕での AVG 移植の場合は前腕のストレート型移植とループ型移植が考えられる．前腕ループ型の移植では，肘部の上腕動脈と深部伴走静脈を吻合する場合と尺側皮静脈に吻合する場合がある．前腕へのグラフト移植が困難な場合は上腕への移植を考えることになる．前腕と同様にストレート型とループ型の移植が考えられる．
・最終的に上肢におけるグラフト移植が困難と判断した場合は，大腿部にループ型

にグラフトを移植することも可能である．しかし，大腿部は上肢と比較すると不潔になりやすく，感染を起こした場合は重篤になりやすいとも考えられるため，上肢にグラフト移植ができない場合に検討すべきである．

3）わが国において使用可能なAVGの材質は3種類あり，その特徴を考慮して移植することになる．具体的にはexpanded-polytetrafluoroethylen（ePTFE）グラフト，polyurethane（PU）グラフト，polyolefin-elastomerpolyester（PEP）グラフトの3種類である[4]．

① **ePTFEグラフト**：ePTFEグラフトは1970年代から臨床使用されており，最も歴史の長いグラフトである．グラフトの壁厚は0.6mm前後で，穿刺部の瘤化を防ぐために補強膜としてePTFEのフィルムを外壁膜に巻きつけているタイプが多い．特性としては生体適合性に優れており，生体安定性があり毒性がないことを特徴としている．また，柔軟性・操作性・抗血栓性・抗感染性に優れた人工血管といえる．

・一方，ePTFEグラフトは多孔質構造を有しているため血液成分がしみだしてくることで，術後に浮腫が出現してくることがよくある．その浮腫はおおむね1ヵ月程度で改善することがほとんどである．また，約5％の頻度で血清腫が発現することも欠点といえる．ePTFEグラフトは周囲との癒着が完成するまでは穿刺部の皮下出血やグラフト断裂などのリスクがあるため早期の穿刺ができないことが短所であり，おおむね2～3週間後に穿刺を開始する必要があるが，最近市販されたePTFEグラフトは三層構造になっており，外層と内層がePTFEでできており中間層がエラストマーになっている．

・このグラフトはエラストマーにより，折れ曲がりにくく，血液成分が染み出すことがなく，低出血性になっており，ePTFEの短所である浮腫の出現・血清腫の発生・早期穿刺不可の問題を解決するePTFEグラフトと考えられる．このようにePTFEグラフトは最も歴史があり，種々のタイプのものが市販され，非常に優れたグラフト素材といえる．

② **PUグラフト**：PUグラフトは三層構造を有しており，内層は網目構造（pore size 15μm）で，これにより血小板の付着を最小化し，吻合部での安定した新生内膜を形作ることで抗血栓性を達成している．中間層は緻密層であり，強度を保つとともに内外の疎通性をなくしている．このために血清腫などの合併症が起こることなく，非常に優れた止血性を有することで早期の穿刺を可能にしている．

・一方，中間層が緻密であるために過度な屈曲により折れ曲がりを起こしやすくな

るのがこのグラフトの欠点となっている．外層は組織の侵入を促進するため網目構造になっており，折れ曲がり防止の補強繊維が封入されている．また，外層の構造によりPUグラフトと皮下組織との摩擦抵抗が非常に大きく，移植する際はトンネラーが必要であり，いったん埋設した後では位置の修正が困難である．

③ **PEP グラフト**：PEPグラフトはePTFEグラフトの欠点である止血不良・術後の浮腫・血清腫の発生を改善する目的で開発されたグラフトである．このグラフトも構造は三層構造になっている．

・外層はポリオレフィン，中間層はエラストマー，内層はポリエステルでできている．外層はポリエステルの補強繊維を含みグラフトの屈曲を防止するとともに，ポリオレフィンの樹脂多孔体が細胞の侵入を促進することで組織との癒着を強固にしている．中間層のエラストマーは疎通性がなく穿刺後の止血性に優れていて早期穿刺および血清腫の発生防止を達成している．内層はポリエステル製の網管状体になっており，形成された内膜が人工血管内面に結合できるようになって抗血栓性を高めている．

・欠点としては材質が固いため皮膚から露出しやすいこと，閉塞した場合に内腔に血栓が強固に結合し血栓除去が困難なことがあげられる．

■ガイドラインの有無

① 日本透析医学会2011年版．慢性血液透析用バスキュラーアクセスの作製および修復に関するガイドライン．透析会誌．2011; 44: 855-937.
② NKF KDOQI GUIDELINES. Clinical Practice Guidelines and Clinical Practice Recommendations 2006 Updates.
 http://www2.kidney.org/professionals/KDOQI/guideline_upHD_PD_VA/
③ CSN GUIDELINES. Churchill DN, et al. Clinical practice guidelines of the Canadian Society of Nephrology for treatment of patients with chronic renal failure. J Am Soc Nephrol. 1999; 10: s287-s321.
④ KHA-CARI GUIDELINES.
 http://www.cari.org.au/Dialysis/dialysis%20vascular%20access/dialysis_vascular_access.html
⑤ UK GUIDELINES.
 http://www.renal.org/guidelines/modules/vascular-access-for-haemodialysis#sthash.29YaAakV.dpbs
⑥ VAS GUIDELINES.
 http://www.vascularaccesssociety.com/intro/guidelines

■ 病態解明のために行うこと

① 血液検査，生理学的検査等により全身状態が AVG 作製できる状態であるかどうかをまず把握する．全身や局所に感染症がないかどうかを検査しておく．
② 心機能の評価，末梢循環不全がないかどうかの評価は重要である．
③ 視診・触診・打診および超音波検査により，AVG の作製に適した血管があるかどうかアセスメントしておく．

■ 他科 & エキスパートにいつコンサルトするか

① 初回作製の時期については，前項の AVF に準ずるが，通常の ePTFE グラフトを使用する際には植え込み後穿刺可能になるまで 2～3 週間を要することを考慮する（最近の ePTFE は早期穿刺が可能なものもある）．
② すでに VA を使用している症例で皮静脈が荒廃しており次の AVF 作製が厳しいと判断される症例では，何らかのアクセス不全が生じた段階で熟練したアクセス専門医に紹介する．

■ この症例への対策・治療

① 前腕での AVF 作製は両手ともに困難と判断．心機能は良好（LVEF 58％），末梢循環障害はない．全身，局所とも感染症なし．本人の理解もよく自己管理も良いため AVG 作製となった．
② 右利きであり，左手前腕に ePTFE をループ型に留置した．吻合は上腕動脈～上腕尺側皮静脈で行った．
③ 穿刺可能になる 2 週間後までは，ダブルルーメンカテーテルで透析を行った．抗生剤は，術前から術後 1 週間まで投与した．

【文 献】

1) ガイドライン①を参照．
2) Pisoni RL, et al. Am J Kidney Dis. 2009; 53: 475-491.
3) ガイドライン②を参照．
4) 大平整爾, 監. 透析用グラフトのすべて, 中外医学社, 2013.

コンサルト 5　動脈表在化が適しているのはどのような患者ですか？

● 動脈表在化

> 76歳，女性，近医にてS-Cre 2～3mg/dLでフォローされていたが，今回，大動脈弁狭窄症，胸部大動脈瘤の手術のために当院，心臓血管外科に入院になった．術後，腎機能悪化し透析導入になった．右利き．身長138cm，体重38.2kg．両手とも肘部には皮静脈あり．ADLは比較的良好だが，術後低血圧（収縮期血圧80台）が続き，心機能は低下している（左室駆出率27％），軽度末梢循環障害あり．

着眼点

慢性腎臓病でフォローされていたが，心臓手術を契機に腎機能が悪化し，透析導入に至った症例である．AVF作製可能な血管は存在するが，低心機能であり非シャントアクセスである動脈表在化の選択が望ましい症例である．以下の点に留意して対応する．

① 適応と作製の時期：通常のAVFが何らかの理由で作製できない，または使用できなくなった症例に選択されるVAである．表在化された動脈は脱血側に使用し，表在静脈に返血する．また表在化動脈は作製後すぐには穿刺できないので，それを見越して作製の時期を決定する．

② VAと心負荷：通常のシャントを有するアクセス（AVF/AVG）は心負荷があるため，低心機能の症例には適応にならないことが多い．このような場合に非シャントアクセスである動脈表在化は良い適応となる．

③ 全身状態の評価：止血困難，出血や血腫形成のリスクがあるため血小板数の減少，凝固系の異常等がある患者や，抗血栓療法施行中の患者は注意を要する．また，感染にも十分留意する．

④ 血管の評価と作製部位の決定：表在化する動脈について，術前に視診・触診・打診・超音波検査等を駆使して十分アセスメントしておくことが必要である．

表 1 動脈表在化の適応[1]

1. 内シャントによる心負荷に耐えられないと予想される症例．左室駆出率（EF）が 30～40%以下を動脈表在化作製の目安とする．
2. 表在静脈の荒廃により内シャント手術が困難な症例．
3. 吻合する適当な静脈が存在しない症例．
4. AVF でスチール症候群が生ずると考えられる症例，もしくは AVF（AVG）を使用していて，すでにスチール症候群を呈している症例．
5. AVF を作製すると静脈高血圧症をきたすと考えられる症例，またはすでに静脈高血圧症をきたしている症例．
6. 頻回にアクセストラブルを発生する患者のバックアップ．
7. 透析療法以外でも，長期にわたり血液浄化療法を必要とする，例えば家族性高脂血症患者などで作製されることがある．

■ エビデンスをもとにした検討

　本症例におけるポイントを代表的なガイドラインと著書・論文報告等を参考に解説した．

① 動脈表在化の適応は，日本透析医学会ガイドライン（JSDT-GL）（ガイドライン①を参照）[1]では，**表1**のようにまとめている．心機能低下症例（左室駆出率30～40%以下），血管が荒廃し AVF/AVG が作製困難な症例，AVF/AVG でスチール症候群を呈している症例，頻回に VA トラブルを起こす症例のバックアップアクセスとして作製されることが多い．また，通常返血する静脈があることが前提になる．動脈表在化を施行する症例は，そのままカフ型カテーテルの適応症例であることも多いが，いずれを選択するかは，（1）患者の希望と QOL，（2）返血できる静脈の有無，（3）末梢循環障害の有無，（4）上腕動脈の太さと石灰化の有無などによって，症例ごとに判断すべきであるとされている．

・動脈表在化術の直後は，血管と周囲組織の癒着が軽度であり，抜針後に血腫を形成することが多い．そのため表在化動脈は最低でも術後2週間以上（可能なら3週間）経過して創部が完全に治癒してから使用するのが望ましいとされる．栄養状態が悪い症例や心不全症例で皮膚血流が悪い症例では，創傷治癒が遅延している場合があるため注意を要する．

② JSDT-GL[1]では「動静脈を短絡する VA（AVF，AVG）は心機能に影響を及ぼす．VA の動静脈短絡量が心機能（心予備能）に比べて過剰である場合，心不全症状が出現することを認識するべきである」とステートメントに挙げている．

・最も多用される AVF，次いで多い AVG はいずれも動静脈シャントを作製するこ

とになる．新たに AVF・AVG を作製すると，心拍出量に対する末梢血管抵抗が低下し，心臓が心拍出量を増加させることで血圧を保ち末梢循環を維持する．シャント血流が心臓の予備能（最大心拍出量）に比して相対的に大きい場合，シャント血流の増加に心拍出量の適切な増加が困難となり全身循環が阻害される循環障害型の心不全が発症する．また，シャント血量が多い状態が持続することで，高拍出性心不全を呈する．この心不全は，心予備能が低いほど発症しやすい．

- VA からの還流血液量が増加し循環動態の許容範囲を超える場合を「過剰血流」という．患者個々の状態や心予備力により，過剰血流となり得る血流量には違いがある．そのため，厳密に過剰血流となり得る血流量を定義づけることは困難であるのが現状であるが，一般的に VA 流量（Flow）が 1,500〜2,000 mL/ 分以上，もしくは Flow/CO が 30〜35％以上で高拍出性心不全を生じることがあるとされる[1]．また，それより少ない VA 血流量であっても，患者の状態により相対的に過剰血流となり得ることもある．VA 血流量評価のみならず，臨床症状，BNP，胸部 X 線，心臓超音波検査等を行い，総合的な評価が必要とされる．VA 血流量の測定では，超音波ドップラー法・超音波希釈法・クリットライン法・熱希釈法による VA 血流量の測定が，侵襲が少なく VA 機能把握に有用であるとされるが，最近では超音波ドップラー法での測定が主流になってきている．

- 心不全症例では，AVF, AVG の閉鎖[2,3]やバンディング[4]が，循環動態や心エコー図所見を改善させることができるが，すでに心不全が進行している場合，AVF/AVG の閉鎖が心不全を改善しない可能性もある[3,5]．

③止血は用手止血で十分に時間をかけて行う必要がある．動脈表在化の適応となる患者は心疾患を合併していることが多く，抗血小板薬，ワーファリンを内服している場合が多いため，止血には十分留意し，抜針後に出血や血腫形成が起こらないように十分注意する．また，表在化部位に感染を起こすと治療に難渋し重篤化することが多いため感染には十分注意する．

④表在化可能な動脈は，肘部から上腕にかけての上腕動脈か大腿動脈かのいずれかであり，わが国では90％以上が上腕動脈を用いて作製されている．表在化する動脈が細い場合や動脈硬化が強く石灰化が重度だと穿刺が困難になるので，術前に十分アセスメントしておくことが必要である．

- 上腕動脈の利点としては，（1）手術が容易，（2）合併症が少ない，（3）局所麻酔で施行可能などが挙げられる．AVF と異なり，表在化動脈の術後の経時的な発育は望めない．

- 上腕動脈表在化の場合，上腕動脈の走行からずらして皮膚を縦切開し，表在化動脈と皮膚切開線が重ならないように注意する．皮膚切開線の瘢痕と表在化動脈が重なると穿刺が難しくなることがあるためである．また，表在化部分の皮膚が薄すぎると，術後皮膚が血行障害で壊死を起こす場合があり，長期的に見ても穿刺はしやすいが血行障害を起こし穿刺部が長持ちしないため，表在化した動脈の上にわずかに脂肪組織が残る程度で皮膚のフラップを作製するのが適当である．反復穿刺により動脈瘤や狭窄を形成しやすいため表在化血管の長さは穿刺部分が十分に取れるような長さが求められる．
- 大腿動脈の表在化では，術後早期にリンパ瘻を起こすことが多いことが報告されている．大腿動脈表在化では手術範囲が大腿部の広い範囲に及ぶため，腰椎麻酔または全身麻酔下に行うことが望ましい．上腕動脈表在化と較べて大腿動脈のそれは剝離面が多いため，リンパ液の貯留や皮膚壊死等の合併症が多くみられるので十分な注意が必要である．

■■ ガイドラインの有無

①日本透析医学会 2011 年版，慢性血液透析用バスキュラーアクセスの作製および修復に関するガイドライン．透析会誌．2011; 44: 855-937.

■■ 病態解明のために行うこと

①動脈表在化の適応と特徴について理解しておく．
②心機能の評価，末梢循環不全がないかどうかの評価は重要である．
③触診および超音波検査により，動脈表在化に適した動脈があるかどうかアセスメントしておく，また返血可能な静脈の評価も必要である．

■■ 他科 & エキスパートにいつコンサルトするか

①初回作製時の場合のアクセス専門医への紹介の時期については，AVF に準ずるが，心機能に関しては循環器専門医と相談したうえで動脈表在化の適応を決める．また，通常動脈表在化後穿刺可能になるまで 2～3 週間を要することを考慮する．
②すでに AVF/AVG を使用している症例で心機能低下により動脈表在化を作製する場合にも，通常動脈表在化後穿刺可能になるまで 2～3 週間を要することを考慮してアクセス専門医に紹介する．

■ この症例への対策・治療

①右利きであり，肘部にも AVF 作製可能な静脈はあるが，心機能低下（左室駆出率27％），軽度の末梢循環障害あり，また常時低血圧があるため，本人とも相談し左上腕の動脈表在化術を施行した．

②ダブルルーメンカテーテルで透析を継続し，術後3週間目に初回穿刺を行った．抜針後の止血は良好であった．

③術後，フラップ側の創縁が一部壊死を起こし治癒するまでしばらく処置を要した．

【文 献】

1) ガイドライン①を参照．
2) MacRae JM, et al. Am J Kidney Dis. 2004; 43: e17-e22.
3) Kurita N, et al. Ther Apher Dial. 2011; 15: 195-202.
4) van Hoek F, et al. Semin Dial. 2009; 22: 204-208.
5) Timmis AD, et al. Int J Artif Organs. 1982; 5: 101-4.

コンサルト 6 長期留置カテーテル（カフ型カテーテル）はどのようなときに用いるのがよいですか？

● 長期留置カテーテル（カフ型カテーテル）

85歳，男性．50歳時に糖尿病を指摘されるも放置していた．70歳時に近医にてインスリン導入．その後フォローされていたが，心筋梗塞後より徐々に腎機能悪化．今回，血液透析導入のため当院紹介になった．脳梗塞による左片麻痺あり，関節の拘縮がシビアである．認知症があり，四肢の安静を保てない．
右利き．身長162cm，体重60kg．両手肘部に皮静脈を触知できる．心機能は低下している（左室駆出率32％）．常時低血圧（収縮期血圧90台）．末梢循環障害は軽度．

着眼点

高齢者で心不全，認知症のある患者に血液透析を導入するケースで，カフ型カテーテルの適応であると考えられる．以下の点に留意して対応する．

① 通常のAVF/AVGが何らかの理由で作製できない，または使用できなくなった症例に適応とされるVAである．低心機能の症例や末梢循環障害のある症例に非シャントアクセスであるカフ型カテーテルは良い適応となる[1]．

② カフ型カテーテル留置は手術室に準じた清潔な環境でX線透視装置を用い，セルジンガー法により留置することが推奨されている[1]．周術期は出血性の合併症に注意する．またカテーテルは異物であるため感染には十分注意する．

③ 留置後はカテーテル感染や，脱血及び送血不良を含むカテーテルトラブルのための適切な管理と対応が必要である．

■ エビデンスをもとにした検討

本症例におけるポイントを代表的なガイドラインと著書・論文報告等を参考に解説した．

1) 日本透析医学会ガイドライン(JSDT-GL)（ガイドライン①を参照）[1]では，長

期留置カテーテル（カフ型カテーテル）は主に長期的血液浄化目的で概ね3ヵ月以上の期間，留置使用されることが推奨されている．また，その適応は，(1) AVF・AVG造設不能例，(2) 高度の心不全症例，(3) 四肢拘縮，認知症などによる穿刺困難例，透析中の自己抜針リスクの高い症例など患者病態から本法が最も適切なVAと考えられる症例，(4) 小児の血液透析例などであるとされている．
- また，他のVA作製や腎移植までのいわゆるBridge Use（繋ぎ使用）として選択されることもある[2]．もう1つの非シャント型アクセスである動脈表在化と本法のいずれを選択するかは，患者の病態を十分に検討した上で判断することが望ましいとされている．

2) JSDT-GL[1]ではカテーテル留置は手術室に準じた清潔な環境でX線透視装置を用い，セルジンガー法により留置することが推奨されている．留置部位の第一選択は右内頸静脈であり，患者の状況により左内頸静脈，右大腿静脈，左大腿静脈も選択肢となり得る．エコーガイド下の内頸静脈穿刺が成功率，安全性において優れていると報告されている．腎臓移植が予定されている患者では腸骨静脈狭窄を生じさせないため，大腿静脈からのカテーテル挿入は避けることが望ましい．また，皮下トンネルを十分長く取ることが後の感染対策には重要である．
- 術直後には適切な部位のX線撮影を行い，刺入部から先端までカテーテルを確認するべきとしている．また，カテーテル留置手技に伴う合併症の有無を確認する．留置時の合併症としては主に穿刺に関係する出血性の合併症であり，その他は前述のようなカテーテル先端位置異常やカテーテル屈曲に関係する脱血不良・返血圧上昇である．穿刺に関する合併症のうち頸動脈，腕頭動脈など動脈の誤穿刺により出血，頸部または縦隔血腫形成，血胸は緊急の対応が必要な合併症であり，救命目的に緊急の止血術を行う必要がある．カテーテル位置異常の中でもカテーテルの右心室内迷入は不整脈の原因となるため位置是正が推奨される．

3) 留置後の管理で主に問題になるのは，感染と脱血および送血不良を含むカテーテル関連トラブルである．

①**感染対策**：JSDT-GL[1]では感染予防のため透析回路の連結と離脱は2名の熟練したスタッフが役割分担をしたうえで手袋とマスクを装着し無菌的に処置を行い，かつ点滴などのルートとして使用しないことが望ましいとしている．カテーテル接続部分はクローズドシステムを使用し，月1回交換する．接続時の消毒薬はポビドンヨード液を使用している施設が多いが，施設によりカテーテル全体を0.5％クロルヘキシジンで消毒するところもある．

- カテーテル出口部の消毒は，従来はポビドンヨードが用いられていたが，シリコン製のカテーテル素材が多くなりヨードの使用が禁忌となったため，0.5〜2％のクロルヘキシジンアルコール液ないしはグルコン酸クロルヘキシジン水溶液を用いることが主流である．ガーゼ交換は毎日行うよりも血液透析日のみに行う方が感染率は低下する．
- カフ型カテーテルは主に長期的血液浄化目的に留置されることが多く，鼻腔MRSA保菌者は留置前に除菌しておくことが望ましい．カテーテル感染には出口部，トンネル，カテーテル内感染などがある．軽度の場合は抗生剤で治癒可能なこともあるが，ドレナージやアンルーフィングで改善しない場合，抗生剤投与に反応しない場合は，早期の抜去が望ましく，安全であり推奨される[1]．カフ型カテーテルが挿入されている患者の入浴やシャワー浴は，カテーテル接続部内にお湯や水が入らないように配慮し，感染防止を心がけることが望ましい．

②脱血及び送血不良の対策：動脈側であれば脱血不良が，静脈側であれば静脈圧上昇が起こりうる．その原因には，（1）カテーテル内腔や周囲の血栓性形成，（2）先端や側孔におけるフィブリンシースの形成，（3）右心房，静脈内壁への「へばりつき現象」などがある．いずれの症状もほぼ同じく，原因の完全な鑑別は困難なことが多い．

- 血流不足あるいは返血困難な場合の治療としては，まずウロキナーゼのカテーテル内封入，持続注入が推奨される．ウロキナーゼの効果がなければ，カテーテル造影検査，CTなどを行い，右房内血栓の疑いがあるケースでは経食道心臓エコーで確認する．カテーテル内血栓にはガイドワイヤー・バルーンカテーテルによる血栓除去，カテーテルの先端周囲のフィブリンシースに対してはスネアーカテーテルによるストリッピングが行われることがある．
- 米国ではバルーンによる血栓の圧迫挫滅が主流で内腔のブラッシングやフィブリンシースストリッピングは説得あるデータがなくコストや死亡率が増加するという理由で推奨されていない[3]．静脈の狭窄，壁在血栓あるいはカテーテル周囲のフィブリンシースが存在している場合は別ルートからの留置が奨められる．また，脱血不良でたびたびカテーテル内へウロキナーゼの注入を行うケースでは菌血症の発生率が高いと報告されており注意を要する[4]．
- 閉塞の予防策として，体外循環終了時はカテーテル内にカテーテル内腔の容量に見合うヘパリンを充填する．透析開始時にはカテーテル内の残存ヘパリン液とカテーテル内に形成された血栓をヘパリン加生食液の入ったシリンジで吸引し取り

除く．カフ型カテーテル挿入中の閉塞予防としての抗凝固療法，抗血小板抑制療法の有効性は定かではない．
③その他のカテーテル関連トラブル：屈曲，破断，回路接続部破損などがあり，いずれのトラブルに対しても以下のように適切に対処することが推奨される．
  (1) カテーテル屈曲：手術的に屈曲の解除が行われること．
  (2) カテーテル破断：破断カテーテルの回収と新規のカテーテル留置が行われること．
  (3) 回路接続部破損：カテーテルを確実に遮断し，接続部の取り替えが行われること．

■■ ガイドラインの有無

①日本透析医学会2011年版．慢性血液透析用バスキュラーアクセスの作製および修復に関するガイドライン．透析会誌．2011;44:855-937.
②NKF KDOQI GUIDELINES. Clinical Practice Guidelines and Clinical Practice Recommendations 2006 Updates.
  http://www2.kidney.org/professionals/KDOQI/guideline_upHD_PD_VA/
③CSN GUIDELINES. Churchill DN,et al. Clinical practice guidelines of the Canadian Society of Nephrology for treatment of patients with chronic renal failure. J Am Soc Nephrol. 1999; 10: s287-s321.
④KHA-CARI GUIDELINES.
  http://www.cari.org.au/Dialysis/dialysis%20vascular%20access/dialysis_vascular_access.html
⑤UK GUIDELINES.
  http://www.renal.org/guidelines/modules/vascular-access-for-haemodialysis#sthash.29YaAakV.dpbs
⑥VAS GUIDELINES.
  http://www.vascularaccesssociety.com/intro/guidelines

■■ 病態解明のために行うこと

①カフ型カテーテルの適応と特徴について理解しておく．
②全身や局所に感染症がないかどうかを評価しておく．
③カフ型カテーテルの管理について理解しておく．

■■ 他科＆エキスパートにいつコンサルトするか

①初回作製時の場合のアクセス専門医への紹介の時期については，AVFに準ずる．

②カテーテルの管理には習熟が必要であるため，事前にスタッフの学習とトレーニングがある程度必要である．

■ この症例への対策・治療

①麻痺・拘縮のない右手の肘部に AVF/AVG 作製可能な静脈はあるが，心機能低下，常時低血圧，また軽度の末梢循環障害あるため，非シャント型 VA が望ましい症例である．
②高齢で認知症があり透析中の安静が保てないため，右手に動脈表在化を作製した場合，穿刺が困難であり，また透析中の抜針リスクがあるためカフ型カテーテルの選択になった．
③事前にカフ型カテーテルに関する勉強会を開きスタッフと知識を共有した．

【文　献】
1) ガイドライン①を参照．
2) 宮田　昭．臨牀透析．2014; 30: 43-51.
3) Betjes MG, et al. Nephrol Dial Transplant. 2004; 19: 1546-51.
4) Ervo S, et al. J Vasc Access. 2001; 2: 68-72.

コンサルト 7

AVFを作成しても，すぐに閉塞してしまいます．何に気をつければよいのでしょうか？

● 繰り返すVAトラブル

31歳，男性．主訴：シャント閉塞．既往歴：9歳時：クローン病発症，16歳時：回腸・回盲部切除，18歳時：ネフローゼ症候群発症，腎生検で続発性アミロイドーシスと診断される．20歳時：慢性腎臓病を指摘される．現病歴：28歳時血液透析導入．他院でAVFを作製されていたが閉塞を繰り返し，当院で右手肘下にAVF作製して以降，定期的に外来フォローしている．今回，脱血不良にて予約より早めに当院受診した．シャントエコーにて血流量320mL/分，R.I. 0.75，吻合部近傍に径1.5mmの狭窄部位あり．右利き．身長158cm，体重47kg．心機能は良好（左室駆出率55%）．末梢循環障害はなし．

■ 着眼点

① AVFが閉塞しやすい特殊な疾患を知っておく．
② AVFが閉塞しやすい病態を理解し，術前にコンディショニングを行っておく．
③ AVF作製時の周術期管理を理解する（スパスムに対する対処）．
④ AVF閉塞の予防策と対応を考えておく（モニタリングとサーベイランス）．

■ エビデンスをもとにした検討

　本症例におけるポイントを代表的なガイドラインと著書・論文報告等を参考に解説する．

1) 導入時の短期間に頻回にシャント閉塞を繰り返す場合にルールアウトすべき特殊な病態があることを念頭におく．
・ヘパリン起因性血小板減少症（heparin-induced thrombocytopenia:HIT）は，ヘパリン投与により免疫学的機序を介した血小板減少や血栓塞栓症が引き起こされる病

態である．HIT発症の原因は，ヘパリン依存性の自己抗体（HIT抗体）の出現である．HIT抗体は主に血小板第4因子（PF4）とヘパリンとの複合体に対する抗体で，免疫複合体を形成し，血小板を活性化させることによりトロンビンが過剰に産生され，血小板減少や血栓形成を起こす．HITが診断されればヘパリン使用を中止し，抗凝固薬をアルガトロバンに変更する．原因が判明しないとAVF閉塞を繰り返すことになるので注意を要する．通常は，透析の回路凝固や血小板減少で早期に気が付くため，軽度な場合はヘパリン中止し，アルガトロバンを使用しながらAVF作製する[1]．

・抗リン脂質抗体症候群は，1986年Hughesら[2]によって提唱された疾患であり，リン脂質に対する抗体により，血栓症，習慣性流産，血小板減少，種々の神経症状，凝固能異常等の臨床症状が引き起こされるとされ，また近年では末期腎不全に至る腎障害の報告もある．SLEに合併することが知られている．この病態でもAVF閉塞を繰り返すことが知られており[3,4]，頻回にAVF閉塞を繰り返す場合は，動脈表在化や腹膜透析への移行等が望ましい．

2) AVF手術の成否は，血管の状況，術者のスキルに左右される部分も大きいが，それ以上に術前のコンディショニングが大切であり，全身状態の悪い患者ではそれを改善させてから手術をしないとうまく行かないことがある．具体的なポイントを次に列挙する．

① **点滴ルート，採血**：AVF作製部位の血管は点滴のルートを入れやすい部位でもあるが，血管が荒廃し狭窄・閉塞の原因になるため，あらかじめAVF作製の可能性のある患者には，両手ともAVFに使用する可能性のある橈側皮静脈にはルートを置かない方が無難である．また，最近は末梢挿入中心静脈カテーテル（peripherally inserted central catheter：PICC）を使用するケースも増えているが，これも避けるのがベターである

② **血圧低下・低血圧**：常時低血圧の患者（収縮期血圧80〜90台）でもAVF使用している患者は存在するが，一般的には閉塞しやすいので閉塞を繰り返す場合は他の非シャントアクセスを選択する．心不全，敗血症，貧血，出血，低栄養（低アルブミン血症による血管内脱水），脱水等の原因があって血圧低下している患者はそれを改善してからAVF作製する．降圧薬の内服で血圧低下をきたしている患者にも注意する．特に導入期で血圧が高い場合に，除水を進めて体重を落としている場合は，降圧薬をテーパリングしていかないと過度な血圧低下をきたすので注意を要する．また，透析時の過除水による血圧低下も注意する．

③**心不全，冠動脈疾患，弁膜症，不整脈**：これらの循環器疾患は循環動態の不安定化をきたし，血圧低下の原因となるため先に治療されることが望ましい．心房細動等の不整脈も血圧低下や血栓形成の原因になり AVF 閉塞をきたしやすい．

④**脱水**：何らかの理由で脱水になると血圧低下をきたしたり，血液粘調度が上昇し血栓形成しやすくなる．術前は食事を抜く場合が多いが，患者によっては緊張で前日から飲水・食事ともに量が減っているケースもあり，脱水の状態で手術にのぞまないように，指示された時間までは十分水分をとるように促しておく．

⑤**Hb 上昇**：赤血球造血刺激因子製剤（erythropoiesis stimulating agent：ESA）使用による過度の貧血改善（Hb 値の正常化）による VA 閉塞のリスクが報告されているため[5]，Hb が適正な範囲（10g/dL 以上 12g/dL 未満）に維持されるように ESA の投与量はコントロールされなければならない．

⑥**重症感染症，敗血症，DIC**：全身感染症の場合は循環動態も不安定で凝固系の異常も起こりやすいので，全身状態が改善してから AVF を作製する．

3）AVF 周術期の管理：日本透析医学会ガイドライン（JSDT-GL）（ガイドライン①を参照）[6]では，術直後のスパスム（血管攣縮）を念頭に置かなければならないとし，適切な処置を講ずるのが望ましいとしている．動静脈の吻合が終わり，遮断解除後に動脈スパスムを生じるが 15 分後くらいが攣縮のピークと言われる．このスパスムは通常 60 分以内に解除するが，強いスパスムを生じ一時的にシャントフローが消失するとその間に血栓を形成して，スパスムが解除されてもシャントが閉塞してしまう危険がある．そのため，術直後よりシャントスリルをチェックして，スリルが減弱したら，局所の用手マッサージの施行やヘパリンまたは低分子ヘパリン 2,000〜3,000 単位を静注するのが望ましい．

・ヘパリンを投与しておけば，一時的にスリルが消失してもほとんどの症例で，30〜60 分でスリルを感じることできる．まれに，スパスムが長時間続く症例では翌日までヘパリンを持続投与する場合もある（時間 400〜500 単位）．術中にルーティーンにヘパリン投与する場合は，術後の出血に十分注意する．スパスムは特に動脈硬化の軽度な症例で多くみられ，若年者では注意する．

4）VA の機能不全が透析療法の継続に重大な影響を与えることを考えると，早期に VA 機能不全を検出し治療介入することが大切である．

VA の機能を評価する場合に，特別な装置を使用しないで行う方法がモニタリング，特別な装置を使用する評価法がサーベイランスと定義されている[6]．実際にはモニタリングとサーベイランスを組み合わせて早期に機能・形態不全を発見し，

VAIVT を中心にした治療で介入することにより VA の開存率を改善させる．

① **VA 機能のモニタリングの実際**：透析室で行われる評価法としては主には理学的所見および静脈圧の測定である．具体的なモニタリング方法は脱血不良，シャントスリル，シャント雑音，シャント静脈全体の触診（狭窄部位確認），ピロー状態評価，止血時間の延長，シャント肢の腫脹，静脈圧上昇などであり，毎週観察するべきである．

② **VA 機能のサーベイランスの実際**：JSDT-GL[6]では超音波希釈法・超音波ドップラー法・クリットライン法・熱希釈法による AVF 血流量の測定は侵襲が少なく VA 機能把握に有用であり，定期的に AVF の血流量を測定し，500mL/分未満またはベースの血流量より 20％以上の減少は狭窄病変が発現している可能性があると規定している．AVG においては 650mL/分未満またはベースの血流量より 20％以上の減少は狭窄病変が発現している可能性があると規定している．

・最近では超音波ドップラーを用いて測定した上腕動脈の血管抵抗指数（R.I.；resistance index）を客観的指標として，VA 不全を検出する試みがなされている．村上ら[7]は VA 良好群と不良群で RI を比較すると，VA 不良群で有意に高値を示したと報告している．彼らはこの結果から R.I. = 0.6 をカットオフ値にした場合，感受性 100％，特異度 69.4％になることを報告している．また，再循環率も VA 機能評価の参考として可能であれば測定するとしている．シャントエコーの際には，形態的狭窄部位の確認も行っておく．

■ ガイドラインの有無

① 日本透析医学会 2011 年版．慢性血液透析用バスキュラーアクセスの作製および修復に関するガイドライン（JSDT-GL）．透析会誌．2011; 44: 855-937.
② NKF KDOQI GUIDELINES. Clinical Practice Guidelines and Clinical Practice Recommendations 2006 Updates.
http://www2.kidney.org/professionals/KDOQI/guideline_upHD_PD_VA/
③ CSN GUIDELINES. Churchill DN,et al. Clinical practice guidelines of the Canadian Society of Nephrology for treatment of patients with chronic renal failure. J Am Soc Nephrol. 1999; 10: s287-s321.
④ KHA-CARI GUIDELINES.
http://www.cari.org.au/Dialysis/dialysis%20vascular%20access/dialysis_vascular_access.html
⑤ UK GUIDELINES.
http://www.renal.org/guidelines/modules/vascular-access-for-haemodialysis#sthash.29YaAakV.dpbs
⑥ VAS GUIDELINES.

http://www.vascularaccesssociety.com/intro/guidelines

■ 病態解明のため行うこと

① AVF が閉塞しやすい疾患，病態にないかをチェックし，術前に原因となるものを改善させておく．
②外来管理においては，理学所見，静脈圧等のモニタリングに加え，超音波検査でシャント血流量と R.I. を測定し，また狭窄の評価をしておく．

■ 他科 & エキスパートにいつコンサルトするか

　現在のわが国の保険ではいわゆる「3ヵ月ルール」が存在し，一度 PTA を含む VAIVT 療法を行うと，3ヵ月間はその間に行う PTA は保険適応にならないので，頻回に VA 閉塞を繰り返す患者についてはアクセス専門医と相談し定期的に受診させる等の工夫が必要である．定期的なモニタリングが困難な場合は，何らかのシャントトラブルのエピソードがあった際には必ずシャントエコーを施行して評価するのがベターである．

■ この症例への対策・治療

　年齢が若く，今後長年 VA を使用し続けなければならないため，現存の AVF をできるだけ長く使用する必要がある．そのためには VAIVT による適切な AVF の修復が大切である．脱血不良のエピソードの上に，シャントエコーにて血流量 320mL/分，R.I. 0.75，吻合部近傍に 1.5mm の狭窄部位あり．前回 PTA より 2ヵ月半ではあったが，PTA を施行した．ほぼ前回と同部位の狭窄であった．

　透析施設には，定期的にモニタリングとサーベイランスを行い，異常があれば早めに受診するように申し送っている．AVF が完全閉塞した場合でも，現在では VAIVT により修復できるケースがほとんどであり，外科的再建を第一選択にすることは慎むべきである．

【文　献】

1) 末光浩太郎，他．透析会誌．2011; 44: 963-8.
2) Hughes G, et al. J Rheumatol. 1986; 3: 486-9.
3) 堀井　昭，他．透析会誌．1994; 27: 1267-72.
4) 五味淵泉，他．腎と透析（別冊アクセス 2015）．2015;79:75-6.

5) Besarab A, et al. N Engl J Med. 1998; 339: 584–90.
6) ガイドライン①を参照.
7) 村上康一, 他. 腎と透析（別冊アクセス 2003）. 2003; 56: 39-43.

プロブレム3
腹膜透析

基 本 知 識

　本章では，腹膜透析（PD）による尿毒素の除去と体液過剰の是正を中心に，基本原理とその実際について概説する．また，PDを実臨床でどのように活用するのか，増加傾向にある高齢腎不全患者への適用などについても言及する．

1 腹膜透析（PD）の基本原理

　PDの原理は，HDと同様に，拡散（濃度差による溶質除去）と限外濾過（浸透圧差による除水）から成り立っており，これに経リンパ水分吸収の影響が加わる．

● 1．拡散（diffusion）：半透膜を介して濃度の高い溶液から濃度の低い溶液へ溶質分子が移動する現象．

　PD液はカテーテルを介して腹腔内に注入されるが，一定時間貯留していると，腹膜の毛細血管と透析液の間で拡散による物質移動が起こる．
　これにより，血液中の過剰な電解質や尿毒素は腹腔内に移行して排出され，必要な物質は腹腔内より血管内に移行する．

● 2．限外濾過（ultrafiltration）：半透膜を介して圧力によって溶液が移動する現象．

　PD液は，体液よりも高張（360〜460mOsm/kg）に調整されているため，浸透圧によって水分は血管内からPD液中に移行する（限外濾過）．
　腹膜での水分の移動は溶質を同伴するので，わずかではあるが溶質分子の移動も生じる．その後にPD液がカテーテルを介して体外に排液されると，不要な水分・電解質・尿毒素が除去されることになる．

● 3. 経リンパ水分吸収

腹腔内に 1〜2L の PD 液が満たされると，PD 液は約 0.5〜1.5mL/分の速度でリンパ管を介して体内に吸収されることが知られている．これは PD 継続期間とは必ずしも相関しない．腹腔内圧上昇（腹腔内貯留量の増加・立位）・横隔膜運動（過呼吸）・腹膜炎によりリンパ吸収量が増加し，排液不良の原因になることがある．トラネキサム酸は経リンパ水分吸収を抑制する．

2 PD における溶質（尿毒症性物質）除去の実際

限外濾過による溶質除去はわずかであり，PD における主な除去対象物質は，拡散での除去が容易な分子量 1000 程度までの小分子溶質である（**図 1**）．

● 1. 小分子溶質

尿素窒素（UN）・クレアチニン（Cr）・リン（P）などの小分子溶質は，主にsmall pore を介して移動し（**図 2**），比較的短時間で濃度差がなくなるため，一般的な CAPD では 1 日に 4 回 PD 液を交換する．小分子溶質の移動スピードには個人差があり，症例毎に PD 液の適切な貯留時間や貯留量を調整する必要がある．

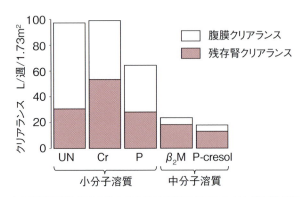

図 1　小・中分子尿毒症性物質の除去における腹膜クリアランスと残存腎クリアランスの寄与
(Bammens B, et al. Kidney Int. 2003;64:2238-2243 を一部改変)

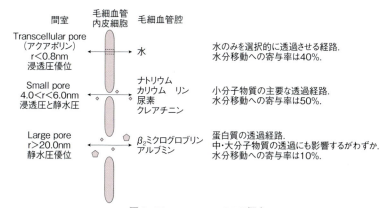

図2 Three-pore model の概念
腹膜の物質移動抵抗を毛細血管壁だけと仮定したモデルで，3種類の細孔の存在を考え，それぞれに別々の役割が与えられている．（腹膜透析療法マニュアル，東京医学社，p89 を一部改変）

● 2．中分子溶質

β_2ミクログロブリン（β_2-MG：分子量 11,800）や，p-cresol などの中分子溶質は，透析量を増やしても PD 単独では十分に除去することができず，大部分が残存腎クリアランスに依存しているため（図1），残存腎機能の低下に伴って血中濃度が上昇する．

β_2-MG は，アミロイド蛋白の主たる構成成分であるが，エリスロポエチン製剤低反応性貧血・レストレスレッグ症候群・皮膚掻痒のみならず，高 β_2-MG 血症と被囊性腹膜硬化症（EPS）の発症[1]や生命予後との相関が報告されている．最近の HD 膜（ハイパフォーマンス膜）は，β_2-MG 程度の分子量であれば HD モードで除去可能であるため，血清 β_2-MG 30mg/dL 以上を目安に，中分子溶質の除去を期待して PD+HD 併用療法が行われることも少なくない．

● 3．大分子溶質

PD はアルブミン（分子量 66,000）を大量に漏出させるが，これは数少ない large pore の効果と考えられている（図2）．

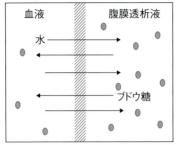 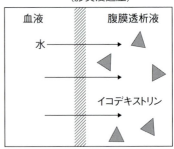

図3　ブドウ糖とイコデキストリンによる水分除去のしくみ

3 PDによる除水の実際

　限外濾過をもたらす圧力には浸透圧・静水圧などがあるが，PDの限外濾過は浸透圧が主体で，静水圧による限外濾過は臨床的にほとんど無視できる．浸透圧物質として，高濃度のブドウ糖とイコデキストリンという多糖類が用いられている**(図3)**．

● 1．ブドウ糖
　腹膜透過性物質であるため，ブドウ糖の血中移行に伴ってPD液の浸透圧は経時的に低下し，除水量が減少する．長時間貯留すると浸透圧勾配がなくなり，負の除水となる．腹膜の毛細血管を介した除水量（累積限外濾過量）から経リンパ水分吸収量を引いた値が，実際の除水量になる**(図4)**．一般に，3時間前後の交換で最

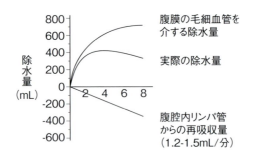

図4　ブドウ糖透析液での除水の経時的変化
（Nolph KD, et al. Kidney Int. 1987;32:219-226 を一部改変）

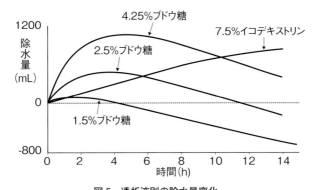

図5 透析液別の除水量変化
(Mujais S, et al. Kidney Int. 2002;62:S17-S22 を一部改変)

も除水効果が期待できる．

● 2．イコデキストリン

　分子量が 13,000〜19,000 と大きく，腹膜からの吸収が少ないため，長時間にわたり腹腔内での浸透圧を維持でき，高濃度ブドウ糖と同等以上の持続的な限外濾過量が期待できる **(図5)**．この効果は，腹膜機能のいかんにかかわらず存在し，腹膜炎の際にも障害されない．ただし，長時間使用の安全性は確立しておらず，1日1回 12 時間貯留までが保険適応となっている．

4 PD による塩分の除去

1) PD での除水

　水に対して相対的にナトリウム（Na）を体内に残してしまう傾向にある．特に PD 液貯留後早期は，アクアポリンを介した選択的水移送 **(図2)** の割合が比較的大きく[2]，水は移動するが Na は移動していないため，PD 液中 Na 濃度は希釈により低下傾向を示す．したがって，除水目的に高濃度ブドウ糖 PD 液を短時間交換しても，塩分の除去は不十分となりやすい．

2) 塩分の 1 日除去量の目安

　PD での除水量（L/日）x7.5g，残腎尿量（L/日）x5g とされているが[3]，理論値より少ない症例も多く，実測で確認してみることが望ましい．残存腎機能が廃絶すると塩分貯留傾向に陥る例が多く，除去可能な量以下に塩分を制限する必要がある．

5 血液透析（HD）との違い

1. PDの利点と欠点
　HDと比べて，循環動態の急激な変化が起こりにくいため，心血管系への負担が少なく，残存腎機能が保持されやすい．またカリウム（K）の摂取制限が緩和される．社会的な面では，時間や場所の制限が少なく，通院回数も少ないため，QOLを保ちやすいなどの多くの利点を有する．
　一方で，前述した如く，塩分や中分子尿毒素物質の除去に関しては，その多くが残存腎機能に依存しており，残存腎機能が低下すると体液過剰や溶質除去不全に陥りやすいという療法上の特性（欠点）を有する．また，腹膜炎やカテーテル感染など，PD特有の合併症があり，入浴にやや不便さがある．一定の自己管理能力が求められるため，患者の状態や社会環境が条件を満たさないと継続困難であること，生体膜（腹膜）を用いた透析であるため長期に継続すると腹膜劣化をきたすなどの欠点がある．

2. PDの欠点を克服するための取り組み
1）PD+HD併用療法
　廃絶した残存腎機能を補うという目的で，HDとの併用療法が本邦を中心に行われている．欧米での認知度・受け入れはいまだ低いが，体液過剰や溶質除去不全の改善，貧血や心肥大の改善など，近年その有用性を示す知見が報告されており[4]，本邦のPD患者の約2割が併用療法を行っている．

2）assisted PD
　PDは自立能力を活かせる在宅医療である一方で，自助努力による一定の自立や介護者の支援による自立が求められる．透析患者の高齢化に伴い，自らPDを施行できない患者が増加傾向にある．これを受けて，訪問看護などを活用しつつPD処方を工夫することで，在宅でのPD継続を可能とする体制を構築すべく，家族や他者がPDを施行するassisted PDを普及するための取り組みがなされている．

3）PD液の生体適合性の改善
　酸性PD液が使用されていた時代は，その生体適合性の不十分さから，PD継続期間が長期におよぶと腹膜劣化をきたし，腹膜機能低下や被囊性腹膜硬化症（EPS）などの合併症がみられた．しかし，今世紀初頭から始まったPD液の中性化により

腹膜傷害が低減傾向にあることがすでに示されており，本邦の EPS 発症率は 1% にまで減少している[5]．さらに本邦では，2015 年から重炭酸塩・乳酸塩混合中性 PD 液と中性化イコデキストリン含有 PD 液という，生体適合性がさらに改善された PD 液の使用が可能になっており，長期間の PD 継続を可能とする腹膜保全効果が期待されている．

6 高齢者の PD

　高齢腎不全患者の増加に伴い，患者とその介護者の QOL を保ちながら余生を過ごすという在宅医療としての意義（ラスト PD）が注目されている．体重や食事量が少なく，活動性が低い高齢者の PD は，十分な透析量を確保して長期生存につなげることを目標としているわけではなく，良好な QOL を保ちながら穏やかに余生を過ごせるように，必要最低限の透析量を確保することが目標である．また，前述した如く浸透圧物質として用いられている高濃度のブドウ糖は，経腹膜的に吸収されるため，エネルギーを付加する効果もある．1 日 2 バッグ前後の，少ないバッグ交換数から開始する高齢者のラスト PD は，高齢者の PD ファーストであると同時に，人生の最期まで PD を継続することにより，自立能力を活かし，自宅で尊厳ある死を迎えることを可能にする．

【文 献】

1) Yokoyama K, et al. Clin Nephrol. 2008; 69: 121-126.
2) Fischbach M, et al. Kidney Int. 2016; 89: 761-766.
3) 2009 年版日本透析医学会，腹膜透析ガイドライン，296.
4) Maruyama Y, et al. Blood Purif. 2014;38: 149-153.
5) Nakayama M, et al. Perit Dial Int. 2014; 34: 766-774.

コンサルト 8 ペリトネアルアクセス留置はどのようなカテーテルを用いて、どこに出口部を作成するのがよいのですか？

● ペリトネアルアクセス留置

> 58歳，男性．身長165cm，体重65kg．49歳時に2型糖尿病と診断され，糖尿病性腎症による慢性腎臓病（CKD）が徐々に進行してCKD stage G5に至った．タクシー運転手であり，日中は仕事の時間を確保したいと考え，腎代替療法としてPDを選択した．これまで腹部の手術歴はない．

着眼点

① PDカテーテルの構造特性を理解し，患者に見合ったものを選択する．
② 適切なカテーテル出口の作成部位を，患者や介護者と相談のうえ術前に決定しておく．

■ エビデンスをもとにした検討

　PDカテーテルの選択や，出口作成の部位や向きに関するエビデンスは少なく，各施設で創意工夫されているのが現状である．

1）PDカテーテルの選択

　どのようなPDカテーテルの種類や仕様が臨床上有用であるかについて，13のRCTをメタ解析により検討した報告[1]などによると，排液不良・位置異常・リーク・出口感染・腹膜炎・カテーテル抜去に関して，ストレート型 vs. スワンネック型，シングルカフ vs. ダブルカフの比較では，差異がないとされている[1,2]．

　一方，カテーテル開存に関しては，先端ストレート型 vs. 先端コイル型の比較で，前者で有意に開存率が高く，有用であるとの結論が示されている[1]．幾つかの後ろ向き研究からは，シングルカフに比してダブルカフで腹膜炎発症率が低いことが示唆されている[2]が，エビデンスが十分でなく，国際腹膜透析学会（ISPD）ガイドラインでも特定のカテーテルの推奨はなされていない．

2）本邦におけるカテーテル選択の現況

　本邦では，スワンネック・仙台型カテーテル JB-5(A) が多く用いられている．腹

膜カフの部分が，カテーテルの位置移動を防ぐ目的で，約4cmにわたって肉厚に補強されているため，復元力が増強されている．近年，カテーテル出口は腹部に限定せず，患者に見合った部位に作成する施設も増えている．上腹部〜胸部の出口を選択する際には，皮下トンネル部分が非常に長いウルトラロングカテーテル（ULLC）などが用いられている[3]．

3）出口部の向き

出口部を下向きにすることのメリットとして，汗や垢・水滴などが出口部に溜まることを防ぎ，出口部を清潔な乾燥した状態に維持することが挙げられ[3]，ISPDガイドライン2016でも理論的にはその有益性を認めている[2]．一方，出口部感染・腹膜炎・カテーテルサバイバルをアウトカムとした前向き非ランダム化比較試験で，下向きと横向き出口に有意差がないとの報告もあり[4]，ガイドラインでもエビデンスが十分でないとの理由で，推奨するカテーテルデザインは示されていない．

4）カテーテル出口部位（図1）

① 腹部出口：カテーテルの出口部位は，臍高よりも下位の腹部に作成されることが多い．腹部出口を作成する際は，ベルトラインの位置を避ける必要がある．ベルトラインが臍高よりも低位にある男性は，皮下トンネルや出口部が物理的な刺激に常にさらされることで，感染症を発症しやすくなることに十分配慮する．

② 前胸部出口（バスタブカテーテル）：1992年Twadowskiらは，出口感染の予防を目的に，カテーテル出口を前胸部（第2肋間）に設けたpresternal catheterを考案した．カテーテル出口が高位にあることで，入浴時のコンタミネーションが防止できることから，バスタブカテーテルとも呼ばれている．とくに極度の肥満を有する患者，腹部に瘻孔のある患者，失禁等で腹部が不潔になりがちな患者などに対しては，よい適応である．

③ 上腹部出口（upper abdominal exit：UAE）：季肋部直下に出口を作成する．UAEで

   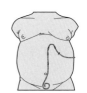

腹部出口：ベルトラインが「臍下」にくる患者　　腹部出口：ベルトライン「臍上」にくる患者　　前胸部出口　　上腹部出口（UAE）

図1　ベルトラインと出口部選択
（腹膜透析療法マニュアル．東京医学社，2011を元に作図）

はULLCを用いるが，バスタブカテーテルと比較して，皮下トンネル部が短いため作成が容易である．カテーテルケアの容易さ，コスメティックな観点もバスタブカテーテルより評価が高く[5]，とくに肥満者や腹部にたるみのある患者に対してよい適応である．

④背中の出口（shoulder blade exit：SBE）：窪田らは，患者の肩甲骨（shoulder blade）の部分にカテーテル出口を作成するSBEを報告している[5]．患者の手は出口に届かず，出口は安静に保たれ，仰臥位でもカテーテルの機能には問題はないとされ，透析患者の高齢化に伴って増加が予想される認知症合併透析患者に対して考慮しうる手法である．

■ ガイドラインの有無

①腹膜透析アクセスに関する臨床実践ガイドライン2010，国際腹膜透析学会．
②腹膜炎の予防と治療に関するガイドライン2016，国際腹膜透析学会．

■ 病態解明のため行うこと

①出口部の位置を決定するための術前診察を必ず行う必要がある．
②患者の体型，皮膚のたるみやしわを考慮して，仰臥位と座位（立位）で位置を検討する．この際，体位によって皮膚のしわの模様は大きく変化するので注意する．
③患者や介護者がカテーテルケアを行いやすい位置を確認する．
④ベルトやシートベルト，帯などで物理的に圧迫される位置を避ける．
⑤深いしわ，手術創の瘢痕部位，傷や慢性の皮膚炎がある部位，体毛が多い部位を避ける．
⑥認知症の程度，退院後の服装や生活様式，職場での服装や作業内容なども考慮し，患者の意向を踏まえて最終的な位置を決定する．
⑦出口部が決定したら，腹腔内へのカテーテル挿入部との位置関係を勘案して，適切なカテーテルを選択する．

■ 他科＆エキスパートにいつコンサルトするか

①国際腹膜透析学会ガイドラインでは，ペリトネアルアクセスの留置は遅くともPD開始の2週間前に行うことが望ましく，それよりも早くPDを開始する際には，仰臥位で少ない貯留量から開始するよう推奨されている[6]．
②近年，術後早期（2週間未満）にPDを開始するUrgent-start PDの有用性が報告

されているが，熟練した術者・PD経験をもつ看護師・腎臓内科医を含むアクセスチームを構成しておく必要がある．
③以上を踏まえ，一時的な血液透析を行う必要がないようPD導入計画を立案する．少なくとも数ヵ月以内に腎代替療法を要すると考えられた時点で，ペリトネアルアクセス留置を担当する術者へコンサルトしておくことが望ましい．
④主治医である腎臓内科医がインターベンションネフロロジスト（interventional nephrologist）として手術を担当する際には，比較的タイムリーに手術が行われる傾向にあるが，外科医や泌尿器科医に依頼する際には，時間的な余裕をもってコンサルトすることが望ましい．
⑤高度肥満例など術後リークが懸念される例や，過去の手術や炎症で腹腔内の癒着が強いことが懸念される例では，より早期にコンサルトすることが望ましい．
⑥鼠径ヘルニアや腹壁ヘルニアを有する例では，まずそれらの根治術を行い，治癒した後にPDを開始することが望ましいため，早期に外科医へコンサルトする．

■この症例への対策・治療

①高度肥満や認知症を認めず，腹部の手術歴もないため，腹部出口を選択するが，タクシー運転手という職業を考慮して，シートベルトにあたる位置を避ける必要がある．また，長時間座位で運転するため，座位でしわのできる部位を確認し，ベルトラインを避けてカテーテル出口を作成する．
②服装の違いにより適切な部位は異なってくるため，入院中の服装だけではなく，退院後の普段着や職場の制服を着用した状態で出口部の位置を決定することが望ましい．

【文献】

1) Hagen SM, et al. Kidney Int. 2014; 85: 920-932.
2) Li PK, et al. Perit Dial Int. 2016; 36: 481-508.
3) 丹野，他．細谷龍男監修，腹膜透析療法マニュアル，東京医学社，p37-57，2011．
4) Crabtree JH, et al. Perit Dial Int. 2006; 26: 677-83.
5) 窪田，他．腎と透析．2008; 65: 193-196.
6) Figueiredo A, et al. Perit Dial Int. 2010; 30: 424-429.

コンサルト 9

どのような患者が腹膜透析に向いているのですか？

● 開始

> 73歳，男性．標準体型．腎硬化症による慢性腎不全で腎臓内科外来に定期通院中．腎不全徴候は認めないものの腎機能が徐々に低下し，直近の採血にて eGFR 15 mL/分/1.73m² であった．既往症として2年前に心筋梗塞を発症しており，EF 45%，左室拡張能低下と心機能の低下も認めている．ADL は自立，認知機能も問題はなく，治療コンプライアンスは良好．現在仕事はしておらず，妻，息子夫婦との4人で生活しており，いずれも健康状態に問題はない．

着眼点

PD にはインクリメンタル PD（PD ファースト）・assisted PD（PD ラスト）・PD＋HD 併用療法など様々な方法があり，個々の症例に応じた治療が可能である．
① 高齢者であっても PD の適応となる患者は多く存在する．
② PD は緩徐で心血管系に負荷が少ない治療法である．
③ PD と HD に関する情報提供は偏りなくなされるべきである．

エビデンスをもとにした検討

　本症例における PD 導入の是非を本邦および欧州のガイドラインと最近の論文を参考に検討した．本邦では 2015 年の透析導入患者の平均年齢が 69.2 歳と高齢化が進んでおり[1]，この傾向は今後も続いていくものと考えられている．高齢腎不全患者の特性として，PD，HD の透析方法の選択に影響を及ぼすような合併症を（場合によっては複数）併せ持っていることを認識すべきである．
① 米国7つの腎臓病センターで腎専門医とその医療チームにより CKD 3〜5 期の保存期腎不全患者を対象に PD の適応があるかどうかを評価したところ，医学的には 87%が，精神的・社会的には 83%が PD の適応ありと判定された[2]．年齢に

表1 PDの（相対的）禁忌となる症例

1. 本人（状況により家族）がPDを希望しない．
2. 複数回の腹部手術歴（広範囲の腹腔内癒着）．
3. 家族，社会的サポートの欠如（PDラスト等において）．
4. 残腎機能高度低下例（特に若年例）．
5. 炎症性腸疾患（主に潰瘍性大腸炎・クローン病）．
6. 虚血性腸炎．
7. （高度の）腰椎椎間板障害（ヘルニアなど）．
8. （高度の）換気障害．

（著者作成）

関しては何らかの合併症がある場合や社会的・精神的に在宅医療としてのPDが不適当と判断されたことによるものであり，高齢という要因のみでPDの適応から外れることはないことを認識すべきである．ヨーロッパベストプラクティスガイドライン（ERBP）においても年齢はPD導入を回避する要因とはならないことが示されている[3]．

②患者にとって最適な腎代替療法は時間経過とともに変わっていくことを前提にPD，HD，PD＋HD併用療法，腎移植をタイムリーに併用，切り替えることでそれぞれの治療法の長所を活かしながら腎代替療法の質の向上を図るという概念（包括的腎代替療法）がある．さらに包括的腎代替療法における初期治療としてPDファーストというコンセプトがあり，1日1〜2回程度の最小限の貯留からPDを開始し，残腎機能の低下とともに段階的にバッグの交換回数を増やしていく方法（インクリメンタルPD）がとられることがしばしばある．

・一方，PDラストは終末期となりHDの継続が困難となった際に最後の透析治療としてPDによる在宅療法に切り替えるというもので，assisted PDと呼ばれる訪問看護による治療介助を含む患者支援が地域により積極的に行われている[4]．

〔補足〕

Assisted PD：ヨーロッパ諸国，カナダ，オーストラリアで行われている訪問看護による患者支援．一定期間の専門的な訓練を経た看護師やヘルスケア・アシスタントが毎日患者の自宅を訪れ，PDバッグ交換やバイタルサインの評価，PDカテーテル出口部の観察などを行う．ナーシングホーム（日本の特別養護老人ホームに相当）で行われることもある．本邦ではassisted PDは現時点で医療システムとして確立するには至っておらず，合併症を有する高齢者や終末期腎不全患者に対するPD導入が難しくなることがしばしばあり，国内でのPD患者数が増加しない要因の1つとなっている．

③ NYHA class 3 および4 の治療抵抗性心不全を合併した平均81歳，CKD3〜5期の12例に対してPD（インクリメンタルPDで治療開始）を導入したところ，すべての症例でNYHA class は1 および2に改善し，LVH は平均で5%減少，さらに平均26.5ヵ月の観察期間中に心不全による入院は1例もみられなかったことが国内より報告されている[5]．また，この研究を支持するような形でPDおよびイコデキストリン透析液の併用がうっ血性心不全対して有効であることがシステマティックレビューにより示されている[6]．

④ 日本透析医学会腹膜透析ガイドライン（2009年版）（ガイドライン①を参照）において透析導入の際のPDに関する情報提供がPDを施行している施設に限られる傾向があることが指摘されている．この点は国内でのPD患者数が増加しない要因の1つとなっていると考えられる．透析導入にあたっては腎臓・透析専門医を中心とした看護師，医療ソーシャルワーカーを含めたチームにより，偏りのない適切な医療情報の提供が患者および家族に対してなされることが包括的腎代替療法の観点からも重要である．

ガイドラインの有無

① 日本透析医学会．腹膜透析ガイドライン（2009年版）．透析会誌．2009;42:285-315.
② ヨーロッパベストプラクティスガイドライン（ERBP）．Nephrol Dial Transplant. 2010; 25:1757-1759.

他科＆エキスパートにいつコンサルトするか？

① 表2に該当する症例でPDを希望する場合（自施設がPD経験に乏しい場合）．
② PDラストを希望する場合（自施設がPD経験に乏しい場合）．

　PD導入にあたっては（**表2**），治療サポート体制の確立（1．a，b，c），PD処方の工夫（2〜4），導入前の評価と外科的処置（5〜9），PDカテーテル出口部作成の工夫（10）などが必要となるため，専門家へのコンサルテーションを行うことが望ましい．

この症例への対策・治療

① 自施設でPD導入が難しい場合には，Late referral，つまり専門家へのコンサルテーションの時期を逸することのないように注意を払う必要がある．
② PD開始後はインクリメンタルPDやイコデキストリン透析液併用など柔軟なPD処方により，心不全の病態改善も意識した透析治療を行う必要がある．

表2 PD導入にあたり専門家へコンサルトすべき症例

1. 自己管理が困難
   a) アドヒアランス不良
   b) 身体機能・認知機能の低下
   c) 終末期
2. 心不全合併例
3. 肝硬変合併例
4. Late referral（残腎機能低下例）
5. 腹壁ヘルニア
6. 多発性囊胞腎
7. （高度）肥満者
8. 大腸憩室合併例
9. 横隔膜交通症
10. 人工肛門のある場合

（著者作成）

【文献】

1) 日本透析医学会．図説 わが国の慢性透析療法の現況，2015年12月31日現在．
2) Mendelssohn DC, et al. Nephrol Dial Transplant. 2009; 24: 555-561.
3) Covic A, et al. Nephrol Dial Transplant. 2010; 25: 1757-1759.
4) Brown EA, et al. Kidney Int. 2017; 9: 294-303.
5) Nakayama M, et al. J Cardiol. 2010; 55: 49-54.
6) Viglino G, et al. J Nephrol. 2015; 28: 29-38.

コンサルト 10 腹膜透析はどのようなタイミングで中止すればよいのでしょうか？

● 止め時

> 71歳，男性．糖尿病性腎症のため7年前にPDを導入した．PD腹膜炎の既往はない．無尿でありCCPD（Kt/V 2.19，PET：D/P Cr 0.63；Low Average）を行っているが，β_2-MG 50 mg/L前後と高値で推移していた．1週間前より両下肢浮腫増悪，体重増加，労作時息切れを認めるようになった．胸部X線上心拡大を認め，BNP 243.7 pg/mLと上昇を認めた．心電図，心エコーでは明らかな異常を認めない．

着眼点

PD患者において体液過剰による心不全はしばしば見受けられる合併症である．以下に留意し，PD継続の可否を検討する．
① 体液過剰の原因が，塩分や水分の過剰摂取なのか，除水不全，排液不良といったPD関連の排液量低下なのか，尿量低下なのかを評価する．
② 腹膜平衡試験（peritoneal equilibration test：PET）による腹膜機能，Kt/V，weekly CCrなどによる小分子物質除去能やα_1-MG，β_2-MGによる中分子物質除去能，透析不足による臨床症状の有無を評価する．
③ 患者自身のPD継続の意思があるかを確認する．

■ エビデンスをもとにした検討

本症例におけるPD継続の可否を本邦のガイドラインと最近の文献を中心に検討した．
① PDでは透析効率の多くが残存腎機能に依存しており，残存腎機能が低下すると溶質除去不全や水分除去不全を呈しやすくなる．PDの利点を生かしながら，透析量や除水量を増加させる方法としてPD＋HD併用療法が本邦独自に考案され，現在本邦ではPD患者の約20％が併用療法を行うまでに広がっている．しかしな

がら併用開始時期，中止時期についてのエビデンスは現時点では不十分である．
②日本透析医学会腹膜透析ガイドライン（2009年版）（ガイドライン①を参照）[1]において，併用療法の適応は，適正透析を維持できない例，適正透析量（総 Kt/V が 1.7 以上）確保されているものの腎不全症候（尿毒症）を呈する例にあると記されている．ここでの腎不全症候とは体液貯留（浮腫，胸水，腹水），栄養障害，循環器症状（心不全，高血圧），貧血，電解質異常（低 Ca 血症，高 K 血症，酸塩基平衡異常（アシドーシス），消化器症状，神経症状を指している[1]．本症例も Kt/V 2.19 と確保されているが心不全を呈しており，併用療法の適応はあるものと考える．

①併用療法の中止・禁忌としては，腹膜平衡試験で High を呈する例，被囊性腹膜硬化症（encapsulating peritoneal sclerosis：EPS）が疑われる例，週に2回以上の血液透析を必要とする例をあげている[1]．
②長期の PD 継続は腹膜劣化をきたし，EPS の原因となり得る．併用療法により PD の継続期間が延長することで EPS の頻度を高める危険性と，腹膜休息による腹膜機能保持の2面性が議論されている．
③厚生省長期慢性疾患総合研究事業慢性腎不全研究班（CAPD 療法の評価と適応に関する研究班）は 1997 年，「EPS 予防のための CAPD 中止基準指針」を示し，腹膜機能低下（PET で High が持続），腹膜炎，透析期間（8年以上）などを EPS の危険兆候としてあげている．
④その後の本邦の前向き観察研究でも，腹膜透析施行期間が3年，5年，8年，10年，15年，15年以上の群で，EPS 発症頻度はそれぞれ 0%，0.7%，2.1%，5.9%，5.8%，17.2% と透析期間に連動して増加することが報告され[2]，5～10年以上の PD 継続は EPS 発症リスクを高める可能性があると考えられた．
⑤しかし，これは酸性透析液，高濃度ブドウ糖液を使用していた時期の成績であり，ブドウ糖分解産物が減じられた生体適合性の高い中性透析液を標準的に使用するようになった 2000 年以降の PD 患者で，腹膜劣化，EPS 発症が同様に生じるか否かは十分には明らかにされていない．
⑥中性透析液を使用した NEXT-PD 研究では，腹膜劣化の進行，EPS の発症が抑制され，PD 継続8年目以降の EPS の増加はみられなかったと報告しており[3]，PD 継続期間を年数で制限することは適切ではなく，腹膜の状態で PD 継続が可能か判断すべきと考えられている．
⑦同ガイドライン中の「EPS 回避のための中止条件」でも，PD 継続期間の上限は

表1　PD ＋ HD 併用療法の中止基準

- HD 併用（週1〜2回）にても体液管理が不良かつ/あるいは血清 β_2-MG 35 mg/L 以上が持続．
- PET で D/P Cr が経時的に上昇し High カテゴリーに至る．
- 繰り返す腹膜炎．
- 総 PD 期間8年以上（原則），総 PD 期間5〜7年は慎重に継続を検討．

（細谷龍男監修：腹膜透析療法マニュアル．p119，東京医学社，東京，2011）

設けておらず，腹膜劣化を判断するための基本的な検査として PET を定期的に行うことを推奨することが記されている[1]．

⑧しかし最近，横山らは PET カテゴリーは透析期間の延長とともに増加せず，腹膜障害を反映しているとはいい難く，腹腔鏡検査にて同一症例内でも腹腔内で不均一な硬化を認めたことから，PET では腹膜障害の絶対評価ができないと述べている[4]．

⑨またこれまで中分子物質である β_2-MG の蓄積が生命予後と関連していることが報告されていたが，血清 β_2-MG 値が EPS の寄与因子であることが報告され[5]，β_2-MG 35mg/dL 以上を併用療法の離脱基準として推奨している[4]（**表1**）．

■ ガイドラインの有無

① 日本透析医学会腹膜透析ガイドライン（2009年版）．透析会誌．2009; 42; 285-315.
② ISPD Working Party Length of time on peritoneal dialysis and encapsulating peritoneal sclerosis : position paper for ISPD. Perit Dial Int. 2009;29:595-600.

■ 病態解明のために行うこと

① 1日除水量の低下の有無，またその原因を精査する．
② 除水量低下を認める場合は，カテーテルの折れ曲がりによる器械的閉塞，凝血塊やフィブリンなどによる閉塞，カテーテル位置異常，大網，腹膜垂などの巻絡，胸腔，後腹膜腔，ヘルニア嚢などのスペースへの交通などによる排液障害がないか確認し，あればそれらを修復する（カテーテル関連除水不全）．
③ 腹膜炎からの腹膜透過性亢進による除水不全があれば，その治療を行う（腹膜機能関連除水不全）．
④ 塩分制限や水分摂取量が適切だったか評価する（患者関連体液過剰）．
⑤ 利尿薬の調整や透析液濃度，貯留時間の変更により体液過剰を是正できるか検討する（処方関連体液過剰）．
⑥ PET や Kt/V，β_2-MG などにより腹膜機能，溶質除去能を評価する．また透析

不足による症状が出現していないかを確認し，PD 単独療法から併用療法もしくは HD 単独療法への移行の必要性を判断する．ただし，$β_2$-MG が高値となる慢性炎症性疾患の鑑別は常に必要である．

■ 他科＆エキスパートにいつコンサルトするか

① 透析患者は虚血性心疾患，脳血管障害，心不全などの心血管疾患による死亡リスクが高く，心不全の 75％ が何らかの器質的心疾患に起因している．心不全の原因が，相対的に体液量が過剰となって発症する非心臓性浮腫であることを示すには，器質的心疾患を除外することが必要である．心電図，心エコーなどでスクリーニング検査を行い，異常があれば循環器内科にコンサルトする．
② 難治性の出口部感染やトンネル感染，腹膜炎を認める場合や，体液管理が困難な場合には，PD のエキスパートにコンサルトする．

■ この症例への対策・治療

① 本症例は CCPD で小分子クリアランスは十分であるが，体液管理不良，$β_2$-MG 高値を示している．
② 現時点では併用療法の開始時期，中止時期についての明確なエビデンスはない．
③ PD 継続期間が EPS 発症に関連していることは明らかであるため，すでに PD 歴 7 年である本症例は HD への完全移行が良いかもしれない．
④ しかし PET は High ではなく，難治性出口部感染や腹膜炎といった PD 継続が困難な状況でなければ，PD 単独で不十分となった体液管理や溶質除去を併用療法で補完することも可能と考える．
⑤ 患者自身の希望により QOL の維持が可能な併用療法への移行も選択肢となり得るが，それでも体液管理不十分，$β_2$-MG 35 mg/dL 以上が持続するようであれば HD へ完全移行すべきである．この際に，食事摂取，飲水行動の指導は十分に行われるべきである．

【文 献】

1) ガイドライン①を参照．
2) Kawanishi H, et al. Am J Kidney Dis. 2004; 44: 729-737.
3) Nakayama M, et al. Perit Dial Int. 2014; 34: 766-774.
4) 横山啓太郎．腎と透析．腹膜透析．2016; 81 別冊 : 26-29.
5) Yokoyama K, et al. Clin Nephrol. 2008; 69: 121-126.

プロブレム4
血圧／ドライウエイト

基本知識

1 ドライウエイト（DW）とはなにか

　透析患者では，無尿であるがゆえに，透析間に体重が増加することは避けられない．透析療法の目的の1つは，その増加した水分を除水することである．しかし，体重は，水分以外にも，筋肉量，体脂肪量から構成されている．したがって，食欲，栄養状態，運動能力により筋肉量，体脂肪量が変化すれば，透析後の適正な体重も刻々と変化することになる．常に増加分を除水するだけでは，体内水分量が余剰となり心不全になることもある．逆に，細胞外液量が減少して脱水傾向となり，透析中にショック状態になることもある．そこで，どの程度まで除水すればよいかの目安となる体重がドライウエイト（DW）である．

　DW（dry weight）とは，読んで字のごとく乾いた体重である．これは，1967年，まだ透析療法が開発されて間もないころにThompsonが定義した言葉で[1]，「透析療法によって細胞外液量が是正された時点の体重」とされている．

● 1. Thompsonの設定基準

①臨床的に浮腫などの溢水所見がない．
②透析による除水操作によって最大限に体液量を減少させた時の体重．
③それ以上の除水を行えば，低血圧，ショックが必ず起こるような体重．

　この設定基準は細胞外液を極限まで少なくした状態であり，ある意味「真のDW」といえる．この設定方法で問題なのは，透析中の血圧を持って体液の状態を把握しようとしていることである．

「②透析による除水操作によって最大限に体液量を減少させた時の体重」となっているが，実際には除水操作には ECUM，HD，HDF，HF 等があり，透析液にも種類がある．もちろん，尿量がある患者では，除水過多により尿量減少を起こし，残存腎機能を悪化させてしまう．

「③それ以上の除水を行えば，低血圧，ショックが必ず起こるような体重」とは，細胞外液を極限まで少なくした状態で，心不全を起こさない体重で，血圧を管理するのには適した体重と考えられる．

しかし，この基準だけでは，常に血圧が低下するほどの除水をしており，透析後の倦怠感はかなり強いこととなる．一方，除水により血圧が下がるといっても，透析間体重増加が多すぎるために，除水速度が速ければ，血圧低下は起こりやすいこともある．また，糖尿病患者や心機能低下患者では，除水が不十分でも血圧低下を起こすこともある．

● 2. 現在使用されているドライウエイト設定の指標

①心胸郭比；50％以下（女性では 55％以下）
②透析中の血圧の低下
③浮腫の有無
④胸部 X 線での肺うっ血の有無

この指標では，Thompson の示した DW 指標である血圧を指標とした評価に加えて，循環血液量を反映する心胸郭比（CTR）を用いて，体液量を判断しようとしている．

しかし，CTR を評価するときの問題点は，DW 設定不適切以外の理由で CTR が拡大する場合で以下のような項目に留意が必要である．

①貧血，②腹水，肥満による心の横位，③高血圧などによる心筋の肥厚，④弁膜症，心筋梗塞，心房細動などの心疾患，⑤シャントの過剰発達，⑥心囊液貯留．

2 新しいドライウエイトの定義

「血液透析患者における心血管合併症の評価と治療に関するガイドライン」[2]では，ドライウエイトの定義を，「体液量が適正であり，透析中に過度の血圧低下を生ずることなく，かつ長期的にも心血管系への負担が少ない体重」とした．

この定義は，体液量の評価法は規定していないが，循環血液量を意識して，透析中の血圧変化を評価することと，透析前血圧を指標として心血管系への負担を指標としている．いくつかのキーワードが含まれている．

1) 体液量が適正

透析患者における高血圧の原因として多くの因子が考えられるが，特に，飲食による体液量蓄積がその中心をなし，「体液量の適正な管理により60％以上の患者で血圧を正常化できる」と報告されている[3]．つまり，体液量が適正か否かを，透析前血圧で判断するというものである．

2) 透析中の過度の血圧低下

この指標は，以前から用いられているDW設定の指標である．ガイドラインでは，過度の血圧低下を「十分な安静後に測定した，透析前血圧を基準として，透析中の血圧低下が30mmHg以下であること」と定義した[2]．

3) 長期的にも心血管系への負担が少ない体重

体液過剰状態を評価する方法として，心血管系への負担を指標としている．DWが不適切で循環血液量が多い状態が持続すれば，当然高血圧が持続，あるいは慢性心不全の持続となり，心血管系への負担が増えてしまう．

3 ドライウエイト管理を行うための提言

透析医学会の透析処方ガイドライン2012の「DW管理ステートメント」[4]は以下の通りである．これらの4項目が，ある意味DW設定法となる．

---

①透析患者の体液管理は重要で，最大透析間隔日の体重増加を6％未満にすることが望ましい（2B）．
②体重増加の管理には，適正な塩分制限と水制限を指導することを推奨する（1B）．
③ドライウエイトの適正な設定は，透析患者のQOLと予後を左右する．
④平均除水速度は，15mL/kg/時以下を目指すことが望ましい（2B）．

---

1) 透析患者の体液管理は重要で，最大透析間隔日の体重増加を6％未満にすることが望ましい．

日本透析医学会の統計調査委員会の報告によれば，透析間体重増加量が体重の2％以下と6％以上で予後が不良であることを明らかにしている[5]．体重増加が少

ないということは食欲の低下，栄養不良を表しており，十分な栄養補給を考えなければならない．一方，透析間体重増加が大きいということは十分な食事をしていることになるが，過度の摂取は結果的に1回の透析による除水量を増やし，透析中の血圧低下，透析後の全身倦怠感を増強して生活の質を悪くする．

2) **体重増加の管理には，適正な塩分と水制限を指導することを推奨する．**

　血清 Na 濃度 140 mEq/L は食塩水に換算すると 8.2 g/L に相当する．透析患者でも透析前 Na 濃度は，ほぼ 140 mEq/L 前後に保たれている．つまり無尿の患者では 8.2 g の食塩が体内に蓄積すると 1 L の水分（体液量÷体重）が貯留することになる．

　透析間体重が増加するということはそれだけの食塩を摂取しているということになる．逆に透析間体重を減少させるためには食塩制限が最も重要である．

3) **ドライウエイトの適正な設定は，透析患者の QOL と予後を左右する．**

　透析中の過度の血圧低下は，結果的に血管内皮細胞障害を起こし，予後不良の因子の1つである．当然，血圧が下がるほどの除水を行えば，透析後の全身倦怠感が強くなり，日常生活にも支障をきたす．

4) **平均除水速度は，15mL/kg/ 時以下を目指すことが望ましい．**

　この速度は，4時間透析で体重の6％を除水することと同じ意味である．実際には，プライミングの量と回収の量がある．除水速度が速ければ，血圧が下がりやすくなる．では，これ以上の体重増加のときにはどうするのか．時間延長を行えばよいことになる．透析時間の延長は，透析スタッフにとってはつらいことではあるが，血圧が下がって様々な処置を行うよりは良いのではないだろうか．

　また，この数字を患者指導に利用していただきたいという意図もある．

　「透析医学会で，15mL/kg/ 時以上の除水をかけてはいけないといっているので，体重増加が多すぎても，そのまま除水することはできません．方法としては，透析時間を延長するか，食塩制限を徹底して体重増加量を少なくするしかありません」と指導することを推奨する．

4 循環血液量の評価方法

①静的指標：心胸郭比，心房性 Na 利尿ホルモン，下大静脈径，Body Impedance，PWI（Plasma weight Index）．

②動的指標：血圧，BVMS（Blood volume monitoring system）．

5 循環血液量の減少以外の血圧低下の原因

①循環血液量の減少
②自律神経機能異常
③酢酸不耐症
④透析膜生体不適合
⑤心機能障害
・心房細動は10％の患者にみられ，透析中の血圧低下の原因となる．
・心機能低下：いつもと同様の除水をしているのに急に血圧低下が起こるようになったら，必ず心電図・心エコーをチェックする．
⑥糖尿病患者では，時に低血糖による血圧低下を起こす．

6 具体的にはどのように設定するのか

体重設定は，短期的設定と長期的設定に分けると考えやすい．

● 1．短期的設定

透析間体重増加分を除水する．この場合，週初めは中2日で最も体重増加が多いわけであるから，週末の透析後にDWになるようにすればよいと考える．患者ごとに最大除水速度を見極める．心機能低下がなければ，体重×15mL/時．

● 2．長期的設定

いわゆるDWの設定に当たる．食欲，運動の状況，合併症などにより体重が増減することを考慮して決定する．

1）体重増加量が2％未満の場合
①透析前血圧が正常で溢水の所見がなければ，その体重を維持する．
②透析前血圧が高い場合：CTR，透析後hANP，透析後下大静脈系にて体液量を評価して体重を下げることを検討する．

2）体重増加量が2～6％の場合
①透析前血圧が正常で溢水の所見がなければ，その体重を維持する．

②透析前血圧が高い場合：CTR，透析後 hANP，透析後下大静脈系にて体液量を評価して体重を下げることを検討する．

3) 体重増加量が6％以上の場合
①透析前血圧が正常で溢水の所見がなく，透析中の血圧も保たれていれば，その体重を維持する．
②透析前血圧が高い場合：CTR，透析後 hANP，透析後下大静脈系にて体液量を評価して体重を下げることを検討する．
③透析中に血圧が下がる場合：体重x15mL/時にて除水をし，時間延長も考慮する．そのうえで，CTR，透析後 hANP，透析後下大静脈系にて体液量を評価して体重を上げることを検討する．

● 3. ドライウエイト設定の具体的方法

ちなみに，1 kg の体重減少（脂肪量などの体重）は，7000 kcal の不足によって生じる．体重増加の多い症例では，週の初めに無理に除水せず，週末の体重を DW にすればよいと考える．

【筆者のDW設定法】

1) DW を上げようとするとき
①透析後半に血圧が下がるか，筋痙攣や倦怠感の症状がある．
② PWI が 3.5 以上．
③ ΔBV が 15％に近い．

2) DW を下げようとするとき
①透析前血圧が 180 以上．
②透析後半に血圧が上がる．浮腫がある．
③体重増加が 1 kg 以上なのに PWI が 1.0 以上（ΔBV が 5％以下）．

7 ドライウエイトと血圧の関係

「血液透析患者における心血管合併症の評価と治療に関するガイドライン」の高血圧に関するステートメントで，以下のように述べている[2]．
①透析患者における血圧は，透析室における血圧のみならず家庭血圧を含めて評価すべきである（1B）．
②心機能低下がない，安定した慢性維持透析患者における降圧目標値は，週初めの

透析前血圧で 140/90 mmHg 未満を目標とする（オピニオン）．
③目標血圧の達成にはドライウエイト（DW）の適正な設定が最も重要である（1B）．
④DW の達成／維持後も降圧が不十分な場合に降圧薬を投与する（1B）．

　つまり，透析患者の血圧管理には，DW の適正な管理が重要であるということである．しかし，日常臨床では，「DW を下げても血圧が下がらない」ことが多々ある．これは，体液量の是正のみで目標血圧値となるには，通常 4〜12 週間が必要で，症例によっては，6〜12ヵ月を要するからである．
　DW 達成と降圧効果の出現との間に時間差があることを lag phenomenon と呼ぶ[6]．現在のところ，この lag phenomenon の理由については十分に解明されているわけではないが，ADMA（Asymmetric Dimethylalginine）が関与していると考えられている．

【文 献】

1) Thomson GE, et al. Arch Intern Med. 1967; 120: 153-67.
2) 血液透析患者における心血管合併症の評価と治療に関するガイドライン．透析会誌. 2011; 44: 337.
3) Agarwal RA, et al. Hypertension. 2009; 53: 500-7.
4) 維持血液透析ガイドライン．血液透析処方．透析会誌．2013; 46: 587-632.
5) 図説　わが国の慢性透析療法の現況（2009 年 12 月 31 日）
6) Chazot C, et al. Nephrol Dial Transplant. 1999; 14: 121-124.

コンサルト 11　いつ測った血圧をどれくらいに管理するのがよいのでしょうか？

● 高血圧

68歳，男性．原疾患はIgA腎症でHD歴3年．ドライウエイト（DW）は56.0kgで1回4時間，週3回（月水金の午後）透析を施行中．週初めの起床時血圧が172/98mmHgで透析開始時血圧が164/92mmHg，また木曜日の起床時血圧が156/84mmHgであった．透析間体重増加（中2日）が3.4kgで透析中の過度の血圧低下はなく，透析終了時の血圧は148/88mmHgであった．心胸郭比は58%だが心血管疾患の合併はない．降圧薬として朝食後にアムロジピン5mgを毎日内服している．

着眼点

血液透析患者では7〜8割が高血圧を合併すると言われている．以下の点に留意して対応する．
① 透析時の血圧のみでなく，家庭血圧を含めた週単位での血圧の状況を把握する．
② 血圧管理の基本は体液過剰の是正であり，まずDWの適切な設定を行う．
③ 降圧薬の選択は，作用機序以外に作用時間や透析性，内服タイミングも考慮する．

■ エビデンスをもとにした検討

本症例における血圧評価と管理方法の実際について，本邦のガイドラインをもとに検討する．
① 日本透析医学会による「血液透析患者における心血管合併症の評価と治療に関するガイドライン」では，まず高血圧を診断するにあたって血圧測定の標準化を定めている．その中で，透析開始時の血圧測定は「透析開始5分以上前に5分以上の安静後」とし，透析終了時の血圧測定は「終了返血直前とともに返血を終了し抜針止血後5分以内にも測定」としている．体位については座位か臥位かは問わないが，測定条件を一定にすべきである．

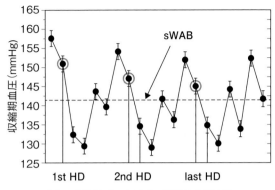

図1　透析患者における1週間の血圧変動

週3回の透析前後の血圧と，週7日間の起床時と睡眠時の血圧（文献1,2）．透析開始時の血圧の中でも週初めの血圧は一番高く，また透析終了時の血圧よりも就寝時血圧はさらに下がる．これら20ポイントの血圧の平均が週平均化血圧（WAB）．

②血液透析患者は透析療法により体液量が短時間の間に変動するため，透析時の血圧測定のみではなく，家庭での血圧を含めた評価が重要である[1-3]．また透析日と非透析日では血圧の変動は異なり，さらには透析療法が，一般的には週7日のうち3回行うという特性から考えると（**図1**）[1,2]，週単位で評価をすべきである．

③血圧をどのくらいに管理すればよいかという点について，海外のガイドラインでは目標となる血圧値が明記されていない．その理由としては，過去の報告では血圧測定のタイミングが統一されておらず，また対象患者の合併症の背景がさまざまであり，一定のエビデンスを導き出すには充分なデータがないことによる．しかし本邦のガイドラインでは，「明らかな心機能低下がない安定した慢性維持透析患者」と対象を明記した上で，「心血管障害の発症を予防する」という目的のもと，週初めの透析開始時血圧を「140/90mmHg未満」と定めている．

・本症例は低心機能患者ではなく，今後の心血管障害発症を予防する目的であれば，週初めの透析開始時血圧164/96mmHgは高いと判断すべきである．透析開始時収縮期血圧を140mmHg未満にコントロールした時の心血管障害死リスクを1とした場合，140mmHg以上では2.88～6.42に相対リスクが上昇するとも報告されている[4]．

④その他にも，透析前収縮期血圧160mmHg以下で予後良好である[5]とか，家庭血圧での収縮期血圧が125～145mmHgが良いとも報告されている[6]．また家庭血圧と透析時血圧の双方を加味した週平均化血圧（weekly averaged blood pressure:

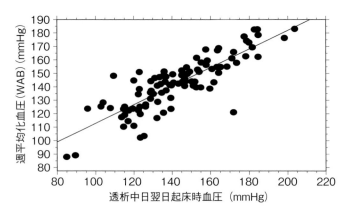

図2 週平均化血圧（WAB）と透析中日翌日起床時血圧との関係．月水金の透析患者であれば，WAB は木曜日起床時血圧と良好に相関する．（文献1）

WAB）が透析患者の予後と相関すると報告されている[2]が，これは週中日の透析後の起床時血圧と良く相関すると言われており**（図2）**[1]．本症例ではこれは木曜日起床時血圧 156/84mmHg に相当し高値である．

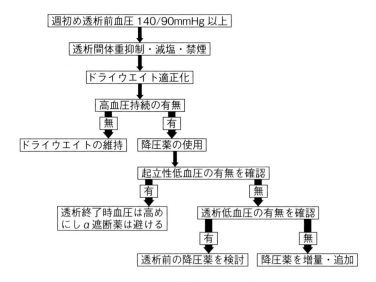

図3 高血圧治療のアルゴリズム
（日本透析医学会：血液透析患者における心血管合併症の評価と治療に関するガイドライン）

⑤透析前後での血圧差も予後に影響すると言われており，透析開始時に収縮期血圧が120mmHg以下であれば透析後に5mmHg程度の低下，120〜140mmHgであれば10〜15mmHgの低下，140〜160mmHgであれば10〜20mmHgの低下，160mmHg以上であれば15〜30mmHgの低下が予後良好であるとする報告[7]もあり，透析開始時の血圧値に合わせた透析後の血圧コントロールも重要である．
⑥血圧が高値と判断された場合には，まずは体液過剰の是正を行い，血圧低下を観察する．もしDWが適切に設定されたと判断した後も血圧が高値であれば，降圧薬使用を検討する（図3）．

■ ガイドラインの有無

①日本透析医学会「血液透析患者における心血管合併症の評価と治療に関するガイドライン」作成委員会編．透析会誌．2011;44:337-425.
②高血圧治療ガイドライン2014．日本高血圧学会高血圧治療ガイドライン作成委員会．
③K/DOQI Workgroup: K/DOQI clinical practice guidelines for cardiovascular disease in dialysis patients. Am J Kidney Dis. 2005; 45: S1-153.

■ 病態解明のために行うこと

①浮腫の評価，胸部X線での心胸郭比や心臓超音波検査での下大静脈径，透析後のヒト心房性ナトリウム利尿ペプチドの測定，体液成分分析装置などを用い総合的にDWを評価する．
②心臓超音波検査により心機能（収縮能，拡張能，左室心筋重量）を事前に評価することは重要である．
③降圧薬の選択には，作用時間や透析性（透析による除去）も加味して選択し，透析日と非透析日で内服方法も変えるといったきめ細かい処方も重要である．

■ 他科＆エキスパートにいつコンサルトするか

①**難治性高血圧**：DWを適切に設定しても，降圧薬を3剤以上併用するような難治性の高血圧が存在する場合には，腎動脈狭窄症（特に透析導入初期）や睡眠時無呼吸症候群，内分泌疾患（ホルモン産生腫瘍），エリスロポイエチン使用などの二次性高血圧の評価を検討する．
②**高血圧による標的臓器障害**：高血圧による臓器障害として心血管障害・動脈硬化疾患があり，前述の心機能評価に加えて頸動脈狭窄や末梢動脈疾患などを定期的に評価し，明らかな病変がある場合には血行再建の適応があるかどうか，循環器

科あるいは血管外科にコンサルトを行う．

■ この症例への対策・治療

① 週初めの透析開始時血圧が 164/92mmHg と高く，透析中に血圧は低下するが，まだ終了時血圧も 148/88mmHg（16/4mmHg 低下）と高値であり，心胸郭比 58％から判断すると体液過剰状態が想定される．

② 心血管障害（冠動脈病変や大動脈弁狭窄症などの弁膜疾患）がなければ，週初め透析開始時血圧 140/90mmHg 未満を目標に徐々に DW を下げる．DW 達成と降圧効果出現には時間差が生じることがあり，DW の調整は急激には行わない．

③ DW に達成する前に血圧低下が生じたら，アムロジピン内服の減量や透析日内服の中止，あるいは他剤への変更を検討する．

【文 献】

1) Moriya H, et al. Nephrol Dial Transplant. 2007; 22: 1198-1204.
2) Moriya H, et al. Clin J Am Soc Nephrol. 2008; 3: 416-422.
3) Agarwal R, et al. Kidney Int. 2006; 69: 900-906.
4) Takeda A, et al. Am J Kidney Dis. 2005; 45: 112-118.
5) Tomita J, et al. Am J Kidney Dis. 1995; 25: 405-412.
6) Alborzi P, et al. Clin J Am Soc Nephrol. 2007; 2: 1228-1234.
7) Park J, et al. Kidney Int. 2013; 84: 795-802.

コンサルト 12

透析中によく血圧が下がります．どのようなことを考えればよいのでしょうか？

● 低血圧

> 78歳，男性．糖尿病性腎症を原疾患とし透析歴5年．冠動脈狭窄症の既往がある．以前は高血圧を呈していたが，最近は降圧薬を使用せず透析開始時血圧が130〜140mmHg程度である．数ヵ月前から透析中に血圧が30mmHg程度急激に低下することがみられるようになった．ドライウエイト（DW）は48.5kgであるが最近食事摂取量が少なくなり，平均の透析間体重増加は1.0〜1.5kg程度である．

着眼点

血液透析患者で血圧低下が生じると除水速度を低下もしくは除水を中断し，透析継続が困難となることもある．以下の点に留意して対応する．
① DWの設定が不適切でないか，体液量の評価を見直す．
② 時間あたりの除水量をplasma refillingの点から考慮する．
③ 貧血や栄養不良（低アルブミン血症），心血管障害（冠動脈病変や心弁膜疾患），糖尿病性自律神経障害などの合併症を評価する．

■ エビデンスをもとにした検討

① 透析中に収縮期血圧が20mmHg以上低下する，あるいは症状を伴って平均血圧が10mmHg以上低下する場合に透析低血圧（intradialytic hypotension: IDH）とK/DOQIガイドラインが定義している．透析中に急激に血圧が30mmHg以上低下する透析低血圧は予後不良と関連すると報告されており[1,2]，本症例においても透析中に血圧が30mmHg低下しているため，原因の検索と対応が必要である．
② IDHの有無を評価することは，DW設定に際して重要な観察項目であることが「血液透析患者における心血管合併症の評価と治療に関するガイドライン」にも記載されている．また，IDHがある場合には透析前の降圧薬の種類や投与量を再検討

表1　透析低血圧の要因と対策

1.	除水速度過多，除水量過多：15mL/kg/時以下の除水，計画除水，長時間透析
2.	ドライウエイトの適正化：心胸郭比，hANP，下大静脈径，体液成分分析機
3.	心機能障害（急性冠症候群，心不全，不整脈，大動脈狭窄症）：抗不整脈薬，冠動脈インターベンション，心臓血管外科手術適応の評価
4.	自律神経障害：昇圧薬（リズミック®，ドブス®，エホチール®）
5.	低栄養，低アルブミン血症：アルブミン製剤，膠質浸透圧製剤
6.	貧血：ESA製剤，輸血
7.	低酸素血症：酸素投与
8.	不適切な降圧薬の使用：降圧薬の減量，中止（特に透析前），降圧薬の種類や内服時間の変更．
9.	透析中の食事
10.	薬剤アレルギー（抗凝固薬，透析膜）
11.	透析液（高温透析液，酢酸透析液）：低温透析，acetate free biofiltration
12.	敗血症，術後：抗菌薬，エンドトキシン吸着療法

するなど，DWの再検討とともに降圧薬治療の見直しをDW調整と連動して行う必要がある．

③DWを適切に設定しても，過度の除水はIDHを引き起こす．K/DOQIガイドラインでは，最大除水速度を15mL/kg/時以下にすることを推奨している．この除水速度以上での限外濾過では，間質から血管内へのplasma refillingが間に合わず，IDHをきたす原因となる．そのため，透析間体重増加を抑えるための塩分制限指導や，透析時間を延長することで除水速度を調整する必要がある．

④それ以外のIDHの原因として，低アルブミン血症などの栄養不良や心機能低下，自律神経機能障害（特に糖尿病患者で）などがリスク因子として言われており，また消化管出血やエリスロポイエチン抵抗性による貧血の存在も血圧低下の原因となりやすい（**表1**）．

■ ガイドラインの有無

①日本透析医学会学術委員会．血液透析患者における心血管合併症の評価と治療に関するガイドライン作成委員会編．透析会誌．2011;44:337-425.
②K/DOQI Workgroup: K/DOQI clinical practice guidelines for cardiovascular disease in dialysis patients. Am J Kidney Dis. 2005; 45: S1-153.

■ 病態解明のために行うこと

①DWが適切に設定されているか，心胸郭比や心臓超音波検査での下大静脈径などによる画像評価，ヒト心房性ナトリウム利尿ペプチド測定などの採血評価を行

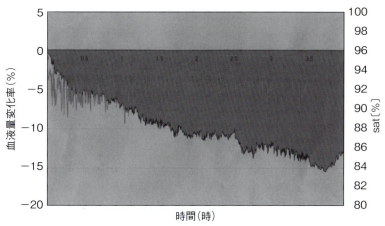

図1 ブラッドボリューム計による体液評価．4時間の透析でブラッドボリューム（BV）が-15％程度となる傾きを示している．-15％以上の減少となると血圧が低下しやすくなる．

う．状況によっては体液成分分析装置やブラッドボリューム計（図1）を用いて体液を評価する．
②心臓超音波検査にて左室駆出率や左室心筋重量，壁運動低下などの心機能評価や大動脈弁狭窄症の有無などを評価する．
③栄養不良や貧血の有無を採血にて評価する．
④内服している降圧薬の種類や投与量，内服時間などを把握する．

■ 他科＆エキスパートにいつコンサルトするか

1) 心機能評価（図2）
①経時的な評価で左室駆出率や壁運動の低下が見られたら，心筋虚血の評価をする．心筋脂肪酸代謝シンチグラムや冠動脈カテーテル検査の適応を検討する．
②大動脈弁狭窄症では一般人に比較し透析患者では狭窄の進行が早いため，自覚症状がなくてもIDHが見られたら循環器内科に早期にコンサルトする．

2) 透析処方の見直し
①除水速度や除水量の調整後でもIDHが生じることがあり，透析液を低温（34.5〜35.5℃）に設定したり，酢酸不耐症によるIDHが疑われれば，無酢酸透析液による透析も検討する．
②糖尿病透析患者によく見られる自律神経障害では，透析開始時は高血圧だが，透析後半に低血圧を起こし除水困難となることがある．この場合，時間あたり均一

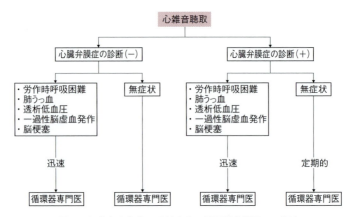

図2 心疾患を有する透析患者の循環器専門医への紹介
（血液透析患者における心血管合併症の評価と治療に関するガイドライン）

に除水するのではなく透析前半に除水量を多くし，後半に除水を少なくするといった計画除水を行うと低血圧を回避できる場合がある．

■ この症例への対策・治療

① DW は 48.5kg であるが透析間体重増加は 1.0〜1.5 程度であるので，週 3 回 4 時間透析であれば 5.2〜7.7mL/kg/ 時の除水速度であり，IDH の原因として除水速度の影響は考えにくい．

② 透析間体重増加が少なく食事摂取量低下があり，栄養不良や消化管出血による貧血の有無を評価すべきである．

③ 心血管疾患の既往とリスク因子（糖尿病）があり，動脈石灰化や異所性石灰化による冠動脈病変の進展や心臓弁膜症（特に大動脈弁狭窄症）の評価が必要である．

④ 自律神経障害（特に糖尿病などによる）による IDH で難治の場合，ドロキシドパやメチル硫酸アメジニウムといった経口昇圧薬が有効なことがある[3-5]．

【文 献】

1) Shoji T, et al. Kidney Int. 2004; 66: 1212-1220.
2) Inrig JK, et al. Kidney Int. 2007; 71: 454-461.
3) Akizawa T, et al. Nephron. 2002; 90: 384-390.
4) Iida N, et al. Am J Nephrol. 2002; 22: 338-346.
5) Watari H, et al. Curr Ther Res. 1993; 53: 367-374.

コンサルト 13 開始から終了までずっと血圧が低めで心配です．どのように対処すればよいのでしょうか？

● 常時低血圧

> 49歳，女性．5年前に原因不明の慢性腎不全にて透析導入となった．25歳ごろに甲状腺全摘出を受け，その後チラージン75μgを内服している．導入施設の紹介状には，導入時も血圧が92/64mmHgとの記載があるが，精査は行われていない．
> クリニックにて維持透析を受けていたが，体重増加はなく，透析前血圧が100mmHg以下となることがあり，立ちくらみなどの自覚症状を訴えたため，常時的血圧の精査目的に紹介受診となった．

着眼点

①常時低血圧の鑑別診断をする．
②立ちくらみがある．
③透析間体重増加が少ない．

■ エビデンスをもとにした検討

- 透析導入時より認め，クリニック転院後も透析前90〜110/ で推移していた．
- 胸部X線写真では，CTR 38〜39％で心拡大はなく，以前と変化はなかった．心電図では，脈拍53〜55/分で，軽度の徐脈ではあるが，不整脈は認めず，虚血性変化もない．心エコー検査では，EF 65％で，壁運動の異常もない．
- 通常の社会活動をしており，神経学的異常も認められなかった．
- 甲状腺機能検査では，TSH 7.886 μIU/mL（0.390〜4.010），FT_4 1.13ng/dL（0.83〜1.71）で，TSHの若干の高値はあるが，FT_4 は正常であった．
- 内分泌的疾患を鑑別するために，ACTH，コルチゾール，レニン活性，アルドステロン値を測定したが，異常はなかった．
- 本患者は自己管理がしっかりしていため，透析間体重増加は0.5kgを越えること

はなく，透析中の血圧変動はほとんどなかった．
- 以上より，本態性常時低血圧と診断し，ドプス®100mg 3T 分3 とリズミック®1T 透析前にて管理をしていた．一時，自宅血圧が110〜120mmHgと順調であったことからドプスを中止したところ，自宅血圧が100mmHg以下となり，起立性低血圧の症状も出現した．
- 現在は，上記の内服薬にて透析前血圧100〜110mmHgで，透析中も100mmHgを下回ることが少なくなった

ガイドラインの有無

透析医学会のガイドライン「血液透析患者における心血管合併症の評価と治療に関するガイドライン」[1]によれば，透析関連低血圧は，透析中の血圧低下（透析低血圧：intradialytic hypotension：IDH），起立性低血圧（orthostatic hypotension），常時低血圧（chronic sustained hypotension）に分けられる．

常時低血圧の定義は，透析前の収縮期血圧が100mmHg未満とされている．成因は明らかでなく，除水不全に陥り，体液量が過剰となってうっ血性心不全を惹起する予後不良の病態である．ノルアドレナリン作動性神経機能改善薬ドロキシドーパやノルアドレナリン作用を増強させるメチル硫酸アメジニウムなどを投与することになる．DW設定を慎重に行い，低栄養や心機能障害を評価する必要がある，と記載されている．

病態解明のために行うこと

① まずは，**透析関連低血圧**を鑑別する必要がある．
- 透析低血圧は，除水過多やDW設定の不適切，降圧薬により，透析前血圧は正常あるいは高値であるが，透析中の後半にかけて血圧が低下する病態である．起立性低血圧は，糖尿病患者に多く見られ，透析終了時の血圧は正常，高値，低値とさまざまであるが，透析終了後立位になると血圧が低下する病態である．
- 本症例は，透析前より血圧が低く，体重増加もないために透析中の血圧変動はほとんどない．また，終了後の血圧が低下することもない．以上より，常時低血圧と診断される．

表1 二次性常時低血圧の鑑別疾患

〔内分泌疾患〕	〔循環器疾患〕
① 下垂体機能不全	① 拡張型心筋症
② 甲状腺機能低下症	② アミロイド心
〔神経疾患〕	③ 拘縮性心外膜炎
① シャイドレージャー症候群	
② パーキンソン症候群	

②次に，**二次性常時低血圧**を鑑別する必要がある．
- 鑑別として必要な疾患は，内分泌疾患，神経疾患，循環器疾患である（**表1**）．
- 本症例では，甲状腺機能，下垂体機能検査は正常，頭部 MRI も正常，自律神経機能検査（シュロンテスト）も正常，心エコー，心電図でも異常はなく，二次性常時低血圧は否定的であった．
- 以上の病態が否定された場合に，非透析患者では，本態性低血圧と診断される．本症例では，透析導入初期から低血圧であり，透析関連常時低血圧よりは本態性低血圧の可能性が強いと思われる．

③**透析関連常時低血圧**：透析関連常時低血圧とは，長期透析患者にみられる常時低血圧である．ほとんどの症例で透析導入期には，高血圧である．しかし，透析の長期化に伴い常時低血圧となる症例が多くなる．ある研究では，透析関連低血圧は，透析導入期 0%，2 年後 7.0%，4 年後 15.8%，7 年後 16.7% と透析年数とともに，発症頻度が増加することも指摘されている[2]．
- 原因としては，自律神経機能障害の関与が強く疑われている[3]．特に圧受容体を介する自律神経障害に関しては，比較的簡便で再現性のある Valsalva 法で検討され，血圧のいかんにかかわらず高率に異常値が報告されており，発症要因としての重要性が指摘されている．その障害部位として，圧受容体およびその求心路の障害が主であり，遠心路は比較的正常であることが知られている．
- 一方，圧受容体を介する交感神経障害の発症の機序に関しては，終末臓器でのノルアドレナリンに対する反応性の低下が原因と考えられている．

④**透析関連低血圧の発症**：平沢らも述べているごとく[4]，長期透析例に発症しやすい点以外は，臨床像においても性差，好発年齢等に特徴はみられず，本症は一部の特異な症例に限定して発症するのではなく，すべての維持透析患者で発症しうる可能性のあることを示している．したがって今後，透析の長期化に伴ってさらに増加することが予想される．
- しかし，本症例では，透析導入初期から血圧は低いことがわかっており，本態性低血圧症と診断される．

■ 他科＆エキスパートにいつコンサルトするか

①鑑別疾患にて，二次性常時低血圧が確認された場合には，エキスパートにコンサルトする必要がある．
②著者の経験では，透析関連常時低血圧の患者で拘縮性心外膜炎が明らかとなり，

心臓血管外科にて心外膜剥離術を施行し，血圧の正常化を見た症例もあった．
③一方，治療に難渋するのは，心筋症や陳旧性心筋梗塞による重度の心筋障害で，心拍出量が低下しているために常時低血圧となっている症例で，わずかな除水でも血圧が低下して透析療法の続行が難しい場合などもある．

■この症例への対策・治療

1) 透析低血圧の治療は，まず DW の設定，除水速度の設定，透析時間の延長，食塩制限などを行って，それでも血圧が低下する場合に経口昇圧薬を用いる．
2) 常時低血圧では，透析中に血圧低下による症状が出る場合，透析終了時に出る場合，自宅で出る場合に分けて，経口昇圧薬を工夫する．使用される経口薬剤は，以下の3剤である．

①メチル硫酸アメジニウム（リズミック®）：末梢神経末端からのノルアドレナリン放出刺激作用による昇圧薬である．投与後3時間で最高血中濃度に達することから，透析低血圧では透析開始前に服用するとよい．さらに，透析終了時の血圧低下や透析直後の起立性低血圧，帰宅後の低血圧がある場合には，透析開始後2時間でさらに追加するとよい．常時低血圧の治療には適していない．

②ドロキシドパ（ドプス®）：ノルアドレナリン前駆体で，投与後6時間で最高血中濃度に達し，36時間で血中から消失する．即効性は少ないので，その点を考慮した内服計画が必要である．透析低血圧，透析後低血圧には，透析開始前1時間での服用が勧められる．

③塩酸ミドドリン（メトリジン®）：末梢のα受容体を刺激．持続性低血圧患者では，立ちくらみ，めまい，全身倦怠感，頭痛などの症状が改善する．

・もし，透析後に立ちくらみがある場合には，「弾性ストッキング」をはくのも1つの方法である．

3) 経口昇圧薬でも効果がなく，症状があって透析続行が困難な場合には，透析中に経静脈的に昇圧薬を投与する．

①ドーパミン：ドーパミンは内因性カテコラミンであり，ノルアドレナリンの前駆物質である．非透析患者では，血圧の維持と利尿効果を期待することができる．商品名としては，イノバン®，プレドパカタボン Hi®，カタボン Low® などが有名である．カタボン Hi®（600mg/200mL）は体重50kg，1mL/時のときにちょうど1γ（1μg/kg/分）となるように設定されているため，投与量の算出が非常にわかりやすい（たとえば，7γから開始したければ7mL/時とすればよい）．近

表2 ドパミンの投与量と作用の関係

用量	作用受容体	特記事項
低用量（2～5γ）	ドパミン受容体	腎動脈・冠動脈の拡張を起こし，利尿作用が起こる．心臓，末梢血管には殆ど作用しない．
中用量（5～10γ）	β＞α	$β_1$作用により心収縮が増大する．これにα作用が加わることで血管抵抗が増大し，腎血流も減少する．
高用量（10γ～）	α＞β	α作用により末梢血管を収縮させ血圧を上昇させる．腎血管も収縮し利尿作用は消失し，心拍数が増加する．

年ではこれらの製品はキット化されており，いちいちγ値から投与量を計算する必要がない場合が多い．
・具体的な量としては，利尿作用を期待する場合は3γから開始する場合が多いが，透析患者では利尿効果は期待しない．血圧維持目的では，3γから開始して3～10γで維持されることが多い（表2）．
・なお，イノバン（ドーパミン製剤）は100mg/5mLであり，表3で投与量を算出できる．

②**ドブトレックス**：一般名ドブタミン（dobutamine, DOB）．イソプロテレノール類似の合成薬物．ドブタミンは合成カテコラミンであり，強力な$β_1$刺激作用をもつ．α作用は軽度であり，血圧を上げる作用が弱いこと，脈拍を上げる作用が弱いことから，強心剤の第一選択薬である．血圧が上がると後負荷が増大してしまうし，頻脈は虚血性心疾患には大敵である．高用量10γ以上の投与にならないと十分な血管収縮は起こりにくいと考えられている．
・通常は5γから開始し20γまで増量可能である．心臓の酸素消費量がドパミンほど増加しないし，不整脈の発生頻度が低いことから虚血性心疾患で好まれる．肺うっ血などの改善に役立ち右心不全に有効なことが多い．
・本剤は，使用時，5％ブドウ糖注射液または「日局」生理食塩液で希釈し，ドブタミンとして，通常1分間あたり1～5μg/kgを点滴静注する．
・投与量は患者の病態に応じて適宜増減し必要ある場合には1分間あたり20μg/kgまで増量できる．

表3 ドパミンの使用量目安

体重	ドパミン	生理食塩水で希釈した際のトータル量
40kg	100mg	40mL
50kg	150mg	50mL
60kg	200mg	55mL
70kg	200mg	48mL

表4 ノルアドレナリン使用量の目安

体重	ノルアドレナリン	5%ブドウ糖液で希釈後のトータル量
40kg	6mg	25mL
50kg	9mg	30mL
60kg	9mg	25mL
70kg	13mg	30mL

③**ノルアドレナリン**：内因性カテコラミンであり，強力な$α$作用と$β_1$作用をもつ．ノルアドレナリンの商品名で広く流通している．血圧が上昇する際に末梢の循環は悪化するものの，主要部位の血流は保たれる．ただし，心収縮不全の場合は不整脈を起こしやすく後負荷が増大するため，心疾患では使いにくい．0.03〜0.3$γ$で維持されることが多い．5%ブドウ糖液に溶解させることが多い．

・アドレナリン，ノルアドレナリンともに1アンプルあたり1mgで供給されているため，1mL/時で0.1$γ$とする場合の希釈法は，どちらの場合でも**表4**の通りとなる．

④**エホチール**：血管平滑筋に分布する$α_1$受容体を刺激することで血管を収縮させ，血圧を上昇させる．その持続性はノルエピネフリンやエピネフリンと比べると強く心臓刺激作用は弱いため，昇圧薬として使用されている．

■まとめ

透析関連常時低血圧は，長期透析患者に合併することが多いが，透析関連でない本態性常時低血圧があることを忘れないでいただきたい．

【文献】

1) 血液透析患者における心血管合併症の評価と治療に関するガイドライン．透析会誌．2011; 44: 337-425.
2) 中尾俊之．透析会誌．1986; 19: 1061-1068.
3) 橋本雅善．奈医誌．1989; 40: 218-228.
4) 平沢由平，他．腎と透析．1981; 10: 177-185.

プロブレム5
脳・心血管

基本知識

■ はじめに

　透析患者において脳・心血管合併症は，死因の約40％を占める合併症であり，その対策は重要な臨床的課題となっている[1]．透析患者の脳・心血管合併症の予防・治療において重要なことは，症状，検査の評価法，予防法・治療法の適応，薬剤の適応・量など多くの点において非透析例と異なることである．本章では，透析患者における脳・心血管合併症について，透析患者における特徴，診断，予防と治療について概説する．

I. 脳血管合併症

1 透析患者の脳血管障害の特徴

　慢性腎臓病（chronic kidney disease: CKD）患者，とくに透析患者では，脳血管障害の発症頻度が高い．透析患者の脳血管障害では，脳出血が多いのが特徴とされてきたが，近年，脳梗塞が増加傾向にある．その理由として，(1) 新規導入患者の高齢化，(2) 透析機器の進歩に伴うヘパリン使用量減少，(3) 低分子ヘパリンの開発，(4) 遺伝子組換え型ヒトエリスロポエチン導入による貧血改善（血液粘稠度の上昇），(5) 糖尿病性腎症を原疾患とする透析患者の増加が考えられている[1,2]．また，CKDは脳血管障害の重症度にも影響する．透析患者ではより顕著で，脳出血後の血腫が大きく，予後が極めて不良であることが報告されている[1]．

2 脳血管障害の分類と診断

脳血管障害は，血管病変が原因となって脳神経系が障害される疾患の総称で，出血性脳血管障害（頭蓋内出血）と虚血性脳血管障害（脳梗塞）に大きく分類される．頭蓋内出血は脳出血，くも膜下出血に分類され，脳梗塞は，発症機序により血栓性（アテローム硬化性プラーク上に血栓が形成され血管が閉塞する），塞栓性（栓子が血流に乗って流れてきて血管を閉塞させる），血行力学性（近位部の主幹動脈に高度狭窄や閉塞が存在し，何らかの原因による灌流圧低下によって十分な側副血行からの血流が得られない場合に起こる）に，臨床病型によりアテローム血栓性脳梗塞，心原性脳塞栓症，ラクナ梗塞，その他に分類される．

脳血管障害が疑われる患者が到着したら，まず呼吸・循環の確保を最優先し，その後神経学的評価を行い，頭部 CT で出血性と虚血性病変の鑑別を行う．頭部 CT で脳実質内に高吸収域が認められれば脳出血の診断は確定する．出血性梗塞との鑑

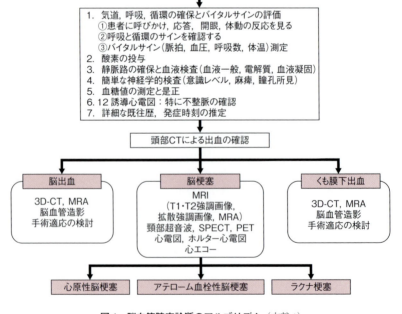

図1 脳血管障害診断のアルゴリズム（文献1）

別が必要な場合や脳動脈瘤，脳動静脈奇形や腫瘍性出血が疑われる場合にはMRIやMR angiography（MRA），脳血管造影による評価が必要となる．脳梗塞と診断した場合，MRIとMRAを施行して脳梗塞病型を推定し，治療方針を決定する．必要に応じて頸動脈エコー，心エコー（経胸壁，経食道），ホルター心電図，脳血管造影などを追加し，発症機序を診断する **(図1)**[1]．

3 脳出血の予防・管理

● 1. 急性期の管理

1) 脳浮腫管理

頭蓋内圧亢進を伴う大きな脳出血の急性期治療において，グリセロールの有効性が報告されている[1]．透析患者では尿排泄が期待できず，グリセロール投与は体液量の過剰負荷となるため，除水による排泄が期待できる透析中の投与が望ましい．

重篤な意識障害例，血腫推定量が30 mLを超える例や，血腫の脳室穿破で水頭症を合併した場合には，脳外科的な緊急処置（血腫除去術，脳室ドレナージ）が必要となる．透析患者における開頭手術の成績は不良であるが，被殻出血に対する定位的血腫除去術に関しては，血腫量が30～50 mLであれば，非透析患者と予後に差がないことが報告されている[1]．

2) 血圧管理

脳出血急性期は，再出血，血腫拡大，脳浮腫増悪の予防のために血圧管理が極めて重要である．降圧薬の非経口投与（塩酸ジルチアゼムあるいは塩酸ニカルジピンの点滴投与）により収縮期血圧を180 mmHg（平均血圧130 mmHg）以下に保つことが推奨されているが，過度の降圧による脳虚血のリスクを回避するために，前値の80％を目標として緩徐に降圧をはかるよう推奨されている[1]．

3) 腎不全管理

脳出血発症後24時間以内は血腫増大のリスクが高いため，透析を避けるほうが望ましい．透析は，溶質除去と除水により頭蓋内圧亢進が増強するので，頭蓋内圧への影響が極力小さい方法を選択すべきである．通常の間欠的血液透析に比べ，腹膜透析や持続血液透析濾過，血流を落とした血液透析では頭蓋内圧が上昇しにくいため，急性期の透析法として推奨されている[1]．

● 2. 慢性期の治療・再発予防

1) 血圧管理

　血圧コントロール不良例では再発率が高く，脳出血の二次予防としての血圧管理は極めて重要である[1]．一次予防も同様で，脳出血の新規発症リスクとして血圧が強く影響することが明らかにされている．収縮期血圧 160 mmHg 以上では 140 mmHg 未満とくらべて脳出血の発症率が 3 倍に上昇することや，透析前収縮期血圧値と血腫量が有意に正相関することが報告されている[1]．

2) 無症候性微小脳出血

　MRI T2*強調画像では，撮像領域の磁場の均一性がきわめて敏感に捉えられ，均一性に影響を与える脳内のヘモジデリンが低信号病変として鋭敏に描出される．この低信号病変は，病理学的に動脈硬化を伴った小血管周囲へのヘモジデリン沈着が主体であることから，動脈硬化に伴う微小出血と考えられ，微小脳出血（microbleeds: MBs）と称される．長期高血圧例や脳血管障害既往例で高頻度に認められるが，透析患者でも MBs を有する頻度（19〜35%）が一般住民（数%）とくらべて極めて高いことが報告され，その意義が注目されている[1]．

　MBs は，脳出血の発症のリスクになる可能性が指摘されているが，脳梗塞予防の抗血栓薬が症候性脳出血のリスクを上回るかどうかは不明である．最近発表されたメタ解析[3]で，脳卒中急性期の患者で MBs を有する患者では，血栓溶解療法後の脳出血の頻度が有意に高く，3〜6 ヵ月後の機能予後（modified Rankin Scale ＞ 2）

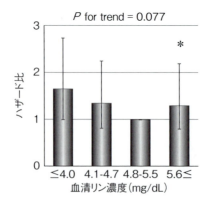

図 2　血清リン濃度と脳出血の発症リスクの関係
*$P < 0.05$ vs. Q1（文献 4 より作図）

のリスクが有意に高かった（オッズ比 1.58, 95％信頼区間 1.18–2.14；$P = 0.002$）ことが報告されている．透析患者では，出血のリスクが高いにもかかわらず，透析時に抗凝固薬を使用し，また虚血性脳血管障害以外にも冠動脈疾患・末梢動脈疾患の治療やバスキュラーアクセスの閉塞予防に抗血小板薬を使用する頻度が高い．

3) 血清 P 値の管理

血清 P 値と脳出血の間にも関係性が認められる．著者らは，維持血液透析患者 3,437 例を対象に，血清 P 値で 4 分位（≦ 4.0 mg/dL, 4.1–4.7 mg/dL, 4.8–5.5 mg/dL, ≧ 5.6 mg/dL）に分け，脳血管障害発症との関係について検討した．その結果，≦ 4.0 mg/dL の群に対して ≧ 5.6 mg/dL の群では，有意に脳出血発症リスクが高く（オッズ比 2.75, 95％信頼区間：1.27–6.47），血清 P 値が 1 mmol/L（3.1 mg/dL）上がるにつれて，脳出血リスクは 2.07 倍(95％信頼区間：1.10–3.81)上昇した(図2)[4]．高 P 血症で脳出血リスクが上昇する機序としては，高 P 血症 → 血管内皮障害 → 血管の破綻 → 脳出血（破綻性出血）という機序が考えられる．

4 脳梗塞の予防・管理

● 1．急性期の管理

1) 脳梗塞の初期診療および診断

脳血管障害が疑われる患者に対する初期診療としては，意識の確認と気道の確保，呼吸・循環評価，神経症状の評価を行う．意識障害がある場合は，他の原因を鑑別し頭部 CT を施行する．頭部 CT で脳梗塞が疑われた場合，MRI と MRA を施行して脳梗塞病型を推定し，治療方針を決定する．必要に応じて頸動脈エコー，心エコー（経胸壁，経食道），ホルター心電図，脳血管造影などを追加し，発症機序を確定する[1]．

2) 血圧管理

脳梗塞急性期には，降圧によって病巣部およびその周辺のペナンブラ領域の局所脳血流はさらに低下し，病巣の増大をきたす可能性があるため，積極的な降圧療法は原則として推奨されていない．しかし，出血性合併症のリスク回避のために，収縮期血圧 220 mmHg または拡張期血圧 120 mmHg 以上の場合には降圧治療を行うことが推奨されている[1]．ただし，血栓溶解療法を行うには，収縮期血圧 185 mmHg および拡張期血圧 110 mmHg 未満に降圧する必要がある．降圧目標は前値の 85〜90％程度とし，緩徐に降圧することが重要である[1]．

3) 抗血栓療法

抗血栓療法としては，抗血小板薬（アスピリン・オザグレルナトリウム）や抗凝固薬（ヘパリン・アルガトロバン）が使用される．オザグレルナトリウムは，未変化体の尿中排泄率が高く透析患者では減量が必要で，通常量の半量を目安とすべきである．選択的抗トロンビン薬のアルガトロバンは，主に胆道系排泄で腎不全患者でも減量が不要とされているが，透析例では約半量で至適活性化部分トロンボプラスチン時間（activated partial thromboplastin time: APTT）値に達する例が多く，APTTを頻回に測定しながら細かな用量設定が必要である[1]．

4) 血栓溶解療法

超急性期の脳梗塞患者に対し，遺伝子組み換え組織型プラスミノゲン・アクチベーター（recombinant tissue-type plasminogen activator: rt-PA）による血栓溶解療法が行われている．しかしながらCKD患者では脳出血の発症率や死亡率が高く，予後も不良であることが報告されており，慎重に行わなければならない．rt-PAは透析患者でも禁忌ではないために施行されている．わが国では，血液透析患者4例にrt-PAが使用されたことが報告されており，1例に脳出血の合併が認められたものの，全例で予後が改善したことが報告された．米国では，脳梗塞急性期にrt-PA投与を施行した82,142例中1,072例（1.3％）が透析患者で，非透析患者との比較において，治療後の脳出血の頻度には差がなかったが，入院中の死亡リスクは透析患者のほうが有意に高かった．

血栓溶解療法は，ヘパリン投与後の患者でAPTTが延長している（前値の1.5倍以上または正常範囲を超える）患者，収縮期血圧＞185 mmHgまたは拡張期血圧＞110 mmHgの患者，血糖値異常（50 mg/dL未満または401 mg/dL以上）の患者は禁忌とされている．透析患者では，高血圧のために適用外となる可能性があり，日頃から血圧管理を行っておくことが重要である．維持透析施設では，脳卒中発症早期の患者を速やかに専門施設に搬送できるよう態勢を整えておくことが重要である．

5) 血管内治療による血栓回収療法

rt-PAが無効であった場合や非適応の場合，血管内治療が考慮される．最近，主幹動脈閉塞による急性期脳梗塞を対象とした血栓回収療法の有効性を示したランダム化比較試験（randomized controlled trial: RCT）の結果が相次いで発表された．しかし，多くの報告で腎機能や蛋白尿に関する記載はほとんどなく，CKD患者における有効性については不明である．

虚血性脳卒中を発症した透析患者2,313例を対象にrt-PAを静脈内投与した1,398例（60％）と血管内治療（動脈内rt-PA投与±機械的血栓除去術）を追加した915例（40％）の予後が比較検討され，入院中の死亡率（7.6％ vs. 14.5％，$P = 0.04$）および中等度〜高度の身体障害の頻度（30％ vs. 52％，$P < 0.0001$）ともに血管内治療群で低く，年齢，性，その他の交絡因子で調整後も有意に低かった．透析患者でも有用である可能性が高く，今後，急性期治療の重要性はますます増加すると予想される．

● 2. 慢性期治療・再発予防（二次予防）をどう行うか

　脳梗塞発症1ヵ月以降の慢性期は，脳血管障害の再発予防を目的とした抗血小板薬や抗凝固薬の投与および降圧療法が主体となる．抗血小板薬は非心原性脳梗塞の予防に，抗凝固薬は心原性脳塞栓症の予防に有効である．抗血小板薬にはアスピリン，チクロピジン，クロピドグレル，シロスタゾールなどがあり，非透析患者と同様に使用できる．

1）心房細動患者の脳梗塞予防はどう行うか
①透析患者における心房細動の血栓性合併症に及ぼす影響
・透析患者において心房細動が血栓性合併症の危険因子であるかどうかは意見が分かれている．心房細動が脳梗塞や死亡リスクを著明に増加させることが報告されている一方，心房細動合併により脳梗塞発症は増加せず，抗凝固療法を行わなかった例に限っても結果は同じであった．

②ワルファリン投与の是非
・HD患者の心房細動合併例におけるワルファリン投与の是非についてはまだ結論が出ていない．透析導入期に心房細動を合併していた1,671例を対象に，抗血栓薬と脳卒中発症の関係について検討され，ワルファリンの服用により脳卒中の発症が有意に増加したことが示され，HD患者に対するワルファリン投与の危険性が指摘されている．とくに，ワルファリン群でPT-INRを測定していなかった患者において，最も脳卒中発症リスクは上昇していた．その後も大規模な観察研究が行われ，ワルファリン投与により出血のリスクが上昇するが，脳梗塞の発症は抑えられなかった．
・近年のほとんどの大規模観察研究において，心房細動合併透析患者に対するワルファリン投与の有用性は認められず，むしろ脳出血のリスクが増加することを示しており，ワルファリンが有効であるという報告は限定的である．

- 日本透析医学会による「血液透析患者における心血管合併症の評価と治療に関するガイドライン」[1]では，「心房細動に対するワルファリン治療は安易に行うべきではないが，有益と判断される場合にはPT-INR < 2.0 に維持することが望ましい」とステートメントで提唱されている．

③非ビタミンK阻害経口抗凝固薬

- 最近，非ビタミンK阻害経口抗凝固薬として，抗トロンビン薬のダビガトランや抗Xa活性薬のリバーロキサバン，アピキサバン，エドキサバンなどの新薬が開発され，心房細動例を対象とした臨床研究で脳卒中や全身性塞栓症の予防と安全性においてワルファリンやアスピリンを上回っていることが報告されている．これらの薬剤は腎排泄性（アピキサバン，エドキサバンはダビガトラン，リバーロキサバンよりも腎排泄率が低い）であるため，高度のCKD患者での使用は困難と考えられるが，軽度～中等度のCKD患者では使用可能で，有効性や安全性が証明されている．
- 透析患者に対する使用に関しては，最近，米国の透析患者でのダビガトランとリバーロキサバンの使用に関する後ろ向き観察研究が行われ，両薬剤ともに透析患者では禁忌であるにもかかわらず抗凝固療法を開始された心房細動例の5.9%に使用されていたこと，ワルファリンと比較して出血性合併症が有意に多かった．

2）頸動脈狭窄に対する頸動脈内膜摘除術（CEA）と血管内治療

　高度頸動脈狭窄症例に対するCEAは，CKD例では予後が不良であることが指摘されているが，一方で，非CKD例よりCEA（carotid endarterectomy）の有効性が高かったことも報告されている．頸動脈ステント留置術（carotid artery stenting: CAS）についても，CKD患者において成績が不良である．最近，米国腎臓データシステムのデータベースを用いて，無症候例に対して行われたCEAとCASの周術期成績が検討され，死亡あるいは脳卒中を発症した割合は，30日で10.2%，1年で33.5%と高く，透析患者における頸動脈インターベンションは適切ではないと考えられている．一方，わが国の検討では頸動脈狭窄症の透析患者12例に15回のCEAが施行され，脳卒中や心筋梗塞などの周術期合併症は1例も生じていない．したがって，透析患者のCEAやCASは，経験の多い熟練した施設で慎重に行うことが重要と思われる[1]．

II. 心血管合併症

1 心血管合併症の診断

● 1. 心不全の診断

　うっ血症状は，問診，理学的所見，胸部X線写真で診断するが，透析患者の場合，体液量が最も増加している透析開始前の評価が推奨されている．ヒト脳性ナトリウム利尿ペプチド（brain natriuretic peptide: BNP）ないし同前駆体N端フラグメント（N-terminal pro-brain natriuretic peptide: Nt-pro-BNP）は，透析患者においても心不全の診断と重症度評価に有用である．基準値の設定が重要で，適正なドライウエイトにあり，心不全症候を認めない時点で測定した値を基準とする．心不全の原因検索には，心雑音の有無とタイプ，不整脈の有無，標準12誘導心電図異常の有無，心エコー検査における局所壁運動異常や弁疾患の有無が重要である**（図3）**[1]．

● 2. 虚血性心疾患の診断

　前胸部の痛み・圧迫感，左肩への放散痛，背部痛，心窩部痛など，狭心症状が明らかな場合には虚血性心疾患が疑われるが，透析患者では冠動脈疾患に典型的な症状を示さないことが多く注意が必要である．透析導入時の無症状の患者において冠動脈造影検査を施行したところ，高率（50%以上）に冠動脈有意狭窄がみられた．

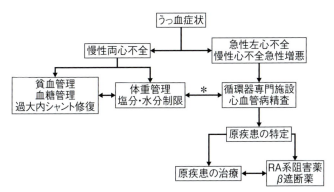

＊慢性うっ血症状でも既存疾患がはっきりしない時，体重・貧血・血糖管理でも症状が改善しない場合には循環器専門施設を紹介する．

図3　透析患者における心不全診療（文献1）

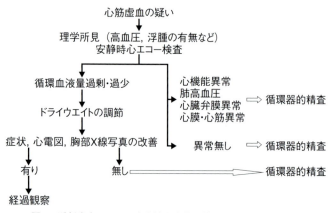

図4　透析患者における虚血性心疾患診断のすすめ方（文献1）

透析患者では胸痛が少なく，呼吸困難や咳嗽といったうっ血性心不全の症状で発症することが多いため，軽度の体重増加にもかかわらず心不全を起こした維持透析患者を診た場合やうっ血症状に対してドライウエイトの下方修正に反応しない場合は虚血性心疾患を疑うべきで，**図4**に示すように診療を進めていく[1]．

診断は，心電図，心エコー，心筋シンチグラフィ（心筋血流シンチグラフィ・脂肪酸代謝シンチグラフィ），冠動脈CT，心臓MRIなどを施行し，最終的には冠動脈造影を行う．透析患者では石灰化病変が強いことから，冠動脈CTでは評価困難な場合が多い．また，高齢であることや合併症の影響で十分な運動負荷がかけられない場合が多く，薬剤負荷心臓核医学検査は多くの症例で施行可能であり有用である．近年では，負荷を必要としない脂肪酸代謝心筋シンチグラフィの有用性も報告されている[1]．

2 心血管合併症の予防・治療

● 1. 血圧管理

1）体液量管理

適切な体液量管理は，透析患者の血圧管理に最も重要である．塩分制限により，透析間体重増加をできるだけ少なくするよう，生活・食事指導が重要である．

心機能低下例や糖尿病合併例では，透析中や透析後立位時の血圧低下がしばしば問題となる．透析中の血圧低下は，心血管疾患（cardiovascular disease: CVD）によ

る死亡の有意な危険因子である．透析中の血圧低下の予防・対策としては時間除水量を少なくすることが最も重要であるが，透析開始時にミドドリン，アメジニウム，ドロキシドパなどの昇圧薬の内服も検討すべきである．また，透析時間の延長や連日短時間透析などが有効である．以前より透析液の温度を下げることにより，循環動態が安定することが報告されている．最近のメタ解析の結果では，低透析液温による有意な血圧低下抑制効果が示されている．ただし，35℃未満にすべきでないことが提案されている．

その他，血液透析濾過（hemodiafiltration: HDF）や血液濾過（hemofiltration: HF），カルニチン投与，透析中には食事を取らないなどの対策が有効と考えられる[1]．

2) β遮断薬

拡張型心筋症の透析患者において，β遮断薬は死亡リスクを低下させることが報告されている．2年の死亡率は，対照群73％に対してβ遮断薬群では52％と有意に低下しており，K/DOQIガイドライン[5]において，左室駆出率（left ventricular ejection fraction: LVEF）35％未満の重症拡張型心筋症の透析患者では，カルベジロールの投与が提案されている．

β遮断薬を投与する際には，循環動態が悪化しないよう少量より開始することが重要である．

3) レニン・アンジオテンシン（RA）系阻害薬

RA（renin-angiotensin）系阻害薬については，CVDイベントと左室心筋重量係数（left ventricular mass index: LVMI）をアウトカムにしたメタ解析が行われ，CVDイベントは有意ではないが軽減傾向で，LVMIについては，有意な抑制効果が示された[6]．しかし，その後に行われたHEMO試験のサブ解析[7]では，アンジオテンシン変換酵素阻害薬のCVD入院や死亡の低減効果は認められず，また，わが国で行われたOCTOPUS試験[8]でも，アンジオテンシンII受容体拮抗薬のCVD死亡やCVDイベント低減効果は認められなかった．

4) ミネラロコルチコイド受容体（MR）拮抗薬

非透析例の心不全患者において，スピロノラクトン（spironolactone: SPL）やエプレレノンなどのMR拮抗薬は突然死を抑制することが報告されているが，透析患者での効果は不明である．MR（mineralocorticoid receptor）拮抗薬は大腸からのK排泄を抑制するため，無尿の透析患者でも高K血症の原因となりうる．RA系阻害薬との併用例ではとくに注意が必要である．

Matsumotoら[9]の検討では，309例の乏尿の血液透析患者を対象に，SPL 25 mg/

日を投与した群（157例）と非投与群（152例）のCVDによる死亡と入院について比較し，SPL群で有意に少なかったことを報告した．腹膜透析患者でもSPLの心保護効果について検討されている．Itoら[10]は，RA系阻害薬を服用している腹膜透析患者158例を対象に，SPL 25 mg/日を2年間投与によるLVMIへの影響を検討し，SPL群で有意にLVMIが低値であったことを示し，SPLの心筋肥大退縮効果を報告した．

● 2．脂質管理
1）スタチン
透析患者におけるスタチンのCVD抑制効果については，大規模RCTで否定的な結果が報告されている．しかしながら，近年，上記RCTのサブ解析が行われ，4D試験では，LDLコレステロール≧145 mg/dLの患者，コレステロール吸収が多い患者では，スタチンが有意にCVDを抑制していた．

2）ω3多価不飽和脂肪酸
ω3多価不飽和脂肪酸は，イヌイット族などの魚油を多く摂取する民族においてCVDや糖尿病の発症が少ないという疫学的研究から，その作用に注目が集まるようになった．血中脂質改善作用や血管内皮機能改善作用，抗血小板作用，抗炎症作用など多彩な作用を有し，透析患者においてもメタ解析が行われ，中性脂肪とC反応性蛋白を有意に低下させ，CVDの発症を有意に抑制していた．

● 3．カルニチン
カルニチン欠乏は透析患者で多くみられ，貧血や筋痙攣，心機能障害などへの影響が示唆されている．最近，カルニチン欠乏症の透析患者を対象にRCTが行われ，カルニチン投与によりLVMIが減少していた．

● 4．透析法
1）頻回・長時間透析
頻回透析や長時間透析の有用性もメタ解析で明らかにされている．LVMIは有意に退縮し，LVEFは有意に増加している．

2）HF，HDF，無酢酸透析（AFB）
最近，血液透析に対するHF/HDFやAFB（acetate-free biofiltration）の予後改善効果についてメタ解析が行われている．症候性低血圧はHDF/HF群で有意に少な

かったが，CVD発症については減少傾向ながら有意ではなかった（相対危険度 0.85，95％信頼区間 0.66–1.10）．また，HDF/HF/AFBと通常透析との比較が行われ，総死亡には有意差はなかったが，CVD死亡は前者で有意な減少が認められた．

● 5. 冠動脈疾患の治療
1）経皮的冠動脈形成術

経皮的冠動脈形成術（percutaneous coronary artery intervention: PCI）は透析患者においても有効でよく行われているが，PCI後の再狭窄率および生命予後が非CKD患者に比べて不良である．

透析患者の冠動脈病変は石灰化が強く，多枝病変が多いことが特徴で，経皮的冠動脈バルーン形成術（plain old balloon angioplasty: POBA）または従来型のベアメタルステント（bare metal stent: BMS）を用いたPCIでは，再狭窄率が高い．

近年，ステント内再狭窄を予防する目的で新生内膜増殖を抑制する薬剤溶出性ステント（drug-eluting stent: DES）が開発され，非CKD患者では再狭窄率が低下する．透析患者においても，以前と比べ良好な成績が得られている．透析患者を対象にDESとBMSを比較したメタ解析において，DES使用例における再狭窄率およびCVDは，BMS群の約半分であった．

一方，DESの種類により再狭窄率が異なることも報告されており，第1世代DESのsirolimus-eluting stentとpaclitaxel-eluting stentの比較では再狭窄率に差はなかったが，sirolimus-eluting stentと第2世代DESのeverolimus-eluting stentとの比較では，everolimus-eluting stentのほうが優れていた（1年間の再狭窄率 21.2％ vs. 8.7％）．

石灰化病変の治療にはロータブレーターが有用である．透析患者では石灰化病変を有する例が多く，ロータブレーターの有用性が期待されるが，少数例の後向き研究でロータブレーターが有用であるものの，非透析例と比べると予後が不良である．

以上のように，医療技術の発展に伴いPCIの成績に改善が認められており，今後，さらにPCIの成績が向上することが期待される．

2）外科的治療

左冠動脈主幹部病変，3枝病変は冠動脈バイパス術（coronary arterial bypass grafting: CABG）の適応とされていたが，近年，DESが用いられるようになり，PCIの適応が広がっている．また，CABGも，人工心肺非使用心拍動下冠動脈バイ

パス術（off-pump beating-heart CABG: OPCAB）の導入，動脈グラフトの積極的な使用により治療成績が改善している．

CABG も PCI と同様，透析患者での成績は不良であり，腎機能障害を伴わない患者とくらべ，死亡率で 3.1 倍，縦隔炎の発症率で 2.4 倍，脳梗塞発症率で 2.1 倍高かった．

① PCI と CABG の比較

・透析患者において PCI を行うか CABG を行うかについては，明確な適応基準はない．RCT は行われていないが，観察研究のメタ解析が報告されており，CABG 群は PCI 群よりも治療後 30 日以内の死亡率は高いものの，再狭窄率や心筋梗塞の発症率は有意に低く，1 年以降の生命予後も良好であることが示されている．

② CABG の術式の比較

・透析患者では，全身の動脈硬化が強いために，体外循環のための送血管を上行大動脈に挿入する際に発生する粥腫塞栓の危険性を低下させ，周術期の水分管理を容易にする意味で人工心肺使用心停止下冠状動脈バイパス手術（on pump arrest CABG, conventional CABG: CCAB）よりも OPCAB が望ましく，実際に周術期合併症が軽減することが報告されているが，1 年以降の予後についてはむしろ不良であった．

・近年，リスクの高い症例に対して OPCAB を安全かつ有効に行うための手術手技や補助手段が工夫・開発され，小型の人工心肺システムを使用することによる低侵襲な体外循環を行う方法が開発され，人工心肺使用心拍動下冠動脈バイパス術（on pump beating-heart CABG）として徐々に普及している．透析患者では著明な石灰化を伴う 3 枝病変を有する場合が多くリスクが高いことから，on pump beating-heart CABG の良い適応となると思われる．

III. おわりに

透析患者の脳・心血管合併症の診断，予防，治療について概説した．非 CKD 例や非透析例に比べ，透析患者では予防・治療の効果や安全性が異なるため，注意が必要である．今後のエビデンスの構築が期待される．

【文 献】

1) 日本透析医学会．血液透析患者における心血管合併症の評価と治療に関するガイドライン．透析会誌．2011; 44: 337-425.
2) Toyoda K, et al. Am J Kidney Dis. 2005; 45: 1058-1066.
3) Charidimou A, et al. Neurology. 2016; 87: 1534-1541.
4) Yamada S, et al. Stroke. 2016;47: 2189-2196.
5) K/DOQI Workgroup. Am J Kidney Dis. 2005; 45: S1-153.
6) Tai DJ, et al. Clin J Am Soc Nephrol. 2010; 5: 623-630.
7) Chang TI, et al. Am Heart J. 2011; 162: 324-330.
8) Iseki K, et al. Nephrol Dial Transplant. 2013; 28: 1579-1589.
9) Matsumoto Y, et al. J Am Coll Cardiol. 2014; 63: 528-536.
10) Ito Y, et al. J Am Soc Nephrol. 2014; 25: 1094-1102.

コンサルト 14 透析患者が脳出血で入院してきました．すぐに透析したほうがよいですか？

● 脳出血

65歳，男性．血液透析歴10年．原疾患は多発性嚢胞腎で，脳梗塞（ラクナ梗塞）の既往があり，高血圧症で降圧薬内服中である．透析中に左上下肢のしびれが出現し，透析終了後には左上肢の脱力も出現したため，脳卒中の疑いで救急搬送となった．血圧 180/100 mmHg．頭部CT（図1）で右視床出血が認められ，脳出血の診断で緊急入院となった．

着眼点

血液透析患者では，脳出血発症率は一般住民と比較して極めて高く[1]，発症後の予後も不良である[2]．透析患者の脳出血については，以下の点に留意して対応する[3]．

①発症24時間以内は透析を回避すべきである．
②発症早期の透析方法としては，持続血液透析濾過や腹膜透析，血流を減じた血液透析など，頭蓋内圧の上昇が小さい透析法を選択し，透析中にはグリセロールを投与し，抗凝固薬としてはメシル酸ナファモスタットを用いる．
③急性期から厳正な血圧管理を行う．

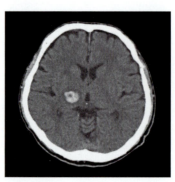

図1 脳出血発症日の頭部CT．右視床に 19×13mm 大の血腫および周囲にわずかに浮腫性変化が認められる．

■ エビデンスをもとにした検討

　透析患者の脳出血の原因としては高血圧症が最も多く，好発部位は非透析患者と同様に被殻を含む大脳基底核であるが，皮質下出血の頻度も高いとの報告もみられる[4]．血液透析患者の脳出血管理の注意点をわが国のガイドラインを中心に検討した．

① **腎不全管理**：脳出血発症後24時間以内は血腫増大のリスクが高いため[5]，透析を避けるほうが望ましい．血液透析による溶質除去によって頭蓋内圧亢進が増強するので，透析を行う際は，頭蓋内圧への影響が小さい方法を選択すべきである．頭蓋内圧への影響が小さい方法としては，腹膜透析や持続的血液透析濾過，あるいは透析効率を低下させた短時間の血液透析を行うことが推奨される．透析効率を低下させる方法として，血流量を下げるなどの対応をとる．また，透析時の抗凝固療法は再出血のリスクを考慮し，メシル酸ナファモスタットを使用する．

② **脳浮腫管理**：頭蓋内圧亢進を伴う大きな脳出血の急性期には，グリセロールの静脈内投与を行うことを考慮しても良いとされている[6]．しかし，透析患者では尿排泄がほとんどなく，グリセロール投与により体液過剰となりやすいため，除水を行いながら透析中に投与するのが望ましい．被殻出血では，神経学的所見が中等症，血腫量が31 mL以上でかつ血腫による圧迫所見が高度な場合には，手術を考慮し，特にJapan Coma Scale 20〜30程度の意識障害を伴う場合は，定位的脳内血腫除去術が勧められ，開頭血腫除去術を考慮しても良いとされる．

・脳室内出血で急性水頭症が疑われる場合には，脳室ドレナージ術を考慮しても良い[6]．30〜50 mLの被殻出血例に対する定位的脳内血腫除去術に関しては，非透析例との比較で予後に差がないことから，その適応は非透析患者と同様でよいと考えられている．

③ **血圧管理**：脳出血では発症直後より血圧上昇が高度で，再出血，血腫拡大，脳浮腫増悪の予防のためには血圧管理が重要となる．脳出血急性期の降圧療法としては，収縮期血圧を180 mmHg（平均血圧130 mmHg）以下に保つよう推奨されている[7]が，透析患者では体液量過剰により血圧管理に難渋する場合も少なくない．降圧療法の開始基準は脳梗塞より低値で，降圧薬の非経口投与（塩酸ジルチアゼムあるいは塩酸ニカルジピンの点滴投与）による降圧が推奨されている．しかし，過度の降圧は脳虚血を惹起する危険性があり，前値の80%を目標として緩徐に降圧をはかるよう推奨されている[7]．

〔補足〕
　頭部 CT で脳実質内に高吸収が認められれば脳出血の診断は確定する．出血性梗塞との鑑別が必要な場合や脳動脈瘤，脳動静脈奇形や腫瘍性出血が疑われる場合には MRI や MR angiography（MRA），脳血管造影による評価が必要となる．腎不全患者では，造影 MRI で使用されるガドリニウムによる腎性全身性線維症（nephrogenic systemic fibrosis: NSF）が知られており，GFR 30 mL/分/1.73 m^2 未満の患者では，原則としてガドリニウム造影剤を使用しないように注意喚起がなされている[8]．

■■ ガイドラインの有無

①血液透析患者における心血管合併症の評価と治療に関するガイドライン．透析会誌. 2011;44:337-425.
②脳卒中治療ガイドライン 2015．日本脳卒中学会．脳卒中ガイドライン委員会．
③高血圧治療ガイドライン 2014．日本高血圧学会．日本高血圧学会高血圧治療ガイドライン作成委員会．

■■ 病態解明のために行うこと

①脳出血の発症時間，最終透析日，血清 BUN, Cr 値・電解質などの血液検査，身体所見や，体重測定，胸部 X 線による体液量の評価を行い，血液透析を発症 24 時間以降まで待機できるかを確認する．
②脳出血後 24 時間以内は透析を避け，その後は，CT 検査による血腫増大や脳浮腫の程度を評価し，脳外科医と相談しながら透析処方を決定する．
③発症直後より厳正な降圧治療を行う．また，二次予防としての血圧管理も重要であり，再発予防のため積極的に降圧する．

■■ 他科 & エキスパートにいつコンサルトするか

①脳出血が疑われる患者では，呼吸・循環の確保を最優先し，その後，神経学的評価を行う．頭部 CT で脳出血の診断がつけば脳外科医にコンサルトを行う．
②透析患者が脳出血で入院する場合，透析医に連絡，コンサルトを行い，次回の透析の日程，処方などについて相談する．

■■ この症例への対策・治療

①頭部 CT で視床に約 5 mL の血腫が認められ，責任病巣と診断された．収縮期血圧が 180 mmHg と高値であり，ニカルジピン持続点滴を開始した．
②フォローの CT で血腫の増大傾向がないこと，浮腫が軽度であることを確認し，

表1 脳出血を合併する高血圧の治療

	降圧治療対象	降圧目標	降圧薬
超急性期 (発症24時間以内)	SBP > 180 mmHg または MBP > 130 mmHg SBP 150-180 mmHg	前値の80% SBP 140 mmHg 程度	ニカルジピン，ジルチアゼム，ニトログリセリンやニトロプルシドの微量点滴静注.
急性期 (発症2週間以内)	SBP > 180 mmHg または MBP > 130 mmHg SBP 150-180 mmHg	前値の80% SBP 140 mmHg 程度	ニカルジピン，ジルチアゼム，ニトログリセリンやニトロプルシドの微量点滴静注. または経口薬（Ca拮抗薬，ACE阻害薬，ARB，利尿薬）.
亜急性期 (発症3〜4週)	SBP > 180 mmHg または MBP > 130 mmHg SBP 150-180 mmHg	前値の80% SBP 140 mmHg 程度	経口薬（Ca拮抗薬，ACE阻害薬，ARB，利尿薬）.
慢性期 (発症1ヵ月以後)	SBP ≧ 140 mmHg	< 140/90 mmHg	

ACE: アンジオテンシン変換酵素，ARB: アンジオテンシン受容体拮抗薬，SBP: 収縮期血圧，MBP: 平均血圧
(高血圧治療ガイドライン2014より改変)

入院2日後より血液透析を開始し，血流量を落とした透析を行った．抗凝固薬はメシル酸ナファモスタットを使用した．時間経過に伴い，徐々にもとの血流量に増量した．

③血圧コントロールを行い，発症から1週間経過後も血腫の増大や浮腫の増悪はなく，外科的治療の適応はないと判断された．出血の原因としては高血圧性脳出血と診断した．

【文 献】

1) Masson P, et al. Clin J Am Soc Nephrol. 2015; 10: 1585-1592.
2) Ueda K, et al. Stroke. 1988; 19: 48-52.
3) 日本透析医学会．血液透析患者における心血管合併症の評価と治療に関するガイドライン．透析会誌．2011; 44: 337-425.
4) Onoyama K, et al. Jpn Heart J. 1986; 127: 685-691.
5) Kazui S, et al. Stroke. 1996; 27: 1783-1787.
6) 脳卒中ガイドライン委員会．脳卒中治療ガイドライン2015.
7) 日本高血圧学会高血圧治療ガイドライン作成委員会．高血圧治療ガイドライン2014.
8) NSFとガドリニウム造影剤使用に関する合同委員会（日本医学放射線学会・日本腎臓学会）．腎障害患者におけるガドリニウム造影剤使用に関するガイドライン．

コンサルト 15 透析患者が脳梗塞で入院してきました．すぐに透析したほうがよいですか？

● 脳梗塞

> 81歳，男性．血液透析歴20年．原疾患は慢性糸球体腎炎であり，高血圧症，発作性心房細動の既往がある．8年前に陳旧性脳梗塞，両頸動脈狭窄症を指摘され，アスピリン内服中であった．また，3年前に脳梗塞で入院している．透析終了後に転倒し，失語，右不全麻痺が出現し，救急搬送となった．頭部MRIおよびMRA（図1A）で左中大脳動脈M2の閉塞と同領域に急性期脳梗塞が認められ，入院となった．

着眼点

透析患者の脳血管障害は，一般人と比較すると，脳梗塞よりも脳出血の頻度が高いことが特徴とされてきたが，近年，脳梗塞が増加傾向にあると示されている[1]．透析患者の脳梗塞について以下に留意して対応する．

① 発症日の透析は回避すべきである．
② 発症早期の透析方法として，持続血液透析濾過や腹膜透析，血流を低下させた血液透析など，頭蓋内圧の上昇が小さい透析方法を選択すべきである．
③ 透析時のヘパリン量は，抗血栓療法を行う場合には出血性合併症を予防するため減量する．

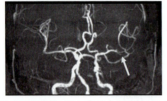 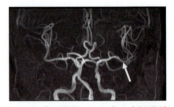

(A) 発症日の頭部MRA: 左中大脳動脈M2分枝（中心溝動脈や頭頂葉枝を含む）が途絶し，閉塞している．

(B) 発症7日後の頭部MRA: 左中大脳動脈M2，以降の描出は良好で，再開通している．

図1　血栓溶解療法前後の頭部MRA

■ エビデンスをもとにした検討

透析患者における脳血管障害は死因の第4位[2]を占め,一旦発症するとQOLが大きく損なわれる重大な合併症である.透析患者における脳血管障害の機序としては,以下のような病態が考えられている.高度な腎機能障害では,尿毒症性物質,Na・水貯留,貧血,低栄養,Ca・P代謝異常,副甲状腺機能亢進などが血管内皮障害や動脈硬化性変化を引き起こし,脳血管障害と関連している可能性がある(図2)[3].透析患者特有の要因としては,急激な血行動態・血圧の変動,バスキュラーアクセス,透析アミロイドーシス,血管石灰化などがあげられている[4].

透析患者では,脳梗塞の発症時期は透析終了後6時間以内に多い[5].透析中の急激な血圧低下時に,血圧低下に先行して脳血流量が減少することが報告され,脳血流量の自動調節機構の障害も一因と考えられる[6].以下,透析患者の脳梗塞時の管理について本邦のガイドラインを中心に検討した.

① **腎不全管理**:脳梗塞発症直後は頭蓋内圧の自動調節能が破綻し[6],頭蓋内圧が亢進され,脳浮腫が増強する危険性がある.血液透析による溶質除去と除水によっ

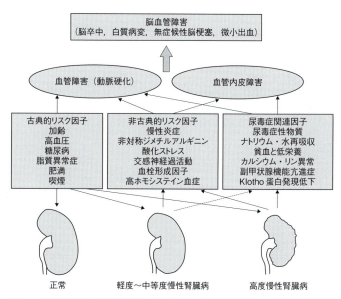

図2 慢性腎臓病と脳血管障害に対する古典的および非古典的リスク因子
(文献3より一部改変)

て頭蓋内圧亢進が増強するので，発症当日は透析を避けるべきである．以後も透析の必要性を慎重に検討し，施行する場合は頭蓋内圧への影響が小さく，脳灌流圧が維持できる腹膜透析や持続的血液透析濾過，血流を減じた血液透析を選択する．除水による血液濃縮が脳血流量を減少させ，脳虚血を増悪させる可能性があるので，急速で大量の除水は避けるべきである．

②**血圧管理**：急性期には降圧により，病巣部およびその周辺のペナンブラ領域の局所脳血流はさらに低下し，病巣の増大をきたす可能性がある[7]．脳梗塞後の血圧上昇が神経学的な改善と正相関するとの報告がある[8]．これらのことから，急性期には積極的な降圧療法は原則として行わないことが推奨されており[9]，透析患者でも同様に対応する（**表1**）．

③**脳浮腫管理**：グリセロールの静脈内投与は脳浮腫を軽減し，頭蓋内圧亢進を伴う大きな脳梗塞の救命に有効である．しかし，透析患者では尿排泄がほとんどなく，グリセロール投与により体液過剰となりやすいため，透析中に投与し除水による

表1 脳梗塞を合併する高血圧の治療

	降圧治療対象	降圧目標	降圧薬
超急性期 （発症24時間以内）	血栓溶解療法予定患者 SBP > 185 mmHg または DBP > 110 mmHg	血栓溶解療法試行中および施行後24時間 < 180/105 mmHg 程度	ニカルジピン，ジルチアゼム，ニトログリセリンやニトロプルシドの微量点滴静注．
	血栓溶解療法を行わない患者 SBP > 220 mmHg または DBP > 120 mmHg		
急性期 （発症2週間以内）	SBP > 220 mmHg または DBP > 120 mmHg	前値の85〜90%	ニカルジピン，ジルチアゼム，ニトログリセリンやニトロプルシドの微量点滴静注． または経口薬（Ca拮抗薬，ACE阻害薬，ARB，利尿薬）
亜急性期 （発症3〜4週）	SBP > 220 mmHg または DBP > 120 mmHg	前値の85〜90%	経口薬（Ca拮抗薬，ACE阻害薬，ARB，利尿薬）．
	SBP 180-220 mmHg で頸動脈または脳主幹動脈に50%以上の狭窄のない患者	前値の85〜90%	
慢性期 （発症1ヵ月以後）	SBP ≥ 140 mmHg	< 140/90 mmHg	

ACE：アンジオテンシン変換酵素，ARB：アンジオテンシン受容体拮抗薬，
SBP：収縮期血圧，MBP：平均血圧

（高血圧治療ガイドライン2014より改変）

排泄を行うことが望ましい．

④**抗血栓療法**：抗血栓療法としては，抗血小板薬（アスピリン・オザグレルナトリウム）や抗凝固薬（ヘパリン・アルガトロバン・ワルファリン）が使用される．オザグレルナトリウムは透析患者では減量が必要で通常の半量を目安とする．組織プラスミノーゲンアクチベーター（rt-PA：アルテプラーゼ）による血栓溶解療法は，発症4.5時間以内の超急性期症例に対して使用可能であるが，透析患者の場合，ヘパリン投与を行っている透析中または透析後の発症率が高く，高血圧や高血糖の合併率も高いため，rt-PAの適応とならないことも多い．

〔補足〕
脳保護療法として，フリーラジカルスカベンジャーのエダラボンが，脳梗塞急性期の治療薬として使用されている．しかし，急性腎不全の合併症が多く報告され，透析を含めた重篤な腎機能障害では使用が禁止されている．また，抗凝固療法としての非ビタミンK阻害経口抗凝固薬（non-vitamin K antagonist oral anticoagulant: NOAC）も，透析患者では禁忌とされている．

■ ガイドラインの有無

①日本透析医学会学術委員会「血液透析患者における心血管合併症の評価と治療に関するガイドライン」作成委員会編．透析会誌．2011;44:337-425.
②脳卒中治療ガイドライン2015．日本脳卒中学会．脳卒中ガイドライン委員会．
③高血圧治療ガイドライン2014．日本高血圧学会．日本高血圧学会高血圧治療ガイドライン作成委員会．

■ 病態解明のために行うこと

①脳血管障害が疑われる患者に対しての初期診療は，気道の確保，呼吸・循環評価，神経症状の評価である．意識障害がある場合は，脳梗塞以外の原因も鑑別し，頭部CTやMRIを施行する．
②脳梗塞の発症時間，最終透析日，血清BUN, Cr値，電解質等の血液検査，身体所見，体重測定，胸部X線による体液量の評価を行い，血液透析を発症翌日以降まで待機できるかを確認する．
③脳梗塞発症日の透析は避け，その後は，CT検査による梗塞巣や脳浮腫の程度を評価し，専門医と相談しながら透析処方を決定する．
④急性期には積極的な降圧治療は原則として行わない．

■ 他科 & エキスパートにいつコンサルトするか

①気道・呼吸・循環の確保を最優先し，神経学的評価を行う．脳梗塞が疑われたら脳卒中専門医にコンサルトを行う．
②透析患者が脳梗塞で入院する場合，透析医に連絡，コンサルトを行い，次回の透析の日程，処方などについて相談する．

■ この症例への対策・治療

①脳梗塞発症より 4.5 時間以内で梗塞範囲も広範でないことから，血栓溶解療法の適応と判断し，rt-PA を投与した．神経症状は入院翌日には改善傾向となった．
②入院翌日より持続血液透析濾過法（CHDF）による血液浄化療法を行った．全身状態，神経症状が改善した後は，これまでの透析処方と同内容で週 3 回の血液透析に移行した．発症 7 日後の MRA（図 1B）では，中大脳動脈 M2 の再開通が認められた．
③本症例は，これまで脳梗塞の既往があること，発作性心房細動を認めることから透析患者であるものの継続的な抗凝固療法による二次予防が望ましいと考えられ，ワルファリンが開始された．

【文 献】

1) Toyoda K, et al. Am J Kidney Dis. 2005; 45: 1058-1066.
2) 日本透析医学会統計調査委員会：わが国の慢性透析療法の現況（2015 年 12 月 31 日現在），日本透析医学会，2016.
3) Toyoda K, et al. Lancet Neurol. 2014; 13: 823-833.
4) Iseki K. Contrib Nephrol. 2013; 179: 100-109.
5) Onoyama K, et al. Jpn Heart J. 1986; 127: 685-691.
6) Rose JC, et al. Neurocrit Care. 2004; 1: 287-299.
7) Bath P, et al. J Hypertens. 2003; 21: 665-672.
8) Osaki Y, et al. Hypertens Res. 1998; 21: 169-173.
9) 脳卒中治療ガイドライン 2015，日本脳卒中学会，脳卒中ガイドライン委員会.

コンサルト 16 大動脈弁石灰化が強く，心雑音があります．この先どのようにしたらよいのでしょうか？

● 大動脈弁狭窄症

> 糖尿病性腎症からの腎不全のために52歳で透析導入した男性透析患者．現在は63歳で透析歴11年である．高血圧，高脂血症も有しており，1日20本×30年の喫煙歴がある．この度，通院中の他院糖尿病内科の診察で，心雑音を指摘された．心エコーを行ったところ，大動脈弁の高度な石灰化を指摘された．この患者の弁膜症の評価に関してどのように考えていけばよいだろうか？

着眼点

大動脈弁狭窄症は，透析患者でもっとも多く認められる弁膜症であり，心雑音を聴取した場合はまず念頭に挙げるべき疾患である．
① 高度な血管石灰化を有する症例においては，大動脈弁の石灰化の存在が疑われ，特に注意すべきである．
② また，高度な大動脈弁石灰化を認める場合は，その他の心血管疾患の存在も疑うべきである．
③ 重度の大動脈弁狭窄症が認められる場合は，透析中の除水，血圧に注意すべきである．

■ エビデンスをもとにした検討

① 前述のように，石灰化は大動脈弁狭窄症の進行に関係することが知られているが，米国からの報告では大動脈弁石灰化に関しては，65歳以上の一般人口では21〜29％の頻度で認められ，末期腎不全では30〜55％とそれよりも高頻度で認められることが報告されている[1]．また，重度の大動脈弁狭窄症の割合は65歳以上の一般人口では，1.0〜2.0％であり，一方，末期腎不全では3.3％とその割合が多いことが報告されている．したがって，透析患者においては臨床的に問題となる大動脈弁狭窄症が存在するか詳細な検討が必要である．

②日本透析医学会からのガイドラインでも述べられているように，透析患者においては弁口面積狭窄の進行速度が有意に早い．一般人口では0.05～0.1cm^2/年とされているが，透析患者では0.23cm^2/年と非常に早いことが知られている[2]．したがって，評価を行った際に手術適応のある大動脈弁狭窄症でなくとも，半年で重度の大動脈弁狭窄に進行することもありうるので慎重なフォローが必要である．

③弁の石灰化の存在は，冠動脈石灰化，心肥大と関係することが報告されている[3-5]．また，無症候性のCVDハイリスク末期腎不全患者に対して，透析導入時に心エコーと心筋SPECTを施行したところ，大動脈弁，僧房弁の石灰化の存在は，中等度から重度の心筋虚血と関係していることがわかった[6]．したがって，弁石灰化を有する透析患者は有意な冠動脈病変を有している可能性があり，それを念頭においた精査，対応が必要と考えられる．

④冠動脈血流は拡張期に流れることが知られているが，大動脈弁狭窄症がある場合はたとえ冠動脈に有意狭窄がなくとも，この血流量が減り，また石灰化による大動脈のスティッフネスの増加および冠動脈血流予備能の低下からも冠血流が低下することとなる．したがって，過度の除水および血圧低下をきたすと冠血流が低下することとなるので，透析治療の際はこれらの注意を払う必要がある．

⑤大動脈弁石灰化および狭窄進行には，加齢，炎症，糖尿病，Ca負荷，ワルファリン，高P血症などが関わることが報告されている[7]．したがって，これらの因子に関わる病態，治療に関して見直す必要がある．

■ ガイドラインの有無

①日本透析医学会．血液透析患者における心血管合併症の評価と治療に関するガイドライン．透析会誌．2011; 44: 337-425.
②日本循環器学会．弁膜疾患の非薬物治療に関するガイドライン（2012年改訂版）
http://www.j-circ.or.jp/guideline/pdf/JCS2012_ookita_h.pdf

■ 病態解明のために行うこと

①大動脈弁狭窄症の程度を正確に評価し，また，軽度であっても慎重なフォローが必要である．透析患者は体液量の増加という問題があるが，可能な限り同じ条件で評価すべきである．

②弁の石灰化を認めた場合は，その他の心血管疾患の精査も行うべきである．冠動脈病変があった場合は，弁置換術の際に同時に冠動脈バイパス手術を行うことが

あるので特に冠動脈病変の精査は必要である．
③冠動脈病変の精査に冠動脈CTが行われることがあるが，透析患者では血管石灰化が高度であることが多く，CTの特性上，狭窄病変が評価できないことがある．また，心筋シンチに関しても，透析患者では偽陰性となることが多いことが知られている．したがって，冠動脈病変の存在を疑う場合は冠動脈造影を行うことを推奨する．

■ 他科＆エキスパートにいつコンサルトするか

①大動脈弁狭窄症の程度が中等度以上であれば循環器専門医にコンサルトし，定期的にフォローしてもらうべきである
②大動脈弁狭窄症の程度が軽度の場合でも，心エコーなどによる半年から1年に1回の慎重なフォローが必要である．
③手術に関しては単に狭窄の程度だけではなく，総合的に判断する．たとえ症状がなくとも，コンサルトを含めたタイミングを逃さないようにすべきである（**表1，2**）．

表1　大動脈弁狭窄症に対するAVRの推奨

class I
1. 症状を伴う高度AS
2. CABGを行う患者で高度AS
3. 大血管または弁膜症手術を行う患者で高度AS
4. 高度ASで左室機能低下（EF ≦ 50%）

class IIa
1. CABG，上行大動脈や弁膜症手術を行う患者で中等度AS

class IIb
1. 無症候性高度AS：運動負荷で血圧低下，症状出現
2. 無症候性高度AS：年齢・石灰化・冠動脈病変の進行が予測される場合，手術が症状の発現を遅らせると判断される場合
3. 軽度ASでCABG適応症例：弁の石灰化が中等度から重度で進行が速い場合
4. 無症状でかつ弁口面積 < 0.6cm^2，平均大動脈-左室圧格差 > 60mmHg，大動脈弁通過血流速度 > 5.0m/sec

class III
1. 上記のclass IIa及びIIbに上げられている項目も認めない無症状のAS：突然死の予防目的のAVR

（循環器学会ガイドラインより改変）

AVR：大動脈弁置換術，AS：大動脈弁狭窄症，CABG：冠動脈バイパス術

表2 大動脈弁狭窄症の重症度

	軽 度	中等度	高 度
最高血流速度 (m/s)	< 3.0	3.0 ～ 4.0	≧ 4.0
収縮期平均圧較差 (mmHg)	< 25	25 ～ 40	≧ 40
弁口面積 (cm^2)	>1.5	1.0 ～ 1.5	≦ 1.0

＊大動脈弁の正常弁口面積は 2.5 ～ 3.5cm^2．　　　　　　　（循環器学会ガイドラインより改変）

④高度な弁の石灰化を有する症例は特に，その他の CVD を有する可能性もある[8]（図1）ので，その他の血管病変の精査も行うべきである．

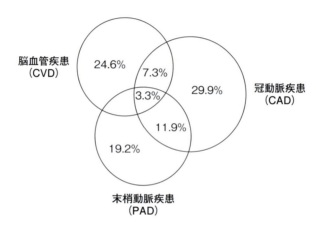

図1　血管疾患の頻度とそれらの重複頻度（Ouriel K, 2001）[8]
1つの心血管疾患が存在する場合，かなりの割合でその他の部位の心血管疾患を有することが知られている．
CVD：cerebrovascular disease（脳血管疾患），CAD：coronary artery disease（冠動脈疾患），
PAD：peripheral artery disease（末梢動脈疾患）

■ この症例への対策・治療

　当患者の弁膜症に関して，経食道エコーにて詳細な評価を行ったところ，軽度から中等度の大動脈弁狭窄症であることがわかった．Ca 含有 P 吸着薬を Ca 非含有 P 吸着薬に変更し，血清 P 濃度のコントロールも以前より厳格に行うこととした．下肢静脈血栓症の既往があり，ワルファリンが使用されていたが，残った血栓は基質化しておりリスクも低いため，これも中止した．高 PTH 血症に関しては，ビタミン D の投与量を減量し，シナカルセトを併用することとした＊．
　ただ，半年後にフォローの心エコーを行ったところ，その進行がかなり早く，狭

窄がかなり進行していることがわかった．また，無症状ではあったが，スクリーニングで施行した冠動脈造影で左前下行枝と右冠動脈に石灰化を伴う有意な狭窄病変が認められたため，大動脈弁置換術＋冠動脈バイパス術を施行する方針となった．
　　＊ ADVANCE 試験にて，ビタミン D 群と比較して，シナカルセト＋低用量ビタミン D 併用群では，大動脈弁石灰化進展が有意に少ないことが報告されている [9]．

〔補足〕　経カテーテル的大動脈弁置換術(Transcatheter Aortic Valve Implantation; TAVI)
　これまで大動脈弁狭窄症の治療は，外科的手術による大動脈弁置換術であったが，高齢者やハイリスク患者は，リスクを承知で手術に挑むか，経過を見るしかなかった．しかしながら，近年，経カテーテル的に大動脈弁を留置する手法が確立され，これらのハイリスク患者においても良好な成績を得ている．アプローチとしては，経大腿動脈アプローチ，経心尖アプローチがある．透析患者においては，まだ治験段階で保険診療とはなっていないが，将来的にそうなれば，今まで手術を見送られていた症例にも治療を行うことができ，その予後を改善させることが期待できる

【文　献】

1) Umana E, et al. Am J Med Sci. 2003; 325: 237-242.
2) Urena P, et al. Nephrologie. 1999; 20: 217-225.
3) Bellasi A, et al. J Nephrol. 2012; 25: 211-218.
4) Yildiz A, et al. Nephrol Dial Transplant. 2005; 20: 760-767.
5) Elmariah S, et al. JACC Cardiovasc Imaging. 2012; 5: 781-788.
6) Choi MJ, et al. Atherosclerosis. 2013; 229: 369-373.
7) London GM, et al. J Am Soc Nephrol. 2000; 11: 778-783.
8) Ouriel K. Lancet. 2001; 358: 1257-1264.
9) Raggi P, et al. Nephrol Dial Transplant. 2011; 26: 1327-1339.

コンサルト 17 冠動脈には有意狭窄はないといわれましたが，胸部症状が続いています．どのようにしたらよいのでしょうか？

● **虚血性心疾患（特に慢性安定狭心症）**

> 69歳，女性．糖尿病性腎症で血液透析導入し，14年経過している．最近になり透析中や歩行中，階段昇降時に前胸部の圧迫感，締め付けられるような症状が出現した．安静時心電図は左側胸部誘導で以前にはなかった非特異的ST-T変化がみられる．安静時心エコーでは心腔拡大，左室壁運動異常，有意の弁膜症，心嚢液貯留を認めなかった．症状より労作性狭心症を疑い冠動脈造影検査を施行したが，25〜50％程度の狭窄を認めるのみで有意の冠動脈狭窄・閉塞病変はなく，循環器医師から心臓は大丈夫といわれた．

着眼点

一般人と比較して，透析患者の胸痛は有意の冠動脈病変を有さないことが多い．
① 胸痛の性状を確認する．胸痛の発生時期，持続時間，痛みの性状，労作や喫煙との関連，硝酸薬の効果，胸痛時息切れを伴うのかなど．
② 左室肥大，大動脈弁狭窄，心膜炎（心嚢液貯留）なども胸痛の原因となる．
③ 冠動脈内膜石灰化，大動脈中膜石灰化，stiffnessを評価する．
④ 冠動脈攣縮，心筋微小循環障害の有無について調べる．

■ エビデンスをもとにした検討

① 慢性心筋虚血の原因は，透析患者では冠動脈疾患に起因しない場合が多い．様々な要因が透析患者の慢性心筋虚血，狭心症状発生に関与している（**図1**）．
② 冠攣縮性狭心症は第一に除外すべき疾患である．女性に多く，夜間や早朝時に胸痛を呈するなど症状に日内変動があり，硝酸薬が著効すれば冠攣縮性狭心症の可能性が高い．冠攣縮性狭心症は放置すると急性心筋梗塞を起こす可能性もある．

```
非心臓性胸痛                          心臓性胸痛

胃食道逆流症                心筋毛細血管減少
食道運動異常       冠動脈攣縮        ＋         冠動脈内膜石灰化    大動脈弁狭窄
肺梗塞                     冠微小血管内皮障害   大動脈中膜石灰化
大動脈解離                 血管攣縮          大動脈 stiffness 亢進
気胸
胸膜炎
帯状疱疹                     ↓                ↓              ↓
パニック障害
                         心筋微小循環障害    冠血流予備能低下    冠血流低下
                         冠血流予備能低下    左室肥大           左室肥大

          ↓                 ↓               ↓               ↓
      冠攣縮性狭心症      微小血管狭心症       狭心症            狭心症
      （異型狭心症）
```

図1　冠動脈病変のない胸痛

③冠動脈造影では確認できない心筋微小循環障害は，慢性心筋虚血の原因となる．直径が100μm以下の微小な冠動脈の内皮機能障害，血管攣縮は，心内膜下を中心とした心筋虚血を生じる[1,2]．胸部症状が労作と無関係に安静時にも起こることもあり，微小血管狭心症とされている[3]．硝酸薬の効果は一定ではない．透析患者では病理学的に心筋毛細血管密度の減少がある[4]．冠微小血管内皮障害，攣縮を伴うと心筋微小循環障害，ならびに冠動脈血流予備能の低下[5]をきたす．労作時など心筋酸素需要が亢進した時は冠血流量も対応して増加するが（約4～5倍程度），冠血流予備能低下があると冠血流を十分に増加できず，心筋への酸素供給不足となり，心筋虚血，胸痛を生じ得る．

④大動脈中膜石灰化を中心とする大動脈 stiffness 亢進は，左心室から駆出した血流の大動脈内貯留を低下させ早期に末梢動脈まで伝播する．また，末梢からの反射性脈波は本来拡張期に左室近傍に到達するが，大動脈 stiffness 亢進下では収縮期に左室に到達してしまうため，左心室へのストレスを高め左室肥大を惹起し，拡張期圧を低下させる．左室肥大は心筋微小循環障害を，拡張期圧低下は冠血流を減少させることにより，慢性心筋虚血，狭心症状を起こしやすい[6]．

⑤冠動脈内膜石灰化は透析患者では冠動脈血流予備能を低下させ，労作時などに心筋への酸素供給不足を生じ，心筋虚血，胸痛を生じ得る[7]．冠動脈CTでみられる石灰化は，中膜よりも主に内膜石灰化を反映しているとされ，CKDの進行とともに増加し，糖尿病を合併した透析患者では特に強い．

⑥大動脈弁狭窄は高度になると，左室肥大，冠血流の低下から狭心症状を生じる．

心膜炎も持続的な胸痛を呈し，心エコー上心嚢液貯留とともに特徴的な心電図変化を示す．

■ ガイドラインの有無

①日本循環器学会ガイドライン (http://www.j-circ.or.jp/guideline/)
　(a) 冠攣縮性狭心症の診断と治療に関するガイドライン (2013年改訂版)．
　(b) 心臓核医学検査ガイドライン (2010年改訂版)．
　(c) 慢性虚血性心疾患の診断と病態把握のための検査法の選択基準に関するガイドライン (2010年改訂版)．
②日本透析医学会学術委員会．血液透析患者の心血管合併症の評価と治療に関するガイドライン．透析会誌．2011;44:337-425．

■ 病態解明のために行うこと

①心電図変化を確認する．虚血性変化はもちろんであるが，非特異的であってもST-T変化や不整脈（心室性・心房性期外収縮，徐脈など）があれば，心筋虚血を生じている（もしくは生じた）可能性がある．
②冠動脈攣縮の疑いがある時は，24時間Holter心電図検査を施行する．その他，虚血メモリーのある心筋脂肪酸代謝シンチグラフィも有用である．疑いが強い場合には再度心臓カテーテル検査で冠動脈攣縮試験をして診断確定する．
③心エコーにて，左室肥大，左室壁運動異常，大動脈弁狭窄，心膜炎の有無を確認する．
④単純X線，CTにて大動脈中膜石灰化の程度を評価する．脈波伝播速度を測定し大動脈stiffnessを評価する．
⑤冠動脈CTにて冠動脈石灰化を評価する．冠血流予備能の正確な評価方法は心臓カテーテル検査しかないが，透析患者の高度冠動脈石灰化は冠血流予備能低下を示唆する．
⑥薬物・運動負荷心筋血流シンチグラフィにて，慢性心筋虚血の有無を判定する．
⑦心筋脂肪酸代謝シンチグラフィにて，心筋虚血，心筋エネルギー代謝状態を評価する[8]．
⑧心筋微小循環障害を簡便に判定する方法はない．

■ 他科＆エキスパートにいつコンサルトするか

①胸痛ならびに心電図変化が持続し，非心臓性胸痛が除外された場合．

② 症状，Holter 心電図などにて冠攣縮性狭心症の疑いがある場合．
③ 心エコーにて，中等度以上の大動脈弁狭窄，心嚢液貯留，左室壁運動異常〔局所壁運動低下やびまん性低下（左室駆出率 50% 未満）〕がある場合．
④ 負荷心筋血流シンチグラフィ，もしくは心筋脂肪酸代謝シンチグラフィで心筋微小循環障害の可能性がある場合．慢性腎不全患者では両検査の異常が将来の心血管事故・死亡率に関連することがわが国で報告されている[9,10]．
⑤ CT 上冠動脈石灰化が強く，X 線，CT，脈波伝播速度測定にて大動脈中膜石灰化，大動脈 stiffness 亢進があり，心エコー左室肥大を認め，心筋微小循環障害，冠血流予備能低下による狭心症が疑われる場合．

■ この症例への対策・治療

① 冠動脈攣縮の疑いのある時には，Holter 心電図，心筋脂肪酸代謝シンチグラフィを施行する．硝酸薬，Ca 拮抗薬を投与し，症状の改善を確認する．ただし，この症例では胸痛の性状より冠攣縮性狭心症は考えにくい．
② 負荷心筋血流シンチグラフィにて心筋微小循環障害による慢性心筋虚血の有無を判定する．ただ，虚血が心内膜下に限局する場合には陽性に出ない可能性もある．その場合，軽度の虚血でも異常所見を示す心筋脂肪酸代謝シンチグラフィを用いて心筋微小循環障害の可能性を判定する[8]．微小血管狭心症と考えられる場合には，硝酸薬，β 遮断薬，ニコランジルなどを内服投与する．
③ 心エコー上，左室壁運動のびまん性低下を示す，いわゆる尿毒症性心筋症を疑う場合には，カルベジロールなどの β 遮断薬内服を考慮する．
④ 大動脈弁狭窄症などの弁膜症を有する場合は手術適応を判定し，必要時には速やかに手術を考慮する．また，中等度の弁膜症でも透析患者は一般人の 2 倍以上進行が早いため，定期的なフォローを必要とする．
⑤ 冠動脈内膜石灰化，大動脈 stiffness 亢進から，冠血流予備能の低下，左室肥大を来たし，労作時の心筋虚血の疑われる場合には，β 遮断薬を投与する．また，症状を悪化させ得る貧血を改善し，血管石灰化抑制のためリン・カルシウム代謝の改善をはかる．
⑥ 心臓由来の胸痛が否定的である場合は，胃食道逆流症，肺梗塞，胸膜炎などの非心臓性胸痛の可能性について検討する．
⑦ 除水量が多い場合，急激な循環血液量減少から透析中の低血圧，心筋血流低下を生じやすい．透析時間を延長して時間あたりの除水量を少なくするようにする

（10 mL/ 時 /kg 以下）．また，HD よりも心臓への負担の少ない HDF の方が透析中の胸痛を軽減させる可能性がある．

【文 献】

1) Egashira K, et al. N Engl J Med. 1993; 328: 1659-1664.
2) Mohri M, et al. Lancet. 1998; 351: 1165-1169.
3) Cannon RO, et al. Am J Cardiol. 1988; 61: 1338-1343.
4) Amann K, et al. J Am Soc Nephrol. 1998; 9: 1018-22.
5) Reis SE, et al. Am Heart J. 2001; 141: 735-41.
6) Shoji T, et al. J Am Soc Nephrol. 2001; 12: 2117-24.
7) Caliskan Y, et al. Nephrol Dial Transplant. 2010; 25: 2685-90.
8) Nishimura M, et al. Kidney Int. 2004; 66: 811-9.
9) Joki N, et al. Am J Nephrol. 2009; 29: 420-425.
10) Moroi M, et al. Am J Kidney Dis. 2013; 61: 466-75.

コンサルト 18 とても心機能が悪いと診断されました．どのように管理すればよいのでしょうか？

● 低左心機能

> 78歳，男性．透析歴3年，原疾患は糖尿病である．約1ヵ月前から労作時息切れを自覚し，胸部X線検査でCTR拡大，両側胸水貯留を認めたため，徐々にドライウエイトの減量が行われていた．透析導入期の心エコーではLVEFが45％であったが，現在は20％と低下しており，びまん性に高度の壁運動低下を認めている．また収縮期血圧は90 mmHg前後であり以前に比べ低下している．半年前に左心機能低下のため冠動脈造影が行われたが，50％までの狭窄のみで有意狭窄は認めなかった．

着眼点

維持透析患者では左心機能低下（左室収縮能障害）の原因となる構造的，機能的心疾患を高率に合併している．加えて，非心臓性の循環不全因子も多く存在し，しばしば心不全を発症する．透析患者の左心機能低下および心不全の診断と治療においては以下の点に留意する．

①左心機能低下の原因疾患を検索する．特に虚血性か非虚血性かの鑑別は重要である．
②症状，理学的所見，胸部X線，バイオマーカーを用いて心不全の重症度を総合的に判断し治療計画を立てる．
③非心臓性の循環不全因子についても十分な精査を行い，是正の要否について検討する．

■ エビデンスをもとにした検討

①透析患者の死因の約1/3は心疾患である[1]．中でも心不全は直接的にも間接的にも主要な死因であり，心不全を合併した透析患者の5年生存率は12.5％と非透析患者の1/4から1/5に低下する[2]．透析患者の心不全では，非透析患者に比して

左心機能低下を伴っていることが多い．
② 透析患者では高率に冠動脈疾患を合併し，左心機能低下の原因として最も頻度が高い[3]．また，急性冠症候群が心不全として発症する頻度も極めて高い．
③ 透析患者は石灰化をきたしやすいことが知られている．大動脈弁石灰化による大動脈弁狭窄症や僧帽弁弁輪部あるいは弁の石灰化による僧帽弁閉鎖不全症を発症し，進行すれば左心機能低下をきたす．
④ 透析患者固有の病態として左室肥大を基礎に，間質の線維化，心筋血流の低下などが相まって左心機能低下が進行することがあり，いわゆる透析心と考えられるがその詳細については十分には解明されていない[4]．
⑤ 心不全の重症度診断，治療効果の判定には，非透析患者ではBNPあるいはNT-proBNPが用いられる．しかし両者とも腎臓から排泄されるため，腎機能の廃絶した透析患者では高値となりその判定は困難である．心不全の診断に用いるためには心不全のない安定した時期に測定した値と比較して，その増加の程度から心不全の重症度を推測する．
⑥ 透析患者の左心機能低下，心不全に対する薬物療法に関して大規模臨床試験に基づいたエビデンスはなく，非透析患者で得られたエビデンスが参考となる．レニン・アンジオテンシン系（RAS）抑制薬は非透析患者において左心機能の低下した心不全患者の生命予後を改善することが確認されている[5]．透析患者においてはアンジオテンシン変換酵素（ACE）阻害薬あるいはアンジオテンシン受容体拮抗薬（ARB）による治療が心筋梗塞1年後の死亡リスクを30％減少させたと報告されている[6]．
⑦ β遮断薬の左心機能低下，心不全に対する有益性も非透析患者においては確立している[7]．透析患者では拡張型心筋症による心不全患者においてカルベジロール投与群で心血管イベントが有意に減少したとの報告がある[8]．

■ ガイドラインの有無
① 日本透析医学会．血液透析患者における心血管合併症の評価と治療に関するガイドライン．透析会誌．2011;44:337-425．
② 日本循環器学会．慢性心不全治療ガイドライン（2010年改訂版）．

■ 病態解明のために行うこと
① 心エコーにより左室収縮能低下の有無，程度を判定し，併せてその原因疾患について検索する．弁膜症性疾患や心筋症の有無およびその重症度は心エコーにより

正確な診断が可能である．
②非透析患者において左室収縮能障害を呈する疾患は拡張型心筋症，拡張相肥大型心筋症，陳旧性心筋梗塞，虚血性心筋症，高血圧性心疾患，持続する徐脈性あるいは頻脈性不整脈などである．透析患者では，これらに加えて透析心や糖尿病を合併している場合には糖尿病性心筋症などの基礎疾患が存在すると考えられる．
③冠動脈疾患は左室の広範な収縮能障害や局所壁運動異常など虚血性心筋症の原因となることから，そのような所見を認める場合には心筋シンチや冠動脈造影による積極的な検索が必要である．また誘因が明らかでない急性心不全や慢性心不全の増悪を見た場合にも虚血発作の可能性を考える必要がある．
④高血圧，体液過剰，貧血，高血糖，シャントの存在など非心臓性の循環不全因子は心不全の発症・増悪に寄与するため，それぞれについて精査することが重要である．左室収縮能障害が高度であればこれらの増悪因子が軽度でも容易に顕性心不全となる可能性がある．

〔補足〕
透析医も左心機能低下を評価するための心エコー所見について知っておくことが望ましい．
・左心機能の指標として LVEF がよく用いられる．機能低下のカットオフ値として決まったものはないが 50％で区切ることが多い．
・LVEF の低下は左室拡張末期径（LVDd）の増大を伴うことからその大きさにも注目する．
・三尖弁逆流（TR）から推定する肺動脈圧もうっ血の指標として有用である．
・陳旧性心筋梗塞などのように局所壁運動異常があれば M モード法による EF の測定は不正確となるため，Simpson 法で測定する必要がある．

■ 他科＆エキスパートにいつコンサルトするか

①左室収縮能障害，特に局所壁運動異常を認める場合には，虚血の鑑別のため循環器医にコンサルトし，冠動脈造影などの精査を行う必要がある．
②内シャントの血流が過大であるか，内シャントの吻合部位が上肢の近位部である場合には容量負荷による心不全の増悪因子となることがあり，バスキュラーアクセス医にコンサルトする．

■ この症例への対策・治療

「血液透析患者における心血管合併症の評価と治療に関するガイドライン」による透析患者における心不全の治療のシェーマを図1に示した．
①本症例は低左心機能を呈しているが，その原因として有意な冠動脈疾患はなく，

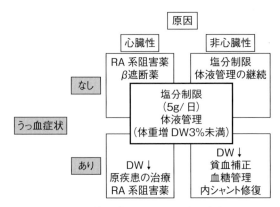

図1 透析患者における心不全の治療
(血液透析患者における心血管合併症の評価と治療に関するガイドラインより)

従って冠血行再建による心機能の改善は望めない．本症例では高血圧の既往はあるものの，肥大型あるいは拡張型心筋症の既往はない．除外診断的に糖尿病性心筋症あるいは透析心が考えられる．

②心不全に対する薬物治療としてRAS抑制薬かβ遮断薬を開始するが，本症例のように血圧が低い場合にはいずれかを少量から開始し，忍容性を見ながら増量する．

③非心臓性の循環不全因子である体液過剰，高血圧，貧血の評価を行い，是正可能であれば行う．適切なドライウエイトの設定には透析後に測定したhANPが指標として有用である．

④日常の管理においては，塩分および水分の制限により透析毎の体重増加を抑え，体液過剰にならないよう患者に対し指導する必要がある．また体重増加を抑え，限外濾過量を少なく保つことは透析中の血圧低下予防にも有効である．

⑤過大シャントと考えられればバスキュラーアクセスを表在化動脈あるいはパーマネントカテーテルに変更する．

⑥血圧が不安定な患者に対してはonline HDFが有用な場合がある[9]．あるいは適宜ECUMを併用しながら血圧の低下を予防し，設定したドライウエイトを維持する．

⑦左心機能が高度に低下し，薬物治療抵抗性の心不全を呈する症例では心臓再同期療法（CRT）の適応を考慮するが，透析患者における有効性は確立されていない．また左心機能が低下した症例では致死性頻脈性不整脈（心室頻拍，心室細動）に

よる心臓突然死のリスクも高く，植込み型除細動器（ICD）が死亡リスクを減少させる可能性がある [10]．

【文 献】

1) 日本透析医学会統計調査委員会．図説わが国の慢性透析療法の現況．2015年12月31日．
2) Banerjee D, et al. Clin J Am Soc Nephrol. 2007; 2: 1186-1190.
3) Hase H, et al. Kidney Int. 2006; 70: 1142-1148.
4) Wanner C, et al. Lancet. 2016; 388: 276-284
5) The CONSENSUS Trial Study Group. N Engl J Med. 1987; 316: 1429-35.
6) Winkelmayer WC, et al. Am J Kidney Dis. 2006; 47: 301-308.
7) Packer M, et al. N Engl J Med. 1996; 334: 1349-1355.
8) Cice G, et al. J Am Coll Cardiol. 2003; 41: 1438-1444.
9) Locatelli F, et al. J Am Soc Nephrol. 2010; 21: 1798-1807.
10) Chen TH, et al. PLOS ONE. 2014; 9: e99418

コンサルト 19 脳梗塞の既往のある HD 患者に定期心電図で AF が見つかりました．ワルファリンは使用したほうがよいですか？

● 心房細動（AF）

> 70歳，男性．HD歴7年，これまで心エコーで弁膜症の指摘はない．原疾患は糖尿病性腎症であり，高血圧症を有し脳梗塞の既往がある．AFの発症した期日は不明であるが，本人は約1週間前から時々動悸がしていたということであった．3ヵ月前の定期心電図では，心電図異常は指摘されていなかった．65歳時にラクナ梗塞の既往があり，現在はアスピリン（100mg）を内服している．

着眼点

血液透析患者では AF は比較的良く遭遇する合併症である．以下に留意して対応する．
① AF による症状（動悸等）を有する場合，症状を取り除く，または軽減する．
② AF の原因となる病態や器質的疾患を精査する．
③ 合併症（特に脳梗塞）の発症を予防するため患者のリスクを評価する．

■ エビデンスをもとにした検討

　本症例におけるワルファリン投与の是非を本邦のガイドラインと最近の論文を中心に検討した．
① わが国の「脳卒中治療ガイドライン 2015」では，脳梗塞慢性期に対する再発予防のための抗血小板療法について，非心原性脳梗塞（ラクナ梗塞等）の再発予防には，抗凝固薬よりも抗血小板薬を行うよう強く勧められると表記されている．ラクナ梗塞の既往を有する本症例でも，低用量アスピリン（100mg）が投与され，再発予防が行われている．こういった血液透析患者に非弁膜症性心房細動（NVAF）が発症した場合，大変悩ましい症例となり，現状では明確な正解を導き出すのが困難である．

②本症例では CHADS2 スコア（図1）は4点であり，比較的リスクの高い群に含まれる．「心房細動治療ガイドライン（2013年改訂版）」（日本循環器学会）によれば，原則的には抗凝固療法の適応となる．2013年に発表された本邦での NVAF 患者 7406 人の前向き観察研究（J-RHYTHM Registry）の結果からは，日本人の 70 歳以上ではワルファリンの治療域は PT-INR 1.6～2.6 が安全かつ血栓塞栓症の予防に有効であるとされた[1]．

③NVAF を有する HD 患者におけるワルファリンの使用に関しては，近年の報告を参考にすると心原性脳梗塞予防の有効性が乏しい可能性がある．HD 導入期に AF を合併していた外来維持 HD 患者 1671 名を対象にした後ろ向き研究では，ワルファリン内服により脳出血だけでなく脳梗塞のリスクも増大したことが報告されている[2]．

④その後報告されたメタ解析では[3]，透析患者においては健常人で得られるようなワルファリン投与による脳梗塞の予防効果はなく，出血合併症のリスクが有意に高くなると報告された．

⑤抗凝固療法により出血合併症のリスクは高くなるため，ワルファリン投与の有益性と危険性を個々の患者で十分に吟味する必要がある．加えて現在の HD 患者のエビデンスではワルファリンの投与は，有益性と危険性について患者本人へ十分

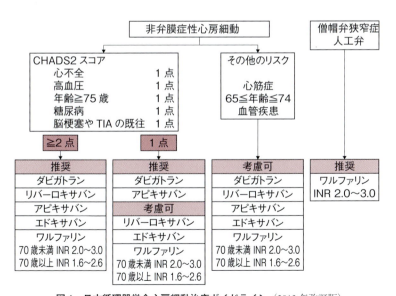

図1　日本循環器学会心房細動治療ガイドライン（2013年改訂版）

な説明が必要である．
⑥「血液透析患者における心血管合併症の評価と治療に関するガイドライン」（日本透析医学会）では，心房細動に対するワルファリン治療は安易に行うべきでないが，有益と判断される場合には PT-INR ＜ 2.0 に維持することが望ましいと表記している．

〔補足〕
　現在まで本邦では透析患者に対する非ビタミン K 阻害経口抗凝固薬（non-vitamin K antagonist oral anticoagulant; NOAC）は禁忌であるが，米国の透析患者でダビガトランとリバロキサバン使用に関して後ろ向き観察研究が行われた．抗凝固療法を開始した AF 症例の 5.9％に両薬剤が使用されていたこと，ワルファリンと比較して出血合併症が有意に多かったことが報告されている[4]．「脳卒中治療ガイドライン 2015」では，クレアチニンクリアランスが 30mL/min 以上であれば NOAC を推奨している．

ガイドラインの有無

①心房細動治療（薬物）ガイドライン（2013 年改訂版），日本循環器学会
　http://www.j-circ.or.jp/guideline/pdf/JCS2013_inoue_h.pdf
②日本透析医学会学術委員会「血液透析患者における心血管合併症の評価と治療に関するガイドライン」作成委員会編．透析会誌 2011; 44：337-425．
③脳卒中治療ガイドライン 2015，日本脳卒中学会，脳卒中ガイドライン委員会

病態解明のために行うこと

①ポイントは AF 発症の原因が弁膜症か否かを精査すること，不整脈以外の補正可能な病態の改善を優先することである（☞【着眼点】）．
②弁膜疾患の有無を確認することはその後の加療方針をたてる際に重要である．
③心エコーにより心機能低下，心筋虚血等があれば，それらの改善を優先する．
④透析患者では体液過剰またはそれに伴う過度の除水等が AF 発症の誘因になりやすく，適正な体液評価も重要である．

他科 & エキスパートにいつコンサルトするか

　AF のリスク評価は，短期的，長期的に分けて検討する．
１）短期的リスク評価
①「緊急に除去する必要のある症状の有無」が重要となる．つまり，血圧低下，心不全症状等の緊急除細動を必要とする症状の有無を検討する．
②緊急性のない NVAF 患者でうっ血性心不全や血圧低下を伴わない HD 患者に対し

てはβ遮断薬やジルチアゼム，ベラパミルによるレートコントロール治療を試みてもよい．
③上記の治療が有効でない患者やAFの原因が診断されていない患者では，このような症状があれば循環器内科に緊急除細動の適応についてコンサルトする．

2）長期的リスク評価
① AFによる合併症予防，予後改善の評価，すなわち脳梗塞発症や出血合併症のリスク評価が重要となる．
② HD患者でなければ，CHADS2スコア2点以上は原則として抗凝固療法の適応である．

■■ この症例への対策・治療

① HD患者におけるNVAFに関する最近の報告を検討すると，ワルファリンの投与で脳梗塞が予防されず，出血のリスクを高めている可能性がある．しかし，NAVFを有するHD患者の全ての症例でワルファリンを投与すべきでないという結論には至っていないのが現状である．
②それは個々の患者で脳梗塞に対するリスクが異なるからであり，症例ごとにワルファリン投与の必要性を十分に検討すべきである．
③私見ではあるが，NVAFを有するHD患者にはワルファリンを投与するメリットが不確かとなっている現状では，本症例のような患者に対してはアスピリンのみを継続し，ワルファリンを投与しない選択でも良いと考える．

【文献】
1) Inoue H, et al. Circ J. 2013; 77: 2264-70.
2) Chan KE, et al. J Am Soc Nephrol. 2009; 20: 2223-2233.
3) Shah M, et al. Circulation. 2014; 129: 1196-1203.
4) Chan KE, et al. Circulation. 2015; 131: 972-9.

プロブレム 6
MBD

基本知識

1 CKD-MBD の概念

　腎臓は，副甲状腺ホルモン（PTH）や骨細胞由来の fibroblast growth factor 23（FGF23）による調節を受けてリン（P）を尿中に排泄する一方，活性型ビタミン D の産生臓器として，腸管でのカルシウム（Ca），P 吸収や骨代謝の維持にも深く関与している．このため，慢性腎臓病（CKD）患者では，腎機能の低下とともに，高 P 血症，低 Ca 血症，活性型ビタミン D 低下などのミネラル代謝異常を生じ，これらのミネラル異常を代償するために PTH 分泌が刺激され，二次性副甲状腺機能亢進症に至る．このような病態は従来，主に骨病変に着目して「腎性骨異栄養症（renal osteodystrophy：ROD）」として認識されてきたが，近年，この病態が血管石灰化を介して生命予後にも深刻な影響を及ぼすことが明らかとなり，KDIGO（Kidney Disease: Improving Global Outcomes）により「慢性腎臓病に伴う骨ミネラル代謝異常（CKD-mineral and bone disorder：CKD-MBD）」という全身性疾患としての概念が創出された[1]．KDIGO の理念は，2012 年に発表された日本透析医学会の CKD-MBD ガイドラインに踏襲され[2]，生命予後の改善を目指した CKD-MBD 管理はわが国においても広く浸透している．

2 保存期における CKD-MBD の病態

　CKD-MBD の病態は，P の相対的過剰状態によって始まると考えられている．CKD により糸球体濾過量が低下すると，P バランスを維持するためネフロンあたりの P 排泄量を増やすことが必要となり，P 利尿ホルモンである FGF23 や PTH の分泌が亢進する．これらの P 利尿作用の結果，P バランスは一定に保たれるが，

FGF23は同時に腎臓での活性型ビタミンD産生を抑制するため，CKD早期から活性型ビタミンDは低下する．CKDが進行すると，腎実質の萎縮や高P血症の作用により，活性型ビタミンD産生はさらに抑制される．このような状況でCKDがさらに進展すると，初期にはPTHやFGF23の過剰分泌によって代償されていたP蓄積が顕在化し，高P血症を呈するようになる．活性型ビタミンD産生低下は低Ca血症の原因となり，PTH分泌はさらに刺激を受けるため，二次性副甲状腺機能亢進症はCKDの進展とともに重篤となる[3]．

3 透析患者におけるCKD-MBDの病態

● 1．P代謝異常の病態

透析患者は腎臓からのP排泄能が廃絶しているため，体内からのP除去はほぼ透析に依存する．通常の血液透析では，1回あたりのP除去量は約1,000 mgであり，週3回透析で3,000 mgにとどまる．このため，食事でのP制限（700 mg/日以下を目標とする）のみでは，血清P値の管理目標値を達成することは困難であり，多くの症例で高P血症が問題となる．さらに二次性副甲状腺機能亢進症を背景に骨吸収が亢進した症例では，骨から血中へのPの移動により高P血症が悪化する場合もある．高P血症は，二次性副甲状腺機能亢進症の要因となるだけでなく，血管平滑筋細胞を骨芽細胞様に分化させることにより，血管石灰化の直接的な要因となり，死亡リスクの上昇につながる[4]．

● 2．Ca代謝異常の病態

透析導入前のCKD患者では，腎臓における活性型ビタミンD産生低下のため，血清Ca値は一般に低下傾向を示す．しかし透析患者では，活性型ビタミンD製剤，Ca含有P吸着薬，透析液からのCa負荷により，高Ca血症がむしろ問題となる．また高回転型骨病変など骨吸収が亢進した症例では，骨から血中へのCaの移動により高Ca血症が悪化する場合もある．高Ca血症は，高P血症と同様，血管石灰化の直接的な要因となり，死亡リスクの上昇につながる[4]．またメンタルヘルスに悪影響を及ぼす可能性も指摘されている．

● 3．二次性副甲状腺機能亢進症の病態

透析導入前のCKD患者では，高P血症，低Ca血症，活性型ビタミンD低下な

どのミネラル代謝異常を背景に，これらを代償するために PTH 分泌が刺激され，二次性副甲状腺機能亢進症に至る．透析導入後は，高 P 血症，低 Ca 血症の是正，活性型ビタミン D 製剤の投与などにより，二次性副甲状腺機能亢進症は一時的に改善が見られる．しかし透析歴が長くなるに従い，特に高 P 血症の管理が不十分な症例において，二次性副甲状腺機能亢進症は徐々に進展する．

このように PTH 分泌が慢性的に刺激される状態になると，副甲状腺細胞が増殖し，初期にはポリクローナルなびまん性過形成となる．さらに二次性副甲状腺機能亢進症が進展すると，一部の細胞が活発に増殖しモノクローナルな小結節を複数形成する．この小結節がさらに大きくなると，結節性過形成と呼ばれる状態となる[5]．副甲状腺過形成の進展は，Ca 感知受容体（calcium-sensing receptor：CaSR），ビタミン D 受容体（vitamin D receptor：VDR）の発現低下を伴うことが知られており，このために進行した二次性副甲状腺機能亢進症では，Ca 上昇に対する反応が減弱し，活性型ビタミン D 製剤を中心とする内科的治療にも抵抗性を示す．

重度の二次性副甲状腺機能亢進症は，高回転型骨病変に伴う骨強度の低下，骨痛をきたすだけでなく，左心肥大，腎性貧血，免疫不全，カヘキシー，筋力低下などさまざまな臓器障害をきたす可能性が示されている[6]．

● 4．骨代謝異常の病態

透析患者の ROD は，背景にあるミネラル代謝異常や二次性副甲状腺機能亢進症の程度，管理状況の影響を受けて，多様な病態，臨床像を呈する．二次性副甲状腺機能亢進症が重篤な症例では，過剰な PTH 作用により骨形成と骨吸収の両者が亢進し，典型例では線維性骨炎を呈する．逆に治療により PTH 分泌が過剰に抑制された場合は，骨形成と骨吸収がともに抑制され，無形成骨と呼ばれる病変を呈する．また活性型ビタミン D 欠乏症の患者や，現在では稀であるがアルミニウム蓄積が顕著な症例では，類骨の石灰化障害をきたし骨軟化症を呈する．

このような古典的 ROD 以外に，透析患者の骨脆弱性には，閉経，加齢，糖尿病，ステロイドなどによる骨粗鬆症や，長期透析患者では透析アミロイドーシスも関与していると考えられる．また近年，CKD に伴うミネラル代謝異常とは独立した骨病変として尿毒症性骨粗鬆症という概念も Kazama らにより提唱されている[7]．骨密度は ROD の病型と関連しないことが知られているが，近年，骨密度が透析患者の骨折リスクを予測することが報告されており[8]，閉経後骨粗鬆症，ステロイド性骨粗鬆症など，古典的 ROD 以外の病態も透析患者の骨脆弱性に大きな影響を及ぼ

す可能性が考えられる．

● 5. 血管石灰化の病態

　血管石灰化は心血管疾患の重要な危険因子であり，透析患者の生命予後に深刻な影響を及ぼす．血管石灰化は，新生内膜のプラークに生ずる石灰化（動脈硬化性石灰化）と中膜平滑筋層に見られる石灰化（メンケベルグ型中膜石灰化）に分けられる．後者では，血管平滑筋細胞が骨芽細胞様に分化する機序が考えられ，古典的危険因子の他，高P血症，高Ca血症がその進展に関与することが知られている．動脈硬化性石灰化では，血管内腔の狭窄による虚血が大きな問題となる一方，メンケベルグ型中膜石灰化では，血行動態の不安定化，後負荷の増大を背景とする心不全の発症が予後に大きな影響を及ぼすと考えられる．

4 CKD-MBD 管理に必要な検査

● 1. 行うべきルーチン検査とその頻度

　透析患者で定期的に測定すべき検査項目には，血清P値，血清Ca値，PTH値が含まれる（**表1**）[2]．血清P，Ca値は，少なくとも月1〜2回測定することが望ましい．低アルブミン（Alb）血症（4 g/dL 未満）のある場合は，血清Ca値の評価にはPayneの式による補正値を用いる．

　　Payneの式：補正Ca値 (mg/dL) = 実測Ca値 (mg/dL) + {4 − Alb値 (g/dL)}

　PTH値は通常，3ヵ月に1回測定する．ただし，治療内容を変更した場合は，安定するまで少なくとも3ヵ月間は月1回測定する．特に二次性副甲状腺機能亢進症の治療薬であるシナカルセト塩酸塩の開始時及び用量調整時は，約3ヵ月間にわたって月2回測定し，PTHが安定してからも月1回測定することが推奨されている．

　PTH値の測定には，第2世代 intact PTH アッセイ，あるいは第3世代 whole PTH アッセイが使用される．第3世代アッセイは，1-84 PTH に対する特異性が高く，より正確性が高いと考えられている．両アッセイでのPTH測定値は，以下の換算式によりおおよその変換が可能である．

　　intact PTH = whole PTH × 1.7

● 2. 骨代謝異常の評価

　RODの診断には骨生検が必須であるが，侵襲を伴う検査であり，繰り返し施行

することは現実的でない．このため，骨生検の適応は，特殊な病態が推測され，非侵襲検査だけでは診断が困難な場合に限定される．実臨床で骨代謝回転の評価を行う場合は，骨代謝マーカーが一助となり得る．骨型 ALP（bone specific ALP：BAP），骨型酒石酸抵抗性酸性ホスファターゼ（tartrate-resistant acid phosphatase 5b：TRACP-5b）は腎機能の影響を受けにくく，透析患者における有用性も報告されている．

　骨密度検査に関しては，従来の研究では CKD 患者における骨折既往率との関連性が弱く，また骨生検に基づく ROD の病型を予測しないことから，その有用性は低いとされてきた．しかし近年，透析患者を含む CKD 患者において骨密度が骨折発症を予測したとする報告が出始めており[8]，その有用性が再評価されつつある．

● 3. 血管石灰化の評価

　日常診療において，胸部，腹部の単純 X 線により，大動脈や大腿動脈の石灰化を評価することが可能である．特殊検査として，electron beam CT（EBCT）や multi-detector CT（MDCT）により，冠動脈石灰化を定量的に評価することが可能である．Agatston 法を用いて算出した冠動脈石灰化指数（coronary artery calcification score：CACS）は，透析患者の心血管イベントと関連することが報告されている．

5 CKD-MBD の管理

● 1. 管理における基本事項

　日本透析医学会の CKD-MBD ガイドラインにより，血清 P 値，血清 Ca 値，PTH 値の管理目標値が示されており，これを指標に管理を行う（**表 1**）[2]．これらの管理目標値は，日本透析医学会の統計調査の結果，死亡リスクの低下と関連が見られた範囲に由来する[4]．血清 P，Ca 値の上昇が生命予後に及ぼす影響は PTH 値よりも重大であるため，血清 P，Ca 値のコントロールは PTH 値よりも優先して行う．二次性副甲状腺機能亢進症の管理を行う際は，血清 P，Ca 値への影響に留意する．

● 2. P 代謝異常の管理

　透析での P 除去，食事での P 制限は，透析患者における P 管理の基本である．食事療法で P 制限を行う際は，栄養状態を良好に保つため，蛋白質の量以上に P を多く含む食品（乳製品，小魚，加工食品，ファストフード，インスタント食品など）を控えるよう指導する．特に食品添加物として使用されるリン酸塩は，吸収効

率が非常に高いことから，極力摂取を控える．植物に含まれるリン酸は吸収効率が低いことから，動物性よりも植物性の蛋白質を優先して摂取するよう指導する．

しかし実際には，透析でのP除去，食事でのP制限のみで血清P値の管理目標値を達成することは難しい．このため，多くの症例でP吸着薬が必要となる．P吸着薬はCa含有P吸着薬（炭酸Ca）とCa非含有P吸着薬（セベラマー塩酸塩，ビキサロマー，炭酸ランタン，クエン酸第二鉄，スクロオキシ水酸化鉄）に大別される．Ca非含有P吸着薬はCa含有P吸着薬と比較し，血管石灰化の進展を抑え，生命予後を改善する可能性が無作為化比較試験のメタ解析により示されている[9]．高度の二次性副甲状腺機能亢進症を有する症例では，血清P値のコントロールが困難となるため，シナカルセト塩酸塩や副甲状腺摘出術（parathyroidectomy：PTx）の適応を検討する．

1) 炭酸カルシウム

炭酸Caは安価でP吸着効果が高いが，Ca負荷による血管石灰化の進展が懸念される．このため，投与量は原則3 g/日以下とする．活性型ビタミンD製剤を併用している場合は，特に高Ca血症の出現に注意する．制酸薬の使用により，P吸着効果が低下することに注意する．

2) セベラマー塩酸塩

セベラマー塩酸塩は非吸収性のリン酸結合性ポリマーであり，Ca負荷を伴うことなく消化管内でP吸着効果を示す．しかしその効果は炭酸Caより低く，十分な効果を得るために，しばしば投与量が多くなる．副作用としては，便秘や腹部膨満感などの下部消化器症状が多く，少量から開始し慎重に増量することが望ましい．また代謝性アシドーシスの悪化にも注意を要する．

3) ビキサロマー

ビキサロマーも非吸収性のリン酸結合性ポリマーであるが，セベラマー塩酸塩と比較すると，消化管内での膨潤が少なく，このため消化器系の副作用が少ないとされる．またセベラマー塩酸塩と異なり，代謝性アシドーシスを悪化することもない．P吸着効果はセベラマー塩酸塩と同等である．

4) 炭酸ランタン

炭酸ランタンは，消化管内でイオン化したランタンがリン酸と結合し，リン酸ランタンを形成することによりP吸着効果を発揮する．炭酸Caを凌ぐP吸着効果を有し，服薬錠数を減らす効果も期待される．副作用として嘔気，嘔吐などの上部消化器症状が出現する場合がある．わずかながら体内に蓄積する可能性があり，長期

的な安全性の証明が今後の検討課題とされる．

5) クエン酸第二鉄

　クエン酸第二鉄は，消化管内でイオン化した第二鉄がリン酸と結合し，リン酸第二鉄を形成することによりP吸着効果を発揮する．炭酸Caと同等以上のP吸着効果を示すとともに，鉄補充の結果，貧血の改善も期待される．副作用として，下痢が出現する場合がある．ESA製剤，鉄剤の減量が期待される一方，鉄過剰に注意する必要がある．

6) スクロオキシ水酸化鉄

　スクロオキシ水酸化鉄は，第二鉄，デンプン，ショ糖で構成される多核性水酸化鉄で，消化管内でデンプンとショ糖が消化された後，酸化水酸化鉄の配位子（水酸基と水和水）とリン酸が交換されて結合することによりP吸着効果を発揮する．このような薬理特性から鉄放出能は低く，鉄補充効果は弱い．副作用として下痢が出現する場合がある．

　透析患者で低P血症をきたすことはきわめて稀であり，多くの場合は高度の低栄養が背景にある．このため，まずは蛋白質摂取を中心に栄養状態の改善を図る．乳製品（牛乳，チーズなど）もPの補充に有用である．血清P値 2.0 mg/dL 未満の場合は，経口P製剤による補充を考慮する．血清P値 1.0 mg/dL 未満や症候性の場合は，点滴（リン酸Na補正液）での補正を考慮する．

● 3. Ca代謝異常の管理

　透析導入前のCKD患者では，腎臓における活性型ビタミンD産生低下のため，血清Ca値は一般に低下傾向を示すが，透析患者では，活性型ビタミンD製剤，Ca含有P吸着薬，透析液からのCa負荷により，高Ca血症がむしろ問題となる．低Alb血症のある症例では，上述の通り，Payneの式による補正値を用い，高Ca血症を見逃さないように注意する．また最近，補正Ca値が正常範囲にあっても，イオン化Ca濃度は高値である場合があり，そのような症例では死亡リスクが高いことが報告されている[10]．このため，Ca過剰が疑われる症例や，補正Ca値が上限付近にある症例では，イオン化Ca濃度を測定することも考慮される．

　透析患者で高Ca血症を認める場合は，多くの場合，医原性である．このため，血清Ca値が高値を示す場合は，(1) Ca含有P吸着薬を減量・中止する，(2) 活性型ビタミンD製剤を減量・中止する，(3) 透析液Ca濃度を下げる（3.0 mEq/L → 2.5

mEq/L）などの対策をとることで改善が得られる．

　高度の二次性副甲状腺機能亢進症を有する症例では，骨から血中への Ca の移動により高 Ca 血症が悪化する場合もある．このような場合は，シナカルセト塩酸塩や PTx の適応を検討する．長期臥床の患者においても，骨からの脱灰により，しばしば管理困難な高 Ca 血症をきたす場合がある．このような場合は，後述するビスホスホネートやデノスマブの適応を考慮する．ただし，両薬剤とも無形成骨や顎骨壊死をきたす可能性があることから，その適用にはリスク・ベネフィットを含め，慎重な検討を要する．

　透析患者で低 Ca 血症をきたすことは稀であるが，シナカルセト塩酸塩の治療開始時にしばしば遭遇する．また PTx 後は，hungry bone syndrome に伴い，高度の低 Ca 血症をきたす．デノスマブ開始時も，hungry bone syndrome と同様の病態をきたし，しばしば重篤な低 Ca 血症をきたす．このような要因なく突然に低 Ca 血症が出現した場合は，腫大副甲状腺の自己梗塞も鑑別に挙がる．この場合は，PTx 後と同様の対応が必要となる．低 Ca 血症を認めた際は，(1) Ca 製剤（炭酸 Ca，グルコン酸 Ca）を開始・増量する，(2) 活性型ビタミン D 製剤を開始・増量する，(3) 透析液 Ca 濃度を下げる（2.5 mEq/L → 3.0 mEq/L）などで改善を図る．

● 4. 二次性副甲状腺機能亢進症の内科的管理

　二次性副甲状腺機能亢進症の管理は従来，高 P 血症の管理と活性型ビタミン D 製剤の投与が治療の中心であったが，近年では CaSR 作動薬であるシナカルセト塩酸塩の使用も広く行われるようになっている．

1）活性型ビタミン D 製剤

　活性型ビタミン D 製剤は，副甲状腺細胞の核内受容体 VDR に結合し，PTH 遺伝子の転写を抑え，PTH 産生を抑制する．活性型ビタミン D 製剤を使用する場合は，小腸に発現する VDR を介して Ca, P の腸管吸収が促進されることから，高 Ca 血症，高 P 血症に十分な注意が必要となる．

　活性型ビタミン D 製剤を使用する際，重度の症例では副甲状腺細胞の CaSR，VDR の発現低下により活性型ビタミン D 治療に対して抵抗性が出現することが問題となる．この問題点を克服するため，マキサカルシトールなど副甲状腺により選択的に作用するビタミン D 誘導体の開発が行われてきたが，これらの工夫をもってしても重度の症例では活性型ビタミン D 製剤による内科的管理はしばしば困難となる．このような場合は，後述するシナカルセト塩酸塩や PTx など他の治療選

択を検討することが必要となる．

活性型ビタミンD製剤が骨代謝に及ぼす影響に関しては，二次性副甲状腺機能亢進症に伴う高回転型骨病変の改善が期待される．また骨密度も上昇させることが報告されている．このような骨代謝の改善が透析患者の骨折リスクの低減につながるかどうかは，残念ながら未だ検証されていない．活性型ビタミンD製剤は，二次性副甲状腺機能亢進症に対する治療薬としての側面の他に，多面的作用（非古典的作用）を介して臓器を保護し，生命予後を改善する可能性が示されている．

2）シナカルセト塩酸塩

シナカルセト塩酸塩は副甲状腺細胞のCaSRに作用しPTH分泌を直接的に抑える治療薬で，わが国でも広く使用されている．シナカルセト塩酸塩の優れた点は，PTH分泌を抑制するとともに血清Ca，P値を低下させる点であり，このため従来の活性型ビタミンD製剤では治療の継続が困難であった症例でも，シナカルセト塩酸塩の併用により内科的治療を継続することができる．シナカルセト塩酸塩は腫大腺を有する重度の二次性副甲状腺機能亢進症の症例でも有効であることが示されており，シナカルセト塩酸塩の市販開始後，PTxの件数が大きく低下したことが報告されている．

シナカルセト塩酸塩は，二次性副甲状腺機能亢進症の管理改善を介して血管石灰化の進展を抑え，心血管合併症の発症を防ぐ効果が期待されている．この可能性を検証したEVOLVE研究では，主解析の結果，死亡および心血管合併症からなる主要評価項目に関して，プラセボ群と比較しシナカルセト塩酸塩群において7％のリスク低下が認められたものの，統計学的には有意ではなかった[11]．しかし両群の患者背景を調整した解析では，主要評価項目に関してシナカルセト塩酸塩群で有意なリスク低下が認められた．また本研究は両群とも試験からの脱落率が高く，試験薬を中止した後，市販のシナカルセト塩酸塩を服用した患者も少なくなかった．この影響を考慮し，試験薬投与中止6ヵ月後で打ち切ったデータで行われた解析（lag-censoring analysis）では，シナカルセト塩酸塩群で有意なリスク低下が示されている．

シナカルセト塩酸塩が骨代謝に及ぼす影響に関しては，近年，BONAFIDE研究が行われ，シナカルセト塩酸塩治療により高回転型骨病変が改善することが示されている[12]．また，EVOLVE研究のサブ解析では，主解析では有意な結果は示されなかったものの，試験の問題点を考慮したlag-censoring analysisでは，シナカルセト塩酸塩による有意な骨折リスクの低下が示されている．

5. 副甲状腺摘出術（PTx）

内科的治療に抵抗性を示す重度の二次性副甲状腺機能亢進症（intact PTH ＞ 500 pg/mL）を有する症例，特に超音波検査で測定した推定体積 500 mm^3 以上または長径 1 cm 以上の腫大腺を有する症例では，PTx の適応を検討する．Intact PTH 500 pg/mL 以下の症例でも，血清 P，Ca 値のコントロールが困難な症例では，PTx の適応を検討する [2]．

PTx の術式に関しては，亜全摘出術と全摘術＋自家移植術が広く行われているが，再発時の残存副甲状腺切除の容易さから，長期透析を要する症例では後者の術式が推奨される．術前の画像診断としては，縦隔や胸腺内に存在する異所性副甲状腺の検索が重要であり，超音波検査に加え ^{99m}Tc-MIBI シンチグラフィの実施が望ましい．術後は，骨への Ca 取り込みが亢進する病態（hungry bone syndrome）が出現するため Ca 補充療法を要する．高度の hungry bone syndrome を呈する症例では，血清 Ca 値が著しく低下するため，中心静脈ラインによる Ca の静注補充が必要となる．活性型ビタミン D 製剤は，用量調整の容易さから，半減期の短いカルシトリオールが使用される場合が多い．

PTx 術後は，二次性副甲状腺機能亢進症に関連する生化学異常とともに，骨痛や皮膚掻痒などの自覚症状も著明に改善する．また高回転型骨病変の改善とともに，多くの症例で骨密度が増加する．さらに長期的には，骨折リスクの低下や生命予後の改善にもつながる可能性が示されている [13]．

6. 透析患者における骨粗鬆症治療薬の適用について

CKD 患者の骨脆弱性に対する治療は従来，二次性副甲状腺機能亢進症の管理がその中心であったが，近年，骨粗鬆症治療薬の CKD 患者への適用にも関心が向けられている．CKD 患者の骨折リスクは骨量よりも骨質の変化に大きな原因があると考えられてきたが，近年，透析患者を含む CKD 患者において骨密度が骨折リスクを予測するという報告が出始めており，骨量を増加させる骨粗鬆症治療薬に対する関心は高まりつつある．ただし，CKD 患者に骨粗鬆症治療薬を応用する場合は，腎機能が薬物動態に及ぼす影響を考慮するとともに，ROD の病態に及ぼす影響も考慮する必要がある．

1) ビスホスホネート

ビスホスホネートは，透析患者では無形成骨（低回転骨）を生じる可能性があり，顎骨壊死のリスクも高まる可能性が指摘されている．また透析患者の骨量に及ぼす

影響は報告により異なり、骨折リスクへの効果も明らかではない。このため、透析患者での安易な使用は控えるべきと考えられる。

2）選択的エストロゲン受容体モジュレーター

選択的エストロゲン受容体モジュレーターであるラロキシフェンは、骨量低下を有する閉経後女性の透析患者において、骨吸収マーカーの低下とともに腰椎骨密度を増加したことが報告されている。骨折リスクへの影響は十分には検討されていない。本剤は乳癌、子宮癌の発症リスクを下げる一方、静脈血栓症のリスクが上昇することに注意が必要である。

3）テリパラチド

ヒト遺伝子組み換えPTH（1-34）製剤であるテリパラチドは、骨芽細胞の分化、骨形成を促進する作用を有する。副甲状腺機能低下症と骨量低下を有する透析患者において、骨形成マーカーの上昇とともに腰椎骨密度を増加したことが報告されている。一方、二次性副甲状腺機能亢進症を有する症例では、このような効果は得られないと推測される。副作用として、血管拡張作用による血圧低下があり、透析終了時に投与する場合は除水による循環血漿量低下の影響から、注意深いモニタリングが必要である。

4）デノスマブ

デノスマブは、破骨細胞の分化、成熟に重要な役割を担っている破骨細胞分化因子 receptor activator of NF-κB ligand（RANKL）に対するヒト型モノクローナル抗体である。RANKLとその受容体であるRANKの結合を阻害することにより、骨吸収を強力に抑える。透析患者においても骨密度を増加することが報告されているが、使用する際は低Ca血症に注意する必要がある。致命的な低Ca血症の出現も報告されており、頻回のCaモニタリングとともに、活性型ビタミンD製剤とCa製剤の十分な投与が必要である。またビスホスホネートと同様、顎骨壊死に注意する必要がある。

表1 CKD-MBDに関する検査項目の測定頻度と管理目標

検査項目	測定頻度	管理目標
血清P値	少なくとも月1～2回	3.5～6.0 mg/dL
血清Ca値	少なくとも月1～2回	8.4～10.0 mg/dL
PTH値	3ヵ月に1回※	intact PTH 60～240 pg/mL whole PTH 35～150 pg/mL

※治療内容を変更した場合は、安定するまで少なくとも3ヵ月間は月1回測定する。

（日本透析医学会CKD-MBDガイドライン[2]に基づく）

【文 献】

1) Kidney Disease: Improving Global Outcomes (KDIGO) CKD-MBD Work Group. Kidney Int. Suppl. 2009; 113: S1-S130.
2) 日本透析医学会. 日透会誌. 2012; 45: 301-356.
3) Komaba H, et al. Clin Exp Nephrol. 2011;15: 797-809.
4) Taniguchi M, et al. Ther Apher Dial. 2013;17: 221-228.
5) Tominaga Y, et al. Semin Surg Oncol. 1997; 13: 78-86.
6) Kir S, et al. Cell Metab. 2016; 23: 315-323.
7) Kazama JJ, et al. Kidney Int Suppl. 2013; 3: 446-450.
8) Iimori S, et al. Nephrol Dial Transplant. 2012; 27: 345-351.
9) Jamal SA, et al. Lancet. 2013; 382: 1268-1277.
10) Obi Y, et al. J Clin Endocrinol Metab. 2016; 101: 2440-2449.
11) The EVOLVE Trial Investigators. N Engl J Med. 2012; 367: 2482-2494.
12) Behets GJ, et al. Kidney Int. 2015; 87: 846-856.
13) Komaba H, et al. Kidney Int. 2015; 88: 350-359.

コンサルト 20

透析前血清リン値 7.5mg/dL 前後が続いています．何から始めればよいですか？薬を始めたほうがよいですか？

● 高リン

> 68歳，男性．HD歴5年．原疾患は糖尿病性腎症．過去3ヵ月の血清P値が 7.3〜7.5mg/dL と高値が続いている．管理栄養士には食事中のP摂取量を減らすよう言われている．血清補正カルシウム（Ca）は 9.8mg/dL と正常上限で保たれており，血清インタクトPTHは 210pg/mL であった．現在，アルファカルシドール 0.25μg/日と，炭酸Ca 1.5g/日および塩酸セベラマー 3g/日を内服中．

着眼点

維持HD患者で高P血症は非常によく遭遇する問題である．以下について検討する．
① 高P血症が短期間で起こってきたものなのか慢性的なものなのか見極める．
② 原因となる病態や器質的疾患を精査する．
③ 服薬コンプライアンス・透析量に問題がなければ，血清補正Caに留意しながら血清Pを下げるよう投薬を変更する．

■ エビデンスをもとにした検討

本症例における血清P管理について本邦のガイドラインと最近の論文を中心に検討した．
① わが国の「慢性腎臓病に伴う骨・ミネラル代謝異常の診療ガイドライン（2012年改訂版）」では，血清Pの管理目標値は 3.5〜6.0mg/dL とされており，血清補正Caや血清PTHに先立ち血清Pを管理目標域に維持することが推奨される．持続して血清P値が管理目標域を超える場合は，速やかに治療法を変更することが勧められており，その際には血清補正Ca値に応じて，Ca含有／非含有P吸着薬を使い分けることが推奨されている（コンサルト21 図1参照）．なお，ステートメントとしては挙がっていないが，十分な透析量の確保，栄養状態を考慮した

適切な蛋白摂取，用法に従ったP吸着薬の内服が前提となっている．
② KDIGOのCKD-MBDガイドラインでも同様に，血清Pが施設基準値より高い場合には下げる手立てを取ることが推奨されている．なお，同ガイドラインに登場するアルミ含有P吸着薬は，現在わが国では禁忌とされている．
③ 日本透析医学会統計調査委員会のデータを用いた大規模観察研究[1]によると，複数の解析モデルで血清P＞6.0mg/dLで有意に3年予後が不良で，しかも管理目標域から外れた回数が多ければ多いほど予後が悪いことが分かっている．
④ 米国のランダム化比較試験[2]では，65歳以上の症例においては，Ca含有P吸着薬群の方がCa非含有P吸着薬群に比べ予後が悪かったことが報告されている．
⑤ また，最近報告されたメタ解析[3]でも同様に，Ca含有P吸着薬の方がCa非含有P吸着薬に比べ予後が不良であったと報告されている．

ガイドラインの有無

① 慢性腎臓病に伴う骨・ミネラル代謝異常の診療ガイドライン，2012年改訂版，日本透析医学会．
② Clinical Practice Guideline for the Diagnosis, Evaluation, Prevention, and Treatment of Chronic Kidney Disease-Mineral and Bone Disorder (CKD-MBD), KDIGO.

病態解明のために行うこと

① HD条件や投薬内容，食事療法が変わっていないにも関わらず血清Pが段階的に上昇している時は，まず服薬コンプライアンスを疑う．P吸着薬によるポリファーマシーの問題は透析患者にとって非常に大きく，場合によっては錠数を減らすことがより良い血清P管理への近道となることもある．安易な薬剤追加は，無効なばかりか逆効果にもなりかねない．それぞれのP吸着薬の特性をよく理解した上で選択に当たりたい（**表1**）．
② 服薬コンプライアンスが良いにも関わらず血清Pが上昇傾向にある場合，消化管出血などの潜在病態を疑う必要がある．特にHb低下，血清Alb低下，BUN上昇，血清K上昇を伴っているときは注意を要する．便Hb検査は簡便に行え，患者への負担も少ない．
③ 十分な透析が行われているか確認する．シャント血流低下が疑われるにもかかわらず，血液流量が維持されている場合は再灌流の可能性も考慮する．
④ 食生活が適切か調査する．P摂取過多は若年透析例で多く見られ，必ずしも蛋白

表1 P吸着薬一覧

一般名	炭酸Ca	塩酸セベラマー	ビキサロマー	炭酸ランタン	クエン酸第二鉄	スクロオキシ水酸化鉄
Caによる分類	Ca含有	Ca非含有				
吸着物質による分類	Ca	高分子ポリマー		重金属		
				ランタン	鉄	
剤形	錠剤, OD錠, 細粒	錠剤	カプセル, 顆粒	チュアブル錠, 顆粒, OD錠	錠剤	チュアブル錠
規格	250mg, 500mg 細粒は833mg/g	250mg	250mg 顆粒が862mg/g	250mg, 500mg	250mg	250mg, 500mg
保存期	○	—	—	○	○	○
効能・効果	保存期及び透析中の慢性腎不全患者	透析中の慢性腎不全患者における高P血症の改善	慢性腎臓病患者における高P血症の改善	慢性腎臓病患者における高P血症の改善	慢性腎臓病患者における高P血症の改善	透析中の慢性腎臓病患者における高P血症の改善
用法・用量	1日3.0gを3回に分割して, 食直後に経口投与	1回1〜2gを1日3回食直前に経口投与(最高用量は1日9g)	1回500mgを開始用量とし, 1日3回食直前に経口投与(最高用量は1日7,500mg)	1日750mgを開始用量とし, 1日2回に分割して食直後に経口投与(最高用量は1日2,250mg)	1回500mgを開始用量として1日3回食直後に経口投与(最高用量は1日6,000mg)	1回250mgを開始用量とし, 1日3回食直前に経口投与(最高用量は1日3,000mg)

参考:各社添付文書(2017年5月現在)

質摂取過多とは一致しない.外食やコンビニ食が多くないか,問診の際には注意する.中長期的な行動変容のためには,管理栄養士による介入が非常に重要となる.

⑤血清補正Ca・PTHを測定し,高度の二次性副甲状腺機能亢進症がないか調べる.

他科&エキスパートにいつコンサルトするか

①4時間×週3回のHDで排泄できるPの量は限られており,食事療法と適切なP吸着薬の使用が前提となっている.そのため,中長期的な血清Pの管理を成功させるためには,管理栄養士による綿密な食事管理が肝要となる.常日頃から管理栄養士による指導を確保したい.

②消化管出血が疑われる症例では,できるだけ速やかに消化器内科にコンサルトし内視鏡による精査を行うべきであろう.下部消化管内視鏡検査は上部に比べ患者負担は大きいため,十分に症例を選んで行う必要がある.なお前処置にMg製剤を用いないよう注意したい.

■この症例への対策・治療

① まずは現行の治療が適正に行われているかを確認する．特にP吸着薬の服用方法を間違えていないか確認することは重要である．

② 本症例は65歳以上であり，血清補正Caも正常上限であることから，まずはCa非含有P吸着薬の強化を考える．最近報告された米国の観察研究[4]によると，血清補正Ca正常上限付近では真の高Ca血症が見逃されており，そのことが予後予測に大きく影響している可能性が示唆されている．炭酸Caの投与量上限は3g/日であるが，本症例ではできれば安易な増量は避けたい．

③ 一方，塩酸セベラマーの増量は，ポリファーマシーの観点から，患者の忍容性を鑑みた上で行うべきと思われる．服薬コンプライアンスを高めるために，よりP吸着能の高い炭酸ランタンや，鉄含有P吸着薬を併用する方法も考えられる．

④ シナカルセト塩酸塩に関しては，血清PTHが管理目標値内であることから，現時点では推奨されないが，今後血清PTHが上昇してくるようであれば，血清P・補正Caの管理を容易にする一手段として考慮しても良いと思われる．

【文献】
1) Taniguchi M, et al. Ther Apher Dial. 2013; 17: 221-228.
2) Suki WN, et al. Kidney Int. 2007; 72: 1130-1137.
3) Jamal SA, et al. Lancet. 2013 ; 382: 1268-77.
4) Obi Y, et al. J Clin Endocrinol Metab. 2016 ; 101: 2440-9.

コンサルト 21　透析前補正カルシウムが11mg/dLでした．どういう対策をとればよいでしょうか？考え方を教えてください．

● 高カルシウム

72歳，女性．透析歴12年．原疾患は腎硬化症で，下血および腰椎圧迫骨折の既往がある．最近，全身倦怠感のため自宅で臥床していることが多く，貧血（Hb 8.9g/dL）および黒色便を認めるため，その精査目的で消化器内科に入院となった．主な内服薬としては，降圧薬や下剤以外に，二次性副甲状腺機能亢進症に対して，アルファカルシドールおよび炭酸カルシウムが投与されていた．入院時，血清補正カルシウム値が11.0mg/dLと上昇を認めたため，腎臓内科にコンサルトとなった．

着眼点
① まず第一に，薬剤性の高Ca血症の可能性を考える．
② 不動（immobilization）や骨粗鬆症も高Ca血症の一因になる．
③ 鑑別疾患の1つとして，悪性腫瘍の骨転移やビタミンD産生腫瘍も考える．

■ エビデンスをもとにした検討

血清Ca値はアルブミン濃度の影響を受けることから，以下のPayneの補正式[1]を用いて補正Ca値として評価をする．

　　　補正Ca値＝実測Ca値＋（4−血清アルブミン値）［Payneの補正式］

その上で，補正Ca値が高い場合には，わが国の「慢性腎臓病に伴う骨・ミネラル代謝異常の診療ガイドライン」（以下，CKD-MBDガイドライン）[2]に基づいて，以下の手順で診断，治療を進めていく．

① 活性型ビタミンD製剤や炭酸Caの減量／中止を考慮する．
・透析患者において高Ca血症を呈する場合，おおむね薬剤が原因であることが多い．透析患者における補正Ca，P値に基づいた薬剤の調整法を図1に示す．活性型ビタミンD製剤はCa，P値をともに上昇させ，炭酸CaはCa値を上昇，P

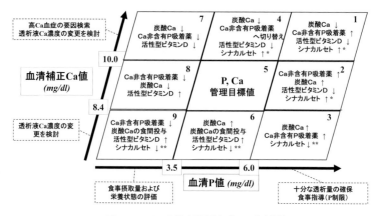

図1 P, Caの治療管理法「9. 分割図」

「↑」は開始または増量,「↓」は減量または中止を示す.＊血清PTH濃度が高値,＊＊もしくは低値の場合に検討する.（CKD-MBDガイドライン,第2章より）

値を低下させることから,これらの薬剤を中止することで補正Ca値が低下することが多い.

・また,補正Ca, P値は互いに鏡像関係で変動することから,Ca非含有P吸着薬（塩酸セベラマー,炭酸ランタン,ビキサロマー,鉄含有リン吸着薬など）を減量/中止することでも,P値が上昇し,補正Ca値が低下することもある.

②血清副甲状腺ホルモン（PTH）濃度が高い場合には,シナカルセト塩酸塩の開始/増量を考慮する.

・透析患者特有の二次性副甲状腺機能亢進症では,過剰なPTH分泌により骨からCaが多量に遊離するため,高Ca血症を呈する.透析患者のPTH管理目標値はintact PTH 60〜240pg/mL, whole PTH 35〜150pg/mLであり,それより高い場合には,PTH抑制薬であるシナカルセト塩酸塩を投与することで,補正CaおよびP値の低下を期待することができる[3].

③高Ca血症の原因として,不動を考える.

・不動や無重力状態など骨への物理的負荷の減少は,骨吸収を促進し骨形成を低下させ高Ca血症を惹起することがある[4]. Intact PTH値が管理目標値内（intact PTH 60〜240pg/mL）にも関わらず,骨回転が亢進している場合には,骨代謝マーカーを測定することが有用である.骨代謝マーカーとして, ALP（alkaline phosphatase）以外にも,骨形成マーカーとしてBAP（bone alkaline phosphatase）,骨吸収マーカーとしてNTx（Cross-linked N-telopeptide of type I collagen）,

TRACP-5b（tartrate-resistant acid phosphatase-5b）などが透析患者の骨代謝回転を推定しうるマーカーとして報告されている[5]．

④高Ca血症が遷延する場合は，悪性腫瘍の可能性も考慮する．

・悪性腫瘍に伴う高Ca血症は，骨を広範囲に直接破壊するlocal osteolytic hypercalcemia（LOH）と腫瘍組織から分泌されるPTH関連蛋白（PTHrP）によるhumoral hypercalcemia of malignancy（HHM）がある．LOHは，腫瘍細胞が骨吸収に直接関与するのではなく，腫瘍細胞と接着している骨髄間質細胞から，IL-1β，IL-6やTNF-αなどの骨吸収刺激因子が骨局所に分泌され，破骨細胞の形成誘導，活性化の過程に作用して，骨吸収を促進する[6]．

・これらは，骨髄腫，乳癌の多発性骨転移，骨浸潤性成人T細胞性白血病（ATL）などで頻度が高い．一方，HHMは，悪性腫瘍に伴う高Ca血症の80～90％を占め，扁平上皮癌（肺癌，食道癌，頭頸部癌），ATL，腎細胞癌，乳癌などの頻度が高い．すべての悪性腫瘍に伴う高Ca血症がLOHもしくはHHMに二分されるわけではなく，ATLでは両者の機序が関与している場合もある．また，褐色細胞腫の一部にはPTHrPを産生し高Ca血症をきたす場合がある．

・稀ではあるが，ビタミンD産生腫瘍も鑑別疾患の1つとなる．サルコイドーシス，慢性肉芽腫症，結核症が疑われる場合は，血中1,25(OH)$_2$D濃度を測定し，高値であればこれらの疾患を疑う．

⑤前述した以外でも，乳製品の過剰摂取やCa/ビタミンDが含まれるサプリメントも，高Ca血症の原因になりえるので注意が必要である．

■ ガイドラインの有無

・日本透析医学会．慢性腎臓病に伴う骨・ミネラル代謝異常の診療ガイドライン．透析会誌．2012; 45: 301-356.

■ 病態解明のために行うこと

①まず，薬剤投与歴を調べる．主な原因薬剤として，活性型ビタミンD製剤，炭酸Caが考えられる．

②副甲状腺ホルモン（intactもしくはwhole PTH）および骨代謝マーカー（TRAP-5b，骨型ALPなど）を測定する．

③不動，骨粗鬆症の可能性を考えるとともに，悪性腫瘍，サルコイドーシス，慢性肉芽腫症，結核症などの合併がないかを疑う．

■ 他科 & エキスパートにいつコンサルトするか

　透析患者に高 Ca 血症を認めた際，緊急性があると判断された場合には，取り急ぎ活性型ビタミン D 製剤や炭酸 Ca などの薬剤を中止しても良い．しかし，これらの薬剤の安易な中止は，PTH 分泌亢進を助長して，PTH のコントロールが困難になっていく可能性があるため，可及的速やかに腎臓専門医，透析専門医へコンサルトすることが重要である．

■ この症例への対策・治療

① まず，血清 P 値，intact（もしくは whole）PTH 値を測定するとともに，アルファカルシドール，炭酸 Ca の減量 / 中止を検討する．

② 高度の二次性副甲状腺機能亢進症（intact PTH > 240pg/mL）がある場合には，補正 Ca，P 値を見ながらシナカルセト塩酸塩を用いると，PTH 値低下とともに，補正 Ca，P 値の低下が期待できる．

③ PTH が管理目標値内にも関わらず，高 Ca 血症を認める場合には骨代謝マーカーを測定する．本症例の場合，腰椎圧迫骨折の既往があり，自宅でも臥床していることが多かったことから，不動や骨粗鬆症の合併の可能性が考えられる．不動による高 Ca 血症の場合には，ビスホスフォネート製剤やデノスマブ製剤の投与が行われることがある[7,8]が，治療としてはまだ確立していない．

④ 遷延性の高 Ca 血症の場合，悪性腫瘍の骨転移，ビタミン D 産生腫瘍などの可能性も考え，全身検索を行う．本症例の場合，下血を伴っており，消化管精査および骨転移の有無を検索する．悪性腫瘍による高 Ca 血症の場合，原因の除去を行うとともにビスホスフォネート製剤やデノスマブの投与も検討する．ただし，透析患者においては蓄積性の問題から，ビスホスフォネート製剤の投与については慎重を期す．

⑤ 遷延する高 Ca 血症の対策として，低 Ca 透析液の使用も 1 つの方法である．

【文　献】

1) Payne RB, et al. Br Med J.1973; 4: 643-646.
2) 日本透析医学会．透析会誌．2012; 45: 301-356.
3) Fukagawa M, et al. Nephrol Dial Transplant. 2008; 23: 328-335.

4) Hyman LR, et al. Am J Dis Child.1972; 124: 723-727.
5) Lehmann G, et al. Clin Nephrol. 2008; 70: 296-305.
6) Mundy GR, et al. Am J Med.1997; 103: 134-145.
7) Cano-Torres EA, et al. Clin Cases Miner Bone Metab. 2016; 13: 46-47.
8) Malberti F. Clin Kidney J. 2012; 5: 491-495. .

コンサルト 22 インタクトPTHが350pg/mLでした．まず何から始めればよいですか？

● 高PTH

> 58歳，男性．原疾患IgA腎症による慢性腎不全でHD歴12年．高血圧を有し狭心症の既往がある．骨折など骨関連疾患の既往はない．P吸着薬の投与を受けているが，定期血液検査でたびたび血中P値は7mg/dL程度と高P血症を指摘されていた．今回，インタクトPTHが350pg/mLと上昇していた．

着眼点

長期透析患者ではPTHの上昇をきたすことが多い．以下に留意して診療を進める．
① 高PTH血症が進展しやすい病態（低Ca血症，高P血症）を評価する．
② 高PTHによる高回転型骨病変（線維性骨炎）の症状（骨痛，関節痛，かゆみ，イライラ感など）や所見の有無を確認する．
③ 骨病変とともに他臓器，特に生命予後との関連が強い心血管合併症の評価と対策を検討する．

■ エビデンスをもとにした検討

① わが国の「慢性腎臓病に伴う骨・ミネラル代謝異常の診療ガイドライン」[1]では，生命予後改善の観点からは，ミネラル代謝異常は血中P濃度，Ca濃度の管理を優先させ，これらを管理目標値内に管理した上で，PTHの管理（管理目標値：インタクトPTH 60〜240pg/mL）を推奨している．そのため，PTH管理はPやCaの適正管理が大前提となる．
② 本症例では，高P血症が持続的に存在していることがうかがわれる．PはPTH分泌を直接促進するため[2]，まずP管理を積極的に行う．
③ 血中PおよびCa濃度が管理されていても，PTHが管理目標上限値（240pg/mL）以上である場合は，二次性副甲状腺機能亢進症治療薬である，活性型ビタミンD

製剤やシナカルセトの投与を検討する．この際，多量の活性型ビタミンD製剤による高P血症や高Ca血症に留意する．またわが国ではシナカルセト導入により副甲状腺摘出術（PTx）を回避できる症例が増加した[3]．これらを勘案すると，シナカルセトと低用量活性型ビタミンD製剤の併用が内科的PTH管理にはふさわしい．

④活性型ビタミンD製剤やシナカルセトによる内科的治療に抵抗する高度の二次性副甲状腺機能亢進症に対してPTxは，骨折リスクの低減[4]や生命予後改善[5]の可能性が示されている．よって，インタクトPTHが500pg/mL以上の高度の二次性副甲状腺機能亢進症症例や，是正困難な高P血症や高Ca血症がみられる症例ではインタクトPTHが500pg/mL以下であってもPTxを考慮する．なお，腫大副甲状腺（最大径1cm以上）が1腺のみの場合は経皮的エタノール注入療法（PEIT）も選択肢となり得る．

⑤PTx後には，高血圧，血管石灰化，心収縮能の改善が示されており，心血管系合併症が重症化するリスクのある症例ではPTxを積極的に考慮する．

ガイドラインの有無

・日本透析医学会学術委員会．慢性腎臓病に伴う骨・ミネラル代謝異常の診療ガイドライン．透析会誌．2012; 45: 301-356.

病態解明のために行うこと

①ポイントは内科的治療の限界を見極め，PTxを行うタイミングを逃さないことである．PTxの判断根拠には，持続的なPTH高値症例における，（1）腫大副甲状腺の存在，（2）骨病変や随伴症状の存在，（3）心血管組織を中心とした異所性石灰化病変の存在，が挙げられる．

②PやCaが適切に管理されていても，PTHが高値の場合は，腫大副甲状腺の有無を超音波やCTにて精査する．最大径1cm以上の腫大副甲状腺が複数確認された場合は，内科的治療に固執せずPTxを考慮する．

③高PTHによる骨代謝回転の亢進に伴う骨病変の評価のために，全身骨のX線検査や骨密度検査を行う．線維性骨炎像（頭蓋骨のsalt and pepper像，椎体のruggerjersey像，中手骨の骨膜下吸収像など）や骨密度の著明な減少が認められた場合は，PTxを考慮する．

④骨代謝回転が亢進している場合は，骨形成系のマーカーである血中アルカリホス

ファターゼ（ALP）値が上昇していることが多い．そのため，上記のような骨関連所見がみられなくても ALP の上昇を伴う高 PTH 症例（但し肝胆道系障害なし）は，厳格な管理と副甲状腺や骨関連所見の注意深い観察が必要である．
⑤血管や心臓弁の石灰化や腫瘤状石灰化を認めた場合も PTx を積極的に考慮する．

■ 他科 & エキスパートにいつコンサルトするか

　高 PTH（二次性副甲状腺機能亢進症）の治療は内科的および外科的治療に大別される．
①内科的治療は，P や Ca の適正な管理をベースとした上で活性型ビタミン D 製剤やシナカルセトを用いて管理する．最大径が 1 cm 以上の腫大副甲状腺は結節性過形成を呈している可能性が高く，活性型ビタミン D 製剤やシナカルセトに抵抗性を示しやすい．そのため内科的治療の継続には副甲状腺の形態（サイズや血流）の定期的な観察が望ましい．
②上記の内科的治療が有効でない症例や，腫大副甲状腺の存在が確認された症例は外科的専門医による PTx の適応についてコンサルトする．
③心血管組織の石灰化病変による動脈硬化病変や心臓弁膜症は循環器専門医によるリスク評価を受けることが望ましい．
④PTx 施行後の骨折や心血管イベント発生リスクの長期的検討は今後の検討課題である．

■ この症例への対策・治療

①本症例では PTH 上昇の回避のために厳格な P 管理が大前提となる．食事内容や P 吸着薬の服薬コンプライアンスの確認も重要である．
②P や Ca の管理と同時に，活性型ビタミン D 製剤やシナカルセトによる内科的治療の強化を試みる．
③腫大副甲状腺の有無について画像的に評価する．
④骨病変の有無について評価する．
⑤虚血性心疾患の既往があることから心血管組織の石灰化など心血管系合併症のリスク評価を行う．
⑥複数の腫大副甲状腺，骨病変，心血管組織の石灰化などがみられる場合は PTx も考慮する．

〔補足〕
　近年，二次性副甲状腺機能亢進症治療薬としてエテルカルセチドが新たに登場した[6]．エテルカルセチドは静注用のCa感知受容体作動薬で，シナカルセトよりもPTH抑制の持続時間が長く，週3回の透析時投与が可能となるため，確実な投与や服薬の負担軽減などが期待される．またシナカルセト内服が困難な症例に対しての有効性も注目される．

【文　献】
1) 日本透析医学会．透析会誌．2012; 45: 301-356.
2) Slatopolsky E, et al. J Clin Invest. 1996; 97: 2534-2540.
3) Tentori F, et al. Clin J Am Soc Nephrol. 2015; 10: 98-109.
4) Rudser KD, et al. J Am Soc Nephrol. 2007; 18: 2401-2407.
5) Komaba H, et al. Kidney Int. 2015; 88: 350-359.
6) Fukagawa M, et al. Nephrol Dial Transplant. in press.

コンサルト 23 インタクト PTH が 30pg/mL でした．治療の必要はありますか？

● 低 PTH

> 72 歳，男性．HD 歴 6 年．原疾患は糖尿病性腎症．定期検査で，血清 Alb 値 3.5 mg/dL，血清 Ca 値 9.4 mg/dL，血清 P 値 6.2 mg/dL，intact PTH 30 pg/mL であった．副甲状腺摘出術の既往はない．現在，炭酸 Ca（500 mg）6 錠，カルシトリオール（0.25 μg）1 カプセルを内服している．Ca 濃度 3.0 mEq/L の透析液を使用している．胸部 X 線では大動脈の石灰化を認める．透析後半にしばしば血圧低下を認め，除水速度を下げることがある．骨折歴はない．

着眼点

透析患者の多くは二次性副甲状腺機能亢進症を合併するが，PTH 値が低い症例に遭遇することも稀ではない．以下の点に留意し，その病態を把握する．
①副甲状腺摘出術の既往の有無，MBD 関連薬剤の使用状況を確認する．
②過剰な Ca 負荷により PTH 分泌が抑制されていないか評価する．
③低 Alb 血症を有する症例では，補正 Ca 値を算出し，高 Ca 血症を見逃さないよう注意する．
④脆弱性骨折のリスクを評価する．

■ エビデンスをもとにした検討

　低 PTH 症例に遭遇した際の対応を国内外のガイドラインと最近の論文を中心に検討した．
①日本透析医学会のガイドラインでは，intact PTH 60〜240 pg/mL の範囲に管理することが望ましいとされている[1]．この管理目標値は，日本透析医学会の統計調査の結果，死亡リスクの低下と関連が見られた範囲に由来する[2]．但し，低 PTH が死亡リスクに及ぼす影響は，ごく僅かである．また因果関係も明らかではない．

②KDIGO（Kidney Disease: Improving Global Outcomes）のガイドラインでは，透析患者のPTH値は正常上限の2倍から9倍（intact PTH 130～585 pg/mLに相当）に維持するのが望ましいとされている[3]．この管理目標の上限値は，DOPPSなどの観察研究の結果[4]に基づく．一方，下限値に関しては明確な根拠は示されていない．

③DOPPSを含む多くの観察研究において低PTHと死亡リスクに一貫した関連性は報告されていない．また近年，副甲状腺摘出術の実施が生命予後の改善につながる可能性も示されている[5]．以上より，低PTHそのものが直接的に生命予後に影響を及ぼす可能性は低く，あるとしてもその影響は限定的と考えられる．

④低PTHに伴う懸念として，過剰な骨代謝回転抑制の結果，無形成骨をきたす可能性がある．しかし，無形成骨が骨強度に及ぼす影響は明らかではない．DOPPSの検討では，低PTHは骨折リスクとはならないことが示されており[6]，また近年，副甲状腺摘出術の実施が骨折リスクの低下につながる可能性も示されている[7]．

⑤無形成骨に関する懸念として，骨のCa緩衝能が低下する結果，行き場を失ったCaが血管に沈着し石灰化の原因となるという病態が提唱されている[8]．しかしこのストーリーは仮説の域を出ず，未だ確証は得られていない．実際，副甲状腺摘出術後は血管石灰化の進展が抑えられることが報告されている[9]．

⑥以上より，低PTHそのものを積極的に是正する根拠は，実は乏しいと考えられる．骨量低下が認められるなど，脆弱性骨折のリスクが高いと考えられる症例では，ヒト遺伝子組み換えPTH（1-34）製剤であるテリパラチドの適応も考慮される．ただし，テリパラチドの骨折リスクへの効果は，透析患者では十分には検証されていない．

⑦近年，活性型ビタミンD製剤には多面的な臓器保護作用がある可能性が示されている[10]．このような観点から，低PTH症例でも低用量の活性型ビタミンD製剤が継続される場合がある．しかし十分なエビデンスはなく，その妥当性に関しては，今後検討が必要と考えられる．

⑧透析患者における低PTHの原因として，Ca含有P吸着薬，活性型ビタミンD製剤，高Ca透析液の使用などによる過剰なCa負荷の結果，PTH分泌が抑制されている場合も多い[5]．このような場合は，低PTH以上にCa過剰に伴う血管石灰化の進展に注意する必要がある．

⑨低Alb血症のある症例では，Payneの式による補正値を用い，高Ca血症を見逃さないように注意する．さらに近年，補正Ca値が正常範囲にあっても，イオン

化Ca濃度は高値である場合があり，そのような症例では死亡リスクが高いことが報告されている[11]．このため，Ca過剰が疑われる症例や，補正Ca値が上限付近にある症例では，イオン化Ca濃度を測定することも考慮する．

■ ガイドラインの有無

①日本透析医学会．慢性腎臓病に伴う骨・ミネラル代謝異常の診療ガイドライン．日透会誌. 2012; 45: 301-356.
②Kidney Disease: Improving Global Outcomes (KDIGO) CKD-MBD Work Group. KDIGO clinical practice guideline for the diagnosis, evaluation, prevention, and treatment of Chronic Kidney Disease-Mineral and Bone Disorder (CKD-MBD). Kidney Int Suppl. 2009; 113: S1-S130.

■ 病態解明のために行うこと

①副甲状腺摘出術の既往の有無を確認する．これがなければ，活性型ビタミンD製剤，シナカルセト塩酸塩による治療により，PTH分泌が過剰に抑制されている可能性を評価する．
②Ca含有P吸着薬の使用（特に活性型ビタミンD製剤を併用する場合），高Ca透析液の使用など，過剰なCa負荷の結果，PTH分泌が抑制されている可能性を評価する．低Alb血症のある症例では，Payneの式による補正値を用い，高Ca血症を見逃さないように注意する．Ca過剰が疑われる場合は，その原因を取り除くとともに，Ca負荷に伴う血管石灰化の程度も評価することが望ましい．
③非常に稀ではあるが，急激な低Ca血症の出現とともにPTH低下を認める場合は，腫大副甲状腺の自己梗塞も鑑別に挙がる．この場合は副甲状腺摘出術後に生じるhungry bone syndromeの管理と同様に，積極的なCa補充療法が必要となる．
④長期間低PTHで経過した症例では，無形成骨を合併している可能性がある．年齢，筋力，日常生活動作，骨密度など，骨折のリスクを総合的に評価する．低回転骨の可能性があり，さらに骨折リスクが高いと考えられる場合は，治療オプションとしてテリパラチドの適応を慎重に考慮する．テリパラチドを透析終了時に使用する場合は，投与直後の血圧低下に十分注意する．

■ 他科＆エキスパートにいつコンサルトするか

①低PTHのみで専門医にコンサルトする必要は，基本的にはない．
②脆弱性骨折を繰り返す場合など骨代謝の詳細な検討が望まれる場合は，骨生検の

適応を含め専門医へのコンサルトを考慮する．

■この症例への対策・治療

①補正 Ca 値 9.9 mg/dL と管理目標範囲の上限に近い値であり，炭酸 Ca（500mg）6 錠，カルシトリオール（0.25 μg）1 カプセルを内服しており，透析液 Ca 濃度 3.0 mEq/L であることから，潜在的に Ca 負荷が過剰である可能性が考えられた．胸部 X 線でも大動脈の石灰化を認め，Ca 過剰の影響が考えられた．イオン化 Ca 濃度を測定すると，2.54 mEq/L と高値であった．

②セントラル透析液供給システムのため透析液 Ca 濃度の変更は困難であったため，炭酸 Ca を中止し，Ca 非含有 P 吸着薬に変更した．またカルシトリオール 0.25 μg をアルファカルシドール 0.25 μg（力価はカルシトリオールの約半分）に変更した．以上の治療により，補正 Ca 値 9.2 mg/dL，血清 P 値 5.6 mg/dL，intact PTH 95 pg/mL となった．

③骨折歴なく，日常生活動作に問題なく，また骨密度も保たれていたことから，病的骨折のリスクは高くないと判断し，テリパラチドを使用する必要性は低いと考えた．また血管石灰化を認め，透析後半にしばしば血圧が低下することから，血管拡張作用のあるテリパラチドの使用はリスクが高いと考えられた．

【文 献】

1) 日本透析医学会．日透会誌．2012; 45: 301-356.
2) Taniguchi M, et al. Ther Apher Dial. 2013; 17: 221-228.
3) Kidney Disease: Improving Global Outcomes (KDIGO) CKD-MBD Work Group. Kidney Int. Suppl. 2009; 113: S1-S130.
4) Tentori F, et al. Am J Kidney Dis. 2008; 52: 519-530.
5) Komaba H, et al. Kidney Int. 2015; 88: 350-359.
6) Jadoul M, et al. Kidney Int. 2006; 70: 1358-1366.
7) Rudser KD, et al. J Am Soc Nephrol. 2007; 18: 2401-2407.
8) London GM, et al. J Am Soc Nephrol. 2004; 15: 1943-1951.
9) Bleyer AJ, et al. Am J Kidney Dis. 2005; 46: 464-469.
10) Shoji T, et al. Nephrol Dial Transplant. 2004; 19: 179-184.
11) Obi Y, et al. J Clin Endocrinol Metab. 2016; 101: 2440-2449.

コンサルト 24

血清マグネシウムが 1.5mg/dL でした．治療は必要でしょうか．また定期的に測ったほうがよいですか？

● マグネシウム

> 78歳，男性，透析歴8年．3年前に急性心筋梗塞を発症し，経皮的冠動脈ステント留置術を施行された．以後，抗血小板薬を投与されていたが，胃潰瘍による貧血を認めたため，2年前よりプロトンポンプ阻害薬を処方されている．血液検査所見：総蛋白 6.4 g/dL，Alb 3.2 g/dL，Na 138 mEq/L，K 4.3 mEq/L，Ca 8.5 mg/dL，P 7.3 mg/dL，副甲状腺ホルモン（intact PTH）321 pg/mL，Mg 1.5 mg/dL．

着眼点

① 血清 Mg 濃度は低値・高値ともに透析患者の生命予後不良と密接に関連するため，定期的な測定を行い，必要に応じて治療介入すべきである．
② 低 Mg 血症の原因について薬剤歴を含めて精査する．
③ Mg の補充が血管石灰化の進行抑制に有用である可能性がある．

■ エビデンスをもとにした検討

本症例における低 Mg 血症の原因を考察するとともに，Mg による心血管リスク軽減の可能性について最近のエビデンスをもとに検討する．

① 尿中 Mg 排泄をほぼ無視できる血液透析患者において，血中 Mg 濃度を規定する要因は，（1）透析液 Mg 濃度，（2）経口 Mg 摂取量[1]，（3）腸管吸収率，である．日本で市販されている血液透析用透析液の Mg 濃度は 1.0 mEq/L のみである．一般に Mg が豊富な食品は K も豊富であり，K 制限下にある血液透析患者はしばしば Mg 摂取量が不足している[2]．

② 薬剤性低 Mg 血症の多くは尿中 Mg 排泄亢進によるものである．一方，プロトンポンプ阻害薬による低 Mg 血症は腸管での Mg 吸収障害によるものと想定されて

おり，透析患者でも低 Mg 血症をきたしうる[3]．いずれの種類のプロトンポンプ阻害薬でも発生する．一般的には 2 年以上の長期使用例に生じるが，数ヵ月間の使用でも著しい低 Mg 血症をきたすことがある．基本的には薬剤の中止が必要で，Mg の経口投与のみでは回復は見込めない．

③近年，Mg の血管石灰化抑制作用について多数の論文が報告されている．特に in vitro で P 負荷により促進される血管平滑筋細胞の石灰化に対して Mg は抑制性に作用する[4]．血液透析患者を対象にした横断研究においても，血中 Mg 濃度低値と血管石灰化の関連が報告されている[5]．さらに，Ca 含有 P 吸着薬に比して Mg 含有 P 吸着薬が血管石灰化の退縮に有用であったとする pilot study が存在する[6]．

④本邦の血液透析患者を対象にしたコホート研究により，透析前血中 Mg 濃度 2.7〜3.0mg/dL において心血管予後が最も良好であることが明らかになった[7]．また，血中 P 濃度の上昇にともなう心血管死亡リスクの上昇の程度は血中 Mg 濃度が高ければ緩和されることも示された**（図 1）**[8]．

⑤したがって，特に血管石灰化や高 P 血症を有する透析患者では血中 Mg 濃度を高めることが心血管リスクの軽減に有用である可能性がある．ただし，高すぎる血中 Mg 濃度も予後不良と関連しており注意が必要である．

⑥血中 Mg 濃度が低下するにしたがって PTH は上昇する[9]．これは副甲状腺 Ca 感受性受容体に Mg が結合し PTH 分泌を抑制するからである．ただしこの作用は Ca に比べると圧倒的に弱い．一方，血中 Mg 濃度が極端に低下し，細胞内 Mg

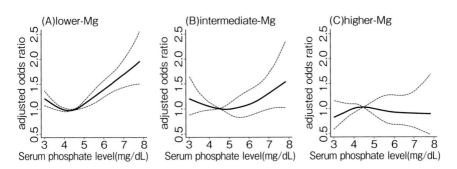

図 1 血液透析患者の血中 P 濃度と心血管死亡リスクに対する血中 Mg 濃度の影響
血中 Mg 濃度；（A）〜 2.6 mg/dL,（B）2.7 〜 3.0 mg/dL,（C）3.1 〜 mg/dL.
点線は 95％信頼区間を示す．

（Sakaguchi Y, et al. 2014）[8]

の枯渇が生じると PTH の分泌不全と末梢組織での作用不全をきたすため，血中 PTH 濃度は低下し，低 Ca 血症をきたす[10]．

ガイドラインの有無

・透析患者の血中 Mg 濃度の管理について言及したガイドラインはない．

病態解明のために行うこと

①食事摂取量・食事内容について問診する．Mg は緑黄色野菜，海藻類，海産物，豆類などに豊富に含まれ，加工食品・ファストフードには乏しい．
②慢性下痢症など腸管吸収不良の原因となる病態がないか精査する．
③プロトンポンプ阻害薬の服用による低 Mg 血症が疑われる場合は，同薬を中止し，必要に応じて代替薬に変更した上で，血中 Mg 濃度の推移を確認する．
④Ca，PTH を含め，他の電解質異常の有無についても確認する．

他科 & エキスパートにいつコンサルトするか

①慢性下痢症など腸管吸収不良が疑われる場合やプロトンポンプ阻害薬による collagenous colitis の鑑別が必要な場合は，大腸内視鏡検査による精査が必要であり，消化器内科にコンサルトする．

この症例への対策・治療

①プロトンポンプ阻害薬の中止により血中 Mg 濃度が回復するかを確認する．通常は中止後数週間で正常化する．胃潰瘍に対して必要であれば，H_2 受容体拮抗薬を処方する（H_2 受容体拮抗薬と低 Mg 血症の関連は報告されていない）．
②心筋梗塞の既往と高 P 血症を有する高齢者であり，血管石灰化の進行抑制や心疾患発症リスクの軽減を期待して血中 Mg 濃度を高めることを考慮しても良いが，エビデンスの確立には今暫く時間を要す．現時点で可能な介入方法は酸化 Mg 製剤の投与である．投与する場合には常に血中 Mg 濃度をモニタリングし，少なくとも高 Mg 血症による症状が出現するとされる 5.0 mg/dL を超えないように注意する．

【文 献】

1) Wyskida K, et al. J Ren Nutr. 2012; 22: 19-26.
2) Luis D, et al. J Ren Nutr. 2016; 26: 190-195.
3) Nakashima A, et al. PLoS One. 2015; 10: e0143656.
4) Montezano AC, et al. Hypertension. 2010; 56: 453-462.
5) Ishimura E, et al. Clin Nephrol. 2007; 68: 222-227.
6) Tzanakis IP, et al. Int Urol Nephrol. 2014; 46: 2199-2205.
7) Sakaguchi Y, et al. Kidney Int. 2014; 85: 174-181.
8) Sakaguchi Y, et al. PLoS One. 2014; 9: e116273.
9) Ohya M, et al. J Clin Endocrinol Metab. 2014; 99: 3873-3878.
10) Quitterer U, et al. J Biol Chem. 2001; 276: 6763-6769.

プロブレム 7
貧　血

基 本 知 識

1 はじめに

　腎臓は，体液の維持・血圧コントロール・老廃物の排泄・酸塩基平衡のほか，活性型ビタミンDを中心とした骨ミネラル代謝やエリスロポエチン（Erythropoietin: EPO）産生による造血など，生体の恒常性を維持するうえでさまざまな役割を担っている．腎機能の低下は，これらの恒常性維持の破綻に繋がることから様々な問題が生じうる．貧血は，慢性腎臓病（Chronic Kidney Disease: CKD）にしばしば合併する病態であり，その多くが内因性 EPO の絶対的あるいは相対的欠乏により惹起されるいわゆる『腎性貧血』である．しかし，消化管出血など様々な要因が絡んでいることも念頭におく必要がある．ここでは，透析患者に貧血が認められた場合，どのように診療を進めて行くべきかについて概説する．

2 透析患者における貧血の鑑別

　一般に認められる貧血の原因は，赤血球の「消費亢進」と「産生低下」に大別される．

● 1．赤血球の消費亢進
　末梢での赤血球破壊と出血による体外喪失がある．網状赤血球数は増加する．急速に進行し重篤な全身状態に陥る可能性が高いため，早期診断と適切な治療が重要である．
1) 末梢での赤血球破壊：溶血性貧血
　　・代表的検査所見：間接ビリルビン上昇・LDH 上昇，ハプトグロビン低下など．

- ・直接／関節クームズ試験陽性・破砕赤血球などで鑑別診断.
2) **出血による体外喪失：消化管出血，性器出血など**
   - ・代表的所見：黒色便，過多月経など.
   - ・消化管内視鏡，産婦人科精査.

● 2. 赤血球の産生低下

　網状赤血球数の増加を認めない. 徐々に進行することが多く，治療も長期化しやすい. 白血球・血小板異常の有無，平均赤血球容積（MCV）値による貧血の分類（小球性・正球性・大球性），網赤血球数の増減を含め鑑別診断を行う.

　以上のようにして貧血の原因が同定された場合には，原因に対する適切な対応を行い，貧血の治療を行う. 透析患者の貧血において，赤血球の消費亢進を認めず赤血球の産生低下が疑われるが，CKD 以外の原因を同定できない場合には腎性貧血を疑う.

3 腎性貧血の定義と診断

　日本透析医学会（JSDT）がまとめた 2015 年版慢性腎臓病患者における腎性貧血治療ガイドライン（2015 年 JSDT ガイドライン）[1] では，以下のように記載されている.

① 腎性貧血とは，腎臓においてヘモグロビン（Hb）の低下に見合った十分量の EPO が産生されないことによって惹起される貧血であり，貧血の主因が CKD 以外に求められないものをいう.

② EPO 産生低下以外の貧血発症要因として，何らかの因子による赤血球造血の抑制・赤血球寿命の短縮・鉄代謝の障害・透析回路における残血・出血・栄養障害など，さまざまな因子の関与が想定されている.

③ 貧血の診断基準値としては Hb 値を用いるべきであり，日本人における貧血の診断は年齢，性差を考慮して以下の基準で行うのが妥当である. 腎性貧血の診断基準はこれに従う

	60 歳未満	60 歳以上 70 歳未満	70 歳以上
男性 Hb 値	< 13.5 g/dL	< 12.0 g/dL	< 11.0 g/dL
女性 Hb 値	< 11.5 g/dL	< 10.5 g/dL	< 10.5 g/dL

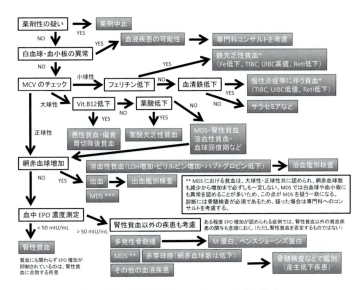

図1 貧血の鑑別診断フローチャート（文献1）

④腎性貧血の診断では，貧血をきたすさまざまな血液疾患を鑑別する必要がある．血液疾患の鑑別には下記検査が役立つ．
(1) 白血球，血小板異常の有無（芽球の存在を含めた分画，形態，数の異常）．
(2) MCV 値による貧血の分類（小球性・正球性・大球性）．
(3) 網赤血球数の増減．
(4) 血中 EPO 濃度の測定（Hb 値 10 g/dL 未満で EPO 50 mIU/mL 未満）．

図1は白血球・血小板の増減，MCV，網状赤血球数を指標とした，2015 年 JSDT ガイドラインでの鑑別診断のフローチャートである．

4 腎性貧血の機序

● 1．エリスロポエチン (EPO) の産生低下

EPO 産生細胞は腎皮髄境界の間質に存在し，酸素分圧の低下に反応して EPO を産生する．腎機能障害により EPO 産生が低下すると，赤血球の分化・増殖能が低下して貧血が生じる．

● 2. 尿毒症性物質の蓄積・炎症性サイトカインの増加

腎機能低下による尿毒症性物質の蓄積およびインターフェロンやTNFαなどの炎症性サイトカインの増加により，EPO反応性が低下する[2]．

● 3. 赤血球の寿命短縮

透析患者においては，浸透圧脆弱性・変形能障害に伴う赤血球膜障害により，赤血球寿命の短縮が想定されており，約20%短縮するとの報告がある[3]．

● 4. 鉄代謝障害

消化管から吸収された鉄は血漿中のトランスフェリンと結合して，血流を介して骨髄の網内系細胞に存在するトランスフェリン受容体を介し，細胞内に取り込まれる．細胞内に貯蔵された鉄は，鉄の汲み出し蛋白であるフェロポルチン1を介して細胞内から血中に放出される．一方，ヘム合成に利用された鉄は，赤血球となり，末梢血に放出される．その後，寿命を迎えた赤血球を貪食・分解することで鉄を血中に再度放出，再利用するというサイクルを繰り返している．このように生体は体内の鉄を排泄せずに再利用を行いながら，ATP産生系への酸素運搬や，酸化還元反応を触媒する酵素の活性中心として鉄を利用している．

CKD患者では炎症性サイトカイン（IL-6）を介して肝臓でのヘプシジン-25合成が亢進しており，腎臓でのクリアランスの低下も影響し，血中ヘプシジン-25濃度の増加が認められる．ヘプシジン-25はフェロポルチン1の発現を抑制することで，血清鉄の低下をきたし，骨髄での鉄利用障害を引き起こす．その結果，細胞内に鉄が蓄積するいわゆる"鉄の囲い込み"という鉄代謝異常が惹起され，ESA低反応性に関与する．また，酸化ストレス増加による栄養障害などもCKD患者における貧血の要因となっていることが考えられる．

5 腎性貧血の治療

腎性貧血の主因が絶対的／相対的EPO欠乏であるため，EPO補充療法は病態に則した治療として効果を挙げている．現在，EPOの補充療法として投与される薬剤は，赤血球造血刺激因子製剤(erythropoiesis stimulating agents: ESA)と呼ばれており，ESAによる治療効果を効率よく発現させるためには，過不足のない鉄補充療法が不可欠である．

1. ESA

　1980年代に遺伝子組み換えヒトエリスロポエチン製剤 (rHuEPO) として登場し，わが国では1990年から日常臨床で投与できるようになると，腎性貧血の治療成績は著しく向上した．これらは，静脈内投与時の半減期は約8.5時間，皮下投与時は約19時間とされており，週1〜3回の投与が必要であった．その後，半減期を長くさせるためにrHuEPOのアミノ酸配列を改変させた製剤がいくつも開発された．これらは効果持続時間が著しく延長しており，従来の製剤と併せてESAと称されるようになった．持続型ESA製剤が登場したことで，月1〜2回の投与でも治療効果が期待できるようになり，血液透析患者だけでなく腹膜透析患者や保存期CKD患者にも外来通院での治療が容易となった．

　ESAの普及により，輸血頻度の減少やQOLの改善効果といった恩恵を享受できるだけでなく，腎保護作用・心機能改善を示すとの報告もなされている[4,5,6]．臓器保護作用については，①酸素供給の増加，②直接臓器保護作用，が挙げられる．

　ESAの投与経路は，皮下注と静注投与が可能だが，血液透析患者においては透析終了時に回路から投与する方法が用いられることがほとんどである．

　ESAによる注意すべき点としては，①血栓・塞栓症，②血圧上昇，③赤芽球癆，④担癌患者への使用，が挙げられる．①・②の機序としては，血管の内皮細胞・平滑筋細胞の増殖や血液粘度の上昇を介して，ESAの過剰投与により脳梗塞の発症率が増加したという報告がある．③については，詳細な機序は不明であるが，内因性EPOに対する自己中和抗体が産生され，骨髄造血が高度に抑制されることが原因とされる．④については担癌患者の死亡率が高くなることが報告されており，担癌患者への使用は慎重にすべきとされている[7]．

2. 腎性貧血治療の開始基準と目標値

　貧血の進行によりQOLが低下するだけではなく，貧血の進行自体が腎機能障害の悪化を促進し，さらには心血管系合併症を増加させることで，生命予後にも悪影響を及ぼす可能性が示唆されている．この疾患概念がCardio-Renal Anemia syndrome（CRA syndrome）である[8]．したがって，この悪循環からの脱却を目指し，腎性貧血の治療が重視されるようになった．

　このような考え方から，Hb値の正常化が理想であると推察されたが，多くの臨床研究はこの仮説を否定した結果となった．まず，心疾患を有するHD患者を対象にしたNormal Hematocrit Study[9]では，ヘマトクリット（以下，Ht）高値群は低値

群に比較して有意に死亡および心筋梗塞の発症率が高くなることが報告された．さらに，保存期 CKD を対象とした大規模臨床試験（CHOIR Study[10]，CREATE Study[11]）では，"ESA による Hb 値正常化"を目標とした場合において想定していた恩恵は得られず，むしろ心血管系の合併症などをはじめとする有害事象が増加するという結果であった．

このような結果から，2012 年に発表された国際的な基準となる KDIGO ガイドライン[12]では，透析患者では Hb < 9.0 g/dL は回避すべき状態であるが，ESA 開始基準に関しては Hb 9.0〜10.0 g/dL において開始することが望ましいとした．また，維持すべき目標 Hb 値についても個々の患者の QOL 改善が望める症例についてはその限りではないとの記載はあるものの，基本的には Hb ≧ 11.5 g/dL は望ましくないとされた．これは，欧米で行われた大規模臨床試験の結果を反映したものとなっている．

わが国のガイドラインである 2008 年版 JSDT ガイドライン[13]では，体液による希釈の影響を受けやすい週初め（前透析中 2 日）の HD 前であり，仰臥位採血による値であることが多いことを考慮し，ESA の開始基準として，複数回の採血で Hb 値 < 10.0g/dL となった時点，目標 Hb 値は 10.0〜11.0g/dL を推奨し，12.0g/dL を超える場合，減量・休薬基準としていた．しかし，その後のわが国のエビデンスでは，Hb 値 11.0〜12.0g/dL でも良好な予後が確認されたことから，2015 年版 JSDT ガイドラインでは目標ヘモグロビン値は 10.0〜12.0g/dL に改訂された．

● 3. 鉄補充療法
1) 鉄代謝の特徴

生体における鉄代謝は，厳格に制御されており，消化管からの鉄吸収と，消化管粘膜や皮膚の脱落による喪失は，ほぼ同等の 1mg/ 日程度で均衡している．この閉鎖された系のなかで，効率的に鉄の代謝が行われるために，網内系で鉄が再利用される．貪食された赤血球中のヘモグロビン由来のヘムから鉄が取り出され，トランスフェリンに受け渡されて骨髄で再利用される．貧血状態が進行すると，赤血球内に存在した鉄が，網内系や肝細胞，さらにはその他の細胞にも蓄積される．

仮に，過剰な鉄が体内に一旦負荷されると，生体外に除去するメカニズムは存在せず，鉄利用に影響することがわかってきた．その主役が，ヘプシジンである．ヘプシジンは，細胞からの鉄の汲み出しを抑制させ，造血時の鉄利用効率を低下させる，鉄の負の調節因子である．その産生・分泌には，鉄過剰，慢性炎症による IL-6

の増加，骨髄における造血刺激，低酸素血症など関与していることが報告されている[14]．

このような状況下で，鉄剤が不適切に投与され，過剰となった場合，鉄は造血に利用されず，体内の様々な臓器・組織に蓄積される．そして，鉄過剰が心血管病変の増悪因子や感染症の原因など，生命予後を悪化させる合併症の原因となりうることが懸念される．そのため，鉄補充療法については，慎重に検討する必要がある．

2) 諸外国とわが国における鉄補充療法の相違

KDIGO ガイドライン[11]では，鉄補充療法を腎性貧血の治療戦略の第一選択に位置付けている．世界基準とされているこのガイドラインでは，血清フェリチン値≦500ng/mL・トランスフェリン飽和濃度（TSAT）≦30%を鉄補充療法の適応としているが，KDIGO ガイドラインの策定に従事したメンバーが欧州の患者向けに公表した European Renal Best Practice（ERBP）position statements[15] においては，鉄補充に慎重な姿勢を取っており，TSAT＜25%・血清フェリチン値＜300ng/mL を開始基準とし，KDIGO の開始基準は欧州にとって超えるべきでない上限値としている．

わが国では，鉄過剰を避けることを基本とし，2008 年版 JSDT ガイドライン[13]では鉄補充療法の開始基準となる『TSAT≦20%かつ血清フェリチン値≦100ng/mL』のみを提示し，いずれかの基準が解消した時点で補充を中止するようにしていた．しかし，その後に多くのデータが集積され，2012 年の JSDT 統計調査報告で，ESA 抵抗性指数（ESAI）を血清フェリチン値または TSAT による層別解析したところ，血清フェリチン値が 50ng/mL 未満または 300ng/mL 以上となった場合に ESAI が高値を示すこと，TSAT の低下に伴い ESA 低反応性が高まることが示された[16]．

さらに詳細な検討の結果，血清フェリチン値が 50ng/mL 未満で Hb 値が急激に低下し，ESAI が上昇すること，TSAT は血清フェリチン値よりも ESA 低反応性に強く影響し，TSAT＜20%にて急激な反応性の悪化が示されることが明らかとなった[17]．これらは 14 万人を超えるわが国の HD 患者の解析結果であることから，ESA 投与中の場合には「血清フェリチン値＜100ng/mL 未満，または，TSAT＜20%未満」という鉄補充の開始基準を提案することも妥当と考えられた．

また，腎性貧血が未治療の HD 患者においては，血清フェリチン値が 50ng/mL 未満であった場合には，ESA に先行した鉄補充療法も考慮しても良いとした．ただし，鉄補充療法の開始基準を従来よりも緩和した場合，鉄過剰の危険性が高まることが予想されるため，鉄欠乏ではなく，かつ，過剰鉄による毒性の懸念も最小限におさえられる目安が必要である．

現時点では，生命予後を基にした解析がないため，前述の ESAI が高値となる 300ng/mL を一応の目安とし，「血清フェリチン値を 300ng/mL 以上に維持する鉄補充療法は推奨しない」との制限を併記した．以上の如く，2015 年版では目標 Hb 値を下回った場合に「ESA を投与する」ではなく「腎性貧血治療を行う」とし，その「腎性貧血治療」として「ESA 投与」と「鉄補充療法」の 2 つの選択肢があり，その選択基準を示すことでより適切な腎性貧血治療を実践できるようになった．

2015 年版ガイドラインにおける鉄補充療法のポイントを**表 1** に記した．また，

表 1　2015 年版：鉄補充療法のポイント

① **ESA 製剤も鉄剤も投与されていない腎性貧血患者に対して**
・Ferritin ＜ 50 ng/mL の場合：
　鉄補充療法を ESA に先行して行うことを提案する．
② **ESA 治療を行っている腎性貧血患者に対して**
・Ferritin ＜ 100 ng/mL かつ TSAT ＜ 20%の場合：
　鉄補充療法を推奨する．
③ **ESA 治療を行っている腎性貧血患者に対して，**
・以下の両者の条件を満たす場合には，鉄補充療法を提案する．
・鉄利用率を低下させる病態が認められない場合．
・Ferritin ＜ 100 ng/mL または TSAT ＜ 20%の場合．
④ **Ferritin 値が 300 ng/mL 以上となる鉄補充療法は推奨しない．**

（文献 1）

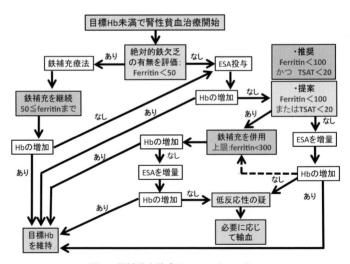

図 2　腎性貧血治療のフローチャート

対象患者毎に示された目標 Hb 値を下回った場合の治療チャートを図2にまとめたので参照されたい．

【文 献】

1) 日本透析医学会．2015年版慢性血液透析患者における腎性貧血治療のガイドライン．透析会誌．2016;49:89-158.
2) Cooper AC, et al. J Am Soc Nephrol. 2003; 14: 1776-84.
3) Vos FE, et al. Am J Kidney Dis. 2011; 58: 591-8.
4) Sharples EJ, et al. J Am Soc Nephrol. 2004; 15: 2115-24.
5) Ishii Y, et al. Nephrol Dial Transplant. 2011; 26: 1157-62.
6) Parfrey PS, et al. Clin J Am Soc Nephron. 2009; 4: 755-62.
7) Pfeffer MA, et al. N Engl J Med. 2009; 361: 2019-32.
8) Palazzuoli A, et al. Int J Clin Pract. 2008; 62: 281-6.
9) Besarab A, et al. N Engl J Med. 1998; 339: 584-90.
10) Singh AK, et al. Nephrol Dial Transplant. 2007; 22: 1806-10.
11) Drüeke TB, et al. N Engl J Med. 2006; 355: 2071-84.
12) Kidney Disease: Improving Global Outcomes（KDIGO）Anemia Work Group. Kidney Int Suppl. 2012; 2: 279-335.
13) 日本透析医学会．慢性腎臓病患者における腎性貧血のガイドライン．2008年版．透析会誌．2008; 41: 661-716.
14) Nemeth E, et al. Science. 2004; 306: 2090-2093.
15) Locatelli F, et al. a European Renal Best Practice position statement. 2013; 28: 1346-59.
16) 日本透析医学会統計調査報告 2012年 (http://www.jsdt.or.jp)
17) Hamano T, et al. Kidney Int Suppl. 2015; 5: 23-32.

コンサルト 25　貧血が見られました．赤血球造血因子製剤，鉄剤の適応と使い方を教えてください．

● 低いヘモグロビン

60歳，男性の糖尿病合併維持透析患者である．ゴルフを毎日のようにしており，血糖値の管理のためにかなり汗をかきながら歩いている．しかし，近頃は歩行中に息切れを自覚している．体重は69kgであるが現在ダルベポエチン40μg/週を使って貧血の管理をしており，Hbは9.2g/dLでMCV，MCHは正常もMCHCのみ低下している．フェリチンは120 ng/mLも，TSATは15%と低い．iPTHは500 pg/mLでPは7.0 mg/dLと高値を呈する．またグリコアルブミンは24.2%であった．インスリンを使うとゴルフの最中に低血糖を起こしたことがあったので，今はインスリンを中止している．ダルベポエチンの投与量をさらに増加させるべきか，あるいは他のESA製剤に変更すべきかと主治医は悩んでいる．

着眼点

①ESA抵抗性が高い場合はいたずらにESA製剤を増量せずに，その原因をまずは調べる．
②鉄欠乏があっても透析患者では，MCV，MCHなどの赤血球恒数は正常なことが多い．血液疾患がなければ，RDW（Red cell distribution width：赤血球容積粒度分布幅）などが参考になる．
③フェリチンは低いところでしか鉄欠乏の指標として役に立たない．

■ エビデンスをもとにした検討

①本症例はダルベポエチンの比較的高容量を投与してもHbが低いため，明らかにESA抵抗性の高い症例である．透析患者では，ESA抵抗性の高い症例では，死亡や心血管イベントによる死亡が多いことが日本からも報告されている[1]．また

TREAT 研究の結果から，ESA 抵抗性の高い症例において ESA を増量して高い Hb を維持することは，生命予後を悪くすることがわかっている[2]．
②しかし，一方で Hb が低いと生命予後が悪いことも複数の研究で報告されている．
③よって ESA を増量しないで，Hb を上昇させる方策を考えなければならないといけないが，その前に ESA 抵抗性の原因を考える必要がある．ESA 抵抗性の一番頻度の高い原因は鉄欠乏である．日本の統計調査の解析結果からは，フェリチンの高低にかかわらず，TSAT が 30～40％においてもっとも ESA 抵抗性が低いことがわかっている[3]．フェリチンは TSAT が低い時には ERI 抵抗性を予測するが，フェリチン自体が高い時にはむしろ ESA 抵抗性が高いことが多い[3]．
④保存期の鉄の経口投与と経静脈投与のランダム化無作為介入研究では，経静脈投与では，感染症と心血管イベントが 2 倍以上有意に多かったことが報告された[4]．
⑤本症例では血清 P 値が高いが，高 P 血症に対してクエン酸第二鉄を投与すると貧血が改善し，ESA 投与量が減ることが RCT で報告されている[5]．
⑥二次性副甲状腺機能亢進症も ESA 抵抗性の大きな原因である．シナカルセトなどで二次性副甲状腺機能亢進症の治療をすることで ESA 抵抗性が改善することも日本から報告されている[6]．
⑦最近では糖尿病合併の透析患者において DPP-4 阻害薬の投与で，貧血が改善し ESA 抵抗性が改善することも RCT で報告されている[7]．

■ ガイドラインの有無

① 2015 年版日本透析医学会，慢性腎臓病患者における腎性貧血治療のガイドライン．透析会誌．2016; 49: 89-158.
② Kidney Disease: Improving Global Outcomes (KDIGO) Anemia Work Group. KDIGO Clinical Practice Guideline for Anemia in Chronic Kidney Disease. Kidney Int., Suppl. 2012;2:279-335.

■ 病態解明のために行うこと

①フェリチンが 100 ng/mL 以上あるにも関わらず，TSAT は 20％以下である．鉄が囲い込みされるような炎症が隠れていないか C 反応性蛋白（CRP）などで評価する．これが高い場合は，原因を精査する．本症例では，糖尿病もあり足病変の有無の確認，虫歯や歯槽膿漏の有無，慢性副鼻腔炎の有無も調べたい．炎症以外の原因としては，悪性腫瘍がある．
②今までの検査値の経過を振り返り，いつから ESA 抵抗性が高くなったのか（つ

まりいつから Hb が低下してきたか，あるいは ESA を増量しているか）を調べ，これが MCHC の低下や TSAT の低下の時期と一致しているか調べる．また PTH の上昇ともリンクしているかも調べる．

③鉄欠乏の原因を調べる．汗には鉄が含まれ，スポーツに伴う夏場の著しい発汗は原因の1つになりうる．しかし，主たる要因になることはまれであり，透析回路内の凝固に伴う残血が近頃増えていないか，胃痛やタール便はなかったのか，などを問診する．

④鉄剤の経口投与を考える場合には，かつて鉄剤を内服した際の副作用やコンプライアンスを患者に聞く．

■ 他科 & エキスパートにいつコンサルトするか

貧血だけでなく白血球や血小板の低下，すなわち3系統とも低下している場合は骨髄異形成症候群 (MDS) などのこともあるので，血液内科にコンサルトする．MDS の診断がつけば，保険診療で使うことのできるダルベポエチンの最大投与量が多くなる．

活動性のある消化管出血が存在する場合には，消化器内科での上部内視鏡検査が必要である．

■ この症例への対策・治療

① CRP が高いなどの炎症や感染による鉄の囲い込みがなければ，日本からのガイドラインの ESA 使用中の鉄投与基準，「フェリチン＜ 100 ng/mL または，TSAT ＜ 20 ％」を満たすので，鉄の投与をまず開始するべきである．静注製剤と経口薬があるが，本邦で使用可能な静注製剤はフェジンのみである．

・フェジンの添付文書には，「本剤は，経口鉄剤の投与が困難か不可能な場合に限り使用すること」と書かれている．本症例の場合は，血清 P 値も高いのでクエン酸第二鉄の投与を開始する．貧血が改善することで，将来的には ESA を減量できる．投与量はフェリチンが 300 ng/mL を超えないように調節する．

②二次性副甲状腺機能亢進症は ESA 抵抗性の原因となる．シナカルセトなどを投与して PTH を低下させれば，貧血が改善し ESA を減量できることが多い．またシナカルセトの投与で血清 P 値の低下も期待できる．

③本症例では血糖値の管理が良いとは言えない．運動中の低血糖の既往もあることから，インスリンなどは使いにくい．また本症例では，運動療法は十分やってい

るようである．低血糖を起こしにくいDPP-4阻害薬の投与によって血糖値だけでなく貧血を改善することも知られており，投与を開始する．ただし，製剤によっては透析患者で投与量の調節が必要である．

【文 献】

1) Fukuma S, et al. Am J Kidney Dis. 2012; 59: 108-16.
2) Solomon SD, et al. N Engl J Med. 2010; 363: 1146-55.
3) Hamano T, et al. Kidney Int Suppl (2011). 2015; 5: 23-32.
4) Agarwal R, et al. Kidney Int. 2015; 88: 905-14.
5) Umanath K, et al. J Am Soc Nephrol. 2015; 26: 2578-87.
6) Tanaka M, et al. PLoS One. 2016; 11: e0164865.
7) Abe M, et al. Diabetes Res Clin Pract. 2016; 116: 244-52.

コンサルト 26　ヘモグロビンが 14g/dL でした．放っておいてもよいですか？対策をとる必要はありますか？

● 高いヘモグロビン

> 62歳，女性．慢性糸球体腎炎由来の腎不全にて15年前から血液透析にて治療中の患者．以前は腎性貧血を伴っており，ESA（エポエチンα 4500 IU/週）の投与を受けていたが，5年前からESA及び鉄剤の投与は受けていない．血液透析中の血圧は安定しており，心・胸郭比は48％であった．先日の透析前の採血において WBC 6,300/mL, RBC 682万/mL, Hb16.2 g/dL, Hct 52.2%, MCV 85.6 fL, PLT 24.2万/mL と高Hb血症を認めた．

着眼点

維持透析（HD）患者の多くは貧血を伴い，高Hb血症を呈する症例は稀である．以下の点に留意し診断・治療を行う必要がある．
①貧血治療（サプリメントを含む）の有無を確認する．
②現在のドライウエイトが適正か？脱水傾向の有無を確認する．
③血栓性合併症（心筋梗塞・脳梗塞）の既往歴を確認し対応を考慮する．
④二次性多血症の有無を確認する．

■ エビデンスをもとにした検討

　現在までにHD患者における多血症のガイドラインは発表されておらず，WHO[1]や日本血液学会[2]から発表された診断基準・ガイドラインや最近の論文を中心に検討した．
　赤血球数が絶対的にもしくは相対的に増加する患者をみた場合は多血症を疑う必要がある．多血症は真性・二次性・相対的多血症に分類されている．それぞれ原因となる病態や対処方法が異なるためしっかり鑑別する必要がある．

①真性多血症（骨髄増殖性疾患）：白血球数や血小板数に比して赤血球数の増加が顕著で多くの症例でJAK2チロシンキナーゼの遺伝子変異を認める．本邦では年間10万対2の割合で発症する．脳梗塞や心筋梗塞の発症を契機に発見されることもある．
②二次性多血症：(1) 過剰なエリスロポエチン産生，(2) 低酸素，(3) レニン・アンジオテンシン系活性，(4) 造血成長因子，(5) 内因性アンドロゲン等が原因となる多血症．
③相対的多血症：(1) 循環血流量の低下（脱水・喫煙），(2) ストレス等が相対的多血症の原因となる．

以上，原因疾患の検索やそれらの対応を優先させるべきであるが，多血症患者においては血栓性疾患の予防も重要となる．

日本血液学会造血器腫瘍診療ガイドライン[2]では真性多血症患者に対してはHt値45％未満を目標に1回200〜400 mLの瀉血を月に1〜2度のペースで行うことが推奨されている．また高齢者や心血管障害を有する例では，循環動態の急激な変化を避けるため少量（100〜200 mL）・頻回の瀉血が望ましいとも推奨されている．多血症を伴うHD症例への瀉血療法の適応や具体的な方法は示されていないがHD症例は高頻度に脳・心血管系合併症を併発していることや内シャント閉塞を予防する観点からも必要に応じて瀉血療法を行う必要がある．またHD症例へ瀉血療法を行う際にも，上記ガイドラインを参考にHD療法の際に少量・頻回の瀉血が望ましい．

■ ガイドラインの有無

①真性多血症診断基準 WHO版（2016年）[1]
②日本血液学会造血器腫瘍診療ガイドライン（2013年）[2]

■ 病態解明のために行うこと

① HD患者は循環動態の変化を伴うことが多いため相対的多血症を除外する必要がある．このためHD中の循環動態や胸部X線写真・心臓超音波検査等で適正なドライウエイトが設定されているか否かを確認する．
② 二次性多血症の原因として以下の病態が考えられている[3]．
　(1) 過剰なエリスロポエチン産生：①エリスロポエチン産生腫瘍，②肝細胞癌，③腎癌，④血管芽細胞腫，⑤胃癌．

(2) 慢性低酸素血症：①左→右シャント，②閉塞性睡眠時無呼吸，③慢性呼吸器疾患，④高地での生活，⑤慢性一酸化中毒，⑥異常血色素症．
(3) レニン‐アンジオテンシン系活性：①腎移植後，②腎動脈狭窄，③慢性低血圧．
(4) 造血成長因子（IDF-1，sSCF）：腎移植後．
(5) 内因性アンドロゲン：腎移植後．

・多血症を伴う HD 症例の多くが高エリスロポエチン血症を伴っていると報告[3]されており二次性多血症の鑑別が重要となる．二次性多血症の原因疾患にはエリスロポエチン産生腫瘍が含まれる．よって画像検査・内視鏡検査を中心とした腫瘍の検索が求められる．また閉塞性睡眠時無呼吸を伴う HD 症例に二次性多血症が併発したとの報告もある[4]．よって閉塞性睡眠時無呼吸や慢性呼吸器疾患等による慢性低酸素血症も，鑑別の際に考慮すべき疾患と考えられる．
③上記，相対的多血症・二次性多血症が該当せず血中エリスロポエチン濃度も低値であれば，真性多血症が疑われるため血液内科へのコンサルトが望ましい．

■ 他科 & エキスパートにいつコンサルトするか

①まず相対的多血症であれば，透析専門医が適切なドライウエイトの設定を行う．
②二次性多血症の原因検索においてエリスロポエチン産生腫瘍が特定された症例は，該当する科（外科）にコンサルトを行う．
③また慢性低酸素症が原因であれば，呼吸器内科へのコンサルトが必要となる．
④相対的・二次性多血症が否定され真性多血症が強く疑われる場合は，血液内科へのコンサルトが必要となる．近年，真性多血症に対して JAK2 阻害薬，その他のチロシンキナーゼ阻害薬，ペグ化インターフェロン α 等の新規薬剤の臨床試験が実施されており，それらの効果が期待されている．

■ この症例への対策・治療

①不適切な貧血治療の確認：HD 症例において多血症は稀な疾患であるため，これら患者で高 Hb 血症をみた場合は，まず鉄剤等のサプリメントを含め貧血治療（ESA・鉄補充療法）の可能性を排除する必要がある．本症例は以前 ESA により腎性貧血治療を受けていたが，現在は ESA や鉄剤の投与も受けていない．
②脱水の確認：HD 症例においてはドライウエイトの不適切な設定により脱水状態となり相対的多血症に陥っている可能性を否定する必要がある．本症例は透析中

の循環動態も安定しており，心・胸郭比も脱水を示す所見はないので相対的多血症は否定的である．

③ **二次性多血症の鑑別**：20名の維持透析患者（HD患者：16名，腹膜透析患者4名）に合併した赤血球増多症患者の臨床的特徴をまとめた報告では，糖尿病（35％），慢性糸球体腎炎（35％），多発生嚢胞腎（15％），不明（15％）と腎不全の原因疾患には特徴は示さない．さらに10％の患者がESA療法，30％の患者が鉄補充を受けており，以前に受けていた貧血治療が多血症に及ぼす影響も明らかにはなっていない．一方，維持透析患者で多血症を伴う症例の血中エリスロポエチン濃度は65％が高値を30％が正常値を示していることも報告されている[3]．よって維持透析患者の多血症を診断するにあたり，まず血中エリスロポエチン濃度を測定し，高値であれば二次性多血症の鑑別が重要となる．

④ **瀉血療法の適応**：HDにおける具体的な瀉血の基準・方法は明らかにされていないが，多くのHD症例が脳・心血管系合併症を合併していることや，内シャント閉塞のリスク，透析療法の除水による血液の濃縮を考慮すれば，透析後のHb値を基準に適切に瀉血療法を検討することが望ましい．

【文　献】

1) Barbui T, et al. Blood Rev. 2016; 30: 453-459.
2) 造血器腫瘍診療ガイドライン2013年版．日本血液学会編．2013，金原出版．
3) Sheqwara J, et al. Am J Nephrol. 2013; 37: 333-8.
4) 松浦友一，他．透析会誌．2009; 42: 581-586.

コンサルト 27　ESA を十分量使っていますが，Hb 10g/dL 以上になりません．どうすればよいでしょうか？

● ESA 低反応性

> 62 歳，男性．血液透析（HD）歴 6 年．原疾患：IgA 腎症．HD 導入時から貧血を認め，rHuEPO 1,500 単位 / 週で Hb 値 10〜11g/dL を維持していた．しかし，半年前から徐々に貧血が進行，rHuEPO を 9,000 単位 / 週まで増量したが改善せず，Darbepoetin α 120μg 毎週 1 回静注にしても Hb 値 10g/dL 未満である．数ヵ月前から左肩痛を自覚している以外に全身状態は良好で，脳血管障害や心疾患を認めず，ドライウエイトの変化もない．

着眼点

① 腎性貧血と診断して良いか？
② なぜ ESA 投与に対する効果が乏しいのか？
③ ESA 低反応性に対して ESA 増量は正しい治療か？

■ エビデンスをもとにした検討

① **貧血の鑑別**：腎性貧血とは，Hb 値の低下に見合った十分量の内因性エリスロポエチン（EPO）が腎臓で産生されないことによって惹起される貧血であり，貧血の主因が CKD 以外にはないものをいう．しかし，透析患者では消化管出血・薬剤性骨髄障害・鉄欠乏性貧血・栄養障害などに加え，骨髄異形成症候群を含めた血液疾患を認めることも稀ではない．まずは貧血の鑑別診断を行い，その病態に則した治療を行うことが重要である．診断指針については，基本知識の項に掲げた『貧血の鑑別診断フローチャート』を参照して頂きたい．

② **腎性貧血に対する治療**：腎性貧血と診断できたら，いつからどのように治療をすべきか，維持目標をどう設定するかを検討する．欧米とわが国のガイドライン[1, 2]に若干の相違があるが，Hb 値 9g/dL 未満となってからでは予後に悪影響がある

との見解は共通している.
・本症例は62歳の男性HD患者で心血管系合併症も認めないことから，わが国のガイドラインではHb値10g/dL未満になったら治療を開始し，10～12g/dLを維持目標とすることが推奨されている．したがって，十分量のESAを投与してもHb値10g/dL未満であるなら，病態を的確に評価した上で適切な治療を行うべきである．
③ **ESA低反応性の検証**：貧血を惹起する疾患が除外された腎性貧血においては，内因性EPO欠乏に対する補充療法としてのESA投与が最も効果的な治療となる．しかし，ESA投与にもかかわらず期待するHb値の改善が得られない場合，骨髄におけるESAの反応性を低下させている病態の有無を検証する必要がある．

■ ガイドラインの有無

①日本透析医学会. 2015年版慢性血液透析患者における腎性貧血治療のガイドライン. 透析会誌. 2016;49:89-158.
②Kidney Disease: Improving Global Outcomes (KDIGO) Anemia Work Group: KDIGO clinical practice guideline for anemia in chronic kidney disease. Kidney Int Suppl. 2012; 2: 279-335.

■ 病態解明のために行うこと

①まず，貧血の鑑別診断を行う．CKD以外の疾患があるかを鑑別診断のフローチャートを参考にしながら精査するが，末梢血の造血3系統（白血球・赤血球・血小板）の評価が最も基本となる．透析患者は多彩な併存症を有しているため，消化器疾患や感染症などを含めた全身状態の評価が重要である．
②腎性貧血と診断できた場合，ESAへの治療反応を低下させる病態が併存しているかを検証する．表1にESAの反応性を低下させている病態をまとめた．これらの病態の中には，貧血の原因となりうるものも含めており参考にして欲しい．
③過不足のない体内鉄が維持されているかを検証することは，ESA療法を施行している透析患者において大変重要である．鉄欠乏性貧血は鉄補充療法の適応であり，透析患者でも同じである．しかし，通常の鉄欠乏性貧血の診断基準を満たす透析患者は少ない．その要因として，透析患者では尿毒症状態や透析療法により軽微な炎症が持続していることは稀ではなく，体内の貯蔵鉄量と比較して血清フェリチン値がやや高値を示しやすいことが指摘されている．
・すなわち，鉄欠乏性貧血の診断基準には合致しないが，鉄不足という状態が透析

表1 ESA低反応性の原因と考えられる病態

・出血・失血 　消化管出血や性器出血などの慢性失血，ダイアライザの残血． ・造血障害 　感染症（血液アクセス，腹膜アクセス感染を含む）． 　炎症． 　自己免疫疾患． 　移植腎の慢性拒絶反応． 　高度の副甲状腺機能亢進症（線維性骨炎）． 　アルミニウム中毒症． ・造血に必要な要素の欠乏 　ESA療法による赤血球造血亢進状態における相対的鉄欠乏． 　銅・葉酸・ビタミンC・ビタミンB_{12}欠乏．	・造血器腫瘍，血液疾患 　骨髄異形成症候群・多発性骨髄腫・悪性腫瘍． 　溶血・異常ヘモグロビン症． ・脾臓機能亢進症 ・抗EPO抗体の出現 ・その他の因子 　不十分な透析，透析液の非清浄化，尿毒症物質の貯留． 　レニンアンジオテンシン系抑制薬（ACE阻害薬/ARB）の投与． 　低栄養． 　亜鉛・カルニチン欠乏． 　ビタミンE欠乏

患者には存在する．このような状態ではしばしばESA低反応性を示す．わが国のガイドラインでは，鉄補充を開始する基準を示しているのであり，鉄欠乏性貧血の診断基準ではないことに注意して欲しい．

■他科＆エキスパートにいつコンサルトするか

・透析患者では，萎縮した自己腎に認められる腎細胞癌や消化器癌など，悪性腫瘍の合併頻度が高いことを念頭において日常の診療を進める必要がある．このような病態が疑われる場合には，当該診療部門の専門医へ遅滞なくコンサルトする．
・また，骨髄異形成症候群などの血液疾患に遭遇することも稀ではない．貧血に加え白血球あるいは血小板に異常を認める場合は，血液疾患等を疑い血液専門医へ紹介する．

■この症例への対策・治療

①本症例のまとめ：血液検査：WBC 4600/μL，RBC 2.92×10^6/μL，Hb 9.2g/dL，Ht 27.8%，Plat 19.6×10^4/μL，BUN 94 mg/dL，Cr 13.6 mg/dL，Na 141mEq/L，K 5.8 mEq/L，Cl 111mEq/L，Ca 8.8mg/dL，P 6.8mg/dL，intact PTH 480pg/mL，Fe 72 μg/dL，TIBC 244 μg/dL，血清フェリチン 125pg/mL，CRP 1.6mg/dL．
胸部X線写真所見：肺野に異常陰影認めず．心拡大なし．左肩関節周囲に石灰

沈着を認める．
- 以上より，CKD に伴う二次性副甲状腺機能亢進症（SHPT），および右肩関節の異所性石灰化による炎症が併存症として認められたが，全身精査ではその他に有意な異常は認められなかった．

② 本症例における ESA 低反応性の原因は，SHPT と血清 P 値のコントロール不良と相俟って，炎症を伴う異所性石灰化を惹起したためと考えられた．高度の SHPT では，骨髄腔での線維芽細胞増殖による造血細胞数の減少，赤血球寿命の短縮などが指摘されている．また，炎症は骨髄細胞の ESA に対する応答性を低下させる．

③ 本症例の治療は，SHPT と血清 P 値のコントロールが基本であり，食事療法の強化と Ca を含まない経口 P 吸着薬を投与し，シナカルセトを併用した．治療開始 1 ヵ月後には Ca 8.6mg/dL，P 5.2mg/dL，intact PTH 160pg/mL，CRP 0.3mg/dL，血清フェリチン 68pg/mL となり，異所性石灰化は残存するものの疼痛は消失し，Hb 値は 10.4g/dL まで改善した．

- ただし，その後しばらくは ESA の減量はできなかった．血清フェリチンは 125pg/mL から 68pg/mL へ減少しており，ESA 反応性の改善に伴い体内貯蔵鉄が造血に利用されたと考えられたが，相対的な鉄不足の可能性も考慮する必要がある．
- 2015 年版日本透析医学会のガイドラインでは，鉄利用を妨げる病態がなくて，TSAT < 20％または血清フェリチン値 < 100pg/mL の場合には，鉄補充療法を検討することも許容している．本症例では，血清フェリチン値が 100pg/mL を超えるまで週 1 回の静注鉄補充を併用したところ，Hb 値は徐々に改善して 11.2g/dL となり，ESA 投与量を半減しても Hb 値を維持できた．

■総括

腎性貧血に対して ESA を投与しても造血反応が改善しない場合には何らかの原因がある．多様な病態が混在する透析患者では，この ESA 低反応性に対する原因検索が不十分なことが多い．この検証をせず安易な ESA 増量を継続すると，心血管系イベントの増加など生命予後を悪化させる危険性が高い[3,4,5]．さらに，ESA 低反応性を惹起する病態自体が，透析患者の予後に影響することも考えられる．ESA 低反応性を認めた場合には，患者の予後改善のために十分な検証が必要である．

【文 献】

1) Kidney Disease. Kidney Int Suppl. 2012; 2: 279-335.
2) 日本透析医学会．透析会誌．2016; 49: 89-158.
3) Besarab A, et al. N Engl J Med. 1998; 339: 584-90.
4) Singh AK, et al. Nephrol Dial Transplant. 2007; 22: 1806-10.
5) Drüeke TB, et al. N Engl J Med. 2006; 355: 2071-84.

プロブレム 8
糖・脂質

基本知識

1 透析患者の血糖管理

1. 透析患者の血糖管理の目的

　透析患者の血糖管理の目的は何か．わが国の2型糖尿病透析患者の観察研究では，HbA1c（NGSP値）が8％前後以上で総死亡高リスクと関連する[1,2]ことが報告されており，透析導入後の血糖管理の目的は死亡リスクを抑制することと設定できる．
　海外の糖尿病透析患者におけるHbA1cと総死亡リスクはU字型になる[3]．解析モデルにより結果が異なるため，具体的な値は述べにくいが，HbA1cが著しく高い群や低めの群でも死亡リスクが高くなる．血糖が正常であることがマイナスに作用するというよりは，低栄養状態が悪影響を与えている可能性がある．血糖管理のみならず栄養管理の重要性が示唆される．

2. 透析患者に適した血糖コントロール指標

　腎性貧血の治療では，Hb代謝が高まり，Hbが血糖に暴露される期間が短縮するため，血糖値の割にHbA1cが低めに出る[4]ことも知られている．そのため，日本透析医学会では透析患者ではグリコアルブミン（GA）を用いることを推奨している．逆に，GAが血糖値の割に高い値を示すことも経験され，低栄養や肝機能障害に伴いアルブミン代謝回転が低下している症例では注意が必要となる．

3. 透析患者の血糖管理の診療ガイドライン

　日本透析医学会の「血液透析患者の糖尿病治療ガイド2012」[5]は「Ⅰ.血糖管理，Ⅱ.食事エネルギー量，Ⅲ.合併症管理」からなり，広範な分野をカバーしている．そのうち「Ⅰ.血糖管理」は（1）血糖コントロールの意義と指標・目標値，（2）血

表1 糖尿病透析患者の血糖コントロールの意義と指標・目標値

ステートメント
1. 透析開始前の随時血糖値（透析前血糖値）およびグリコアルブミン（glycated albumin: GA）値を血糖コントロール指標として推奨する．
2. ヘモグロビンA1c（HbA1c）値は貧血や赤血球造血刺激因子製剤の影響により低下し，透析患者の血糖コントロール状態を正しく反映しないため参考程度に用いる．
3. 随時血糖値（透析前血糖値：食後約2時間血糖値）180〜200 mg/dL未満．GA値20.0％未満．また，心血管イベントの既往歴を有し，低血糖傾向のある対象者にはGA値24.0％未満を血糖コントロールの暫定的目標値として提案する．しかし，確定値の設定には今後の研究成果を待つ必要がある．
4. 低血糖のリスクを回避しつつ，生命予後の向上を目指して随時血糖値（透析前血糖値），GA値などを総合的に判断しながら，血糖コントロールをする必要がある．

（日本透析医学会）[5]

表2 血糖値管理指標の測定頻度

ステートメント
1. インスリン製剤を使用中の場合，透析開始前の随時血糖値（透析前血糖値）と透析後の随時血糖値を毎回測定することを推奨する．
2. 経口血糖降下薬を使用中の場合，透析前血糖値を週1回測定することが望ましい．
3. 上記薬物療法を使用せずに血糖が良好にコントロールされている場合においても，透析前血糖値を最低1か月に1回測定することが望ましい．
4. GAは1か月に1回測定することを推奨する．
5. 非糖尿病患者においても，最低12か月（1年）に1回透析前血糖値およびGAを測定することを推奨する．

（日本透析医学会）[5]

糖値管理指標の測定頻度，(3) 透析液ブドウ糖濃度，(4) 血液透析施行中の高血糖，低血糖への対処，(5) 経口血糖降下薬，(6) インスリン療法，(7) インスリン以外の注射薬：GLP-1受容体作動薬のチャプターから構成されている．

　透析医がもっとも知りたいのは，血糖管理の指標として何を用い，管理目標値はどうすればよいかという点であろう．これらの点について，日本透析医学会ではHbA1cよりGAを推奨し，管理目標値はGA＜20％，ただし心血管イベントの既往歴を有し，低血糖傾向のある対象者にはGA＜24％を暫定的目標値として推奨している（**表1**）．また，GAは1ヵ月に1回測定することを推奨している（**表2**）．

● 4. 糖尿病透析患者の治療上の注意

　非透析患者とは異なり，血液透析中の糖尿病患者では，毎回の血液透析治療にともなう血糖変動がある．透析中の低血糖や透析後の血糖上昇（透析起因性高血糖）

を避けるために，比較的高いブドウ糖濃度の透析液の使用も考慮すべきであろう．

　腎不全を有するということで，使用できる糖尿病治療薬には制約がある．多くのスルホニル尿素薬，ビグアナイド薬，チアゾリジン薬は透析患者では禁忌とされる．DPP-4阻害薬，αグルコシダーゼ阻害薬，速効型インスリン分泌促進薬の一部は使用可能である．詳細は，前述の治療ガイド[5]を参照されたい．

　インスリン治療は，1型糖尿病症例，内因性インスリン分泌の枯渇した2型糖尿病症例や膵性糖尿病患者では生命維持のために必要な治療である．血糖コントロールを改善するために，あるいは異化（やせ）亢進を抑制する目的でインスリン治療が望ましい症例では，何よりも低血糖を生じないこと，患者のQOLをかえって低下させないことなどを総合的に判断することが重要である．糖尿病専門医にコンサルトすることも検討していただきたい．

　血糖値をより厳格に管理することを通じて，糖尿病透析患者の死亡やCVDリスクが抑制できるのではないかと期待されるものの，ランダム化比較試験によるエビデンスはない．現行の診療ガイドラインは観察研究や専門家の意見に基づくものであることに注意が必要である．少なくとも，過度の血糖低下によって低血糖症状や低血糖で誘発される有害事象を増加させないことが重要であろう．

2 透析患者の脂質管理

● 1．透析患者の脂質を管理する目的

　透析患者に限らずの脂質管理の目的は，CVDリスク低下にある．確かに，血清トリグリセライド（TG）が1,000mg/dLを超える著しい高TG血症では急性膵炎のリスクが高まるが，透析患者における急性膵炎とTGの関連は報告がない．

　海外のコホート研究[6]によると，CVD発症リスクは低比重リポ蛋白コレステロール（LDL-C）が高いほど高まるが，その関連は，eGFRが90，60，45，30 mL/分/1.73m^{2}と低値を示すほど弱くなっており，eGFRが15になるともはや有意な関連を示さないという．また，透析患者全体でみると，総コレステロールが高いほど総死亡リスクが低く，炎症・低栄養の存在が逆転現象の原因といわれている[7]．また，善玉コレステロールとして知られるHDL-Cについても，透析患者では低値群とともに高値群で死亡リスクが高いとの現象[8]が報告されている．さらに，透析患者を対象に実施された欧米におけるランダム化比較試験は3つ報告があり，スタチン単独[9,10]，あるいはスタチン・エゼチミブ併用による脂質低下療法は，プラセボ群

と比較してCVDリスクを下げなかったという結果が報告されている．このような事実に基づき，海外では透析患者における脂質管理に意義を認めない論調になってきている．

一方，わが国の透析患者のコホート研究[11]ではHDL-Cが低いほど，またnon-HDL-Cが高いほど，新規の心筋梗塞発症リスクが高いことが示されており，非腎不全症例と類似の関連が認められている．わが国の透析患者を対象としたランダム化比較試験があるわけではないが，透析患者においても脂質管理に意義があると考える根拠となっている．

2. 透析患者の脂質管理の診療ガイドライン

日本透析医学会では，日本動脈硬化学会や日本腎臓学会の脂質管理に関する診療ガイドラインと同様に，管理目標値を定めて達成に努める形式（Treat-to-target方式）の診療ガイドライン[12]を出している（表3）．

その後KDIGOから出たガイドライン[13]では，脂質治療が必要な患者に有益な治療を推奨するという立場をとっている．治療が必要な患者とはCVDリスクが高

表3 日本透析医学会による透析患者の脂質管理の推奨事項

Ⅰ．脂質異常症（ステートメント）
1. 透析患者においても，脂質異常症は心血管疾患，特に心筋梗塞発症の独立した危険因子である（B）．
2. ルーチン評価には，透析前（随時採血）のLDL-C，Non-HDL-C，HDL-C，TGでよい（1B）．
3. 管理目標値は，虚血性心疾患の一次予防では，LDL-C 120mg/dL未満，あるいはNon-HDL-C 150mg/dL未満，二次予防ではLDL-C 100mg/dL未満，あるいはNon-HDL-C 130mg/dL未満とする（2C）．
4. 食事・運動療法にて脂質管理目標に達しなければ，スタチンの投与を考慮する（2B）．
5. 低脂血症を呈する場合は，栄養状態の評価と対策を考慮することが望ましい（2C）．

（日本透析医学会）[12]

表4 国際腎臓ガイドライン（KDIGO）による脂質管理ガイドライン

対象	ステートメント要点	推奨度
G3-5 保存期 ≧50歳	スタチン単独またはスタチン／エゼチミブ併用による治療を推奨する．	1A
G5D 透析成人	スタチン単独またはスタチン／エゼチミブ併用療法を新たには開始しないことが望ましい．	2A
	透析導入の段階で既にスタチン単独またはスタチン／エゼチミブ併用による治療が開始されていた場合は，これらの治療を継続することが望ましい．	2C
G_T 移植成人	スタチンによる治療が望ましい．	2B

（文献[13]の薬物療法に関する部分を著者が要約した）

い患者であり，具体的には10年リスクが10％以上と規定した．有益な治療とはランダム化比較試験で有益性が証明された治療とした．透析患者は高リスクではあるが，上述のランダム化比較試験3つの結果を受けると，脂質低下療法は有益と言えないために推奨しないことになる．すなわち，透析患者ではスタチン単独，あるいはスタチン・エゼチミブ併用による脂質低下療法を新たに開始しないことを推奨している（表4）．

　KDIGO脂質管理ガイドラインのように，有益な治療を開始するが（有益でない治療は開始しない），その場合に管理目標値を定める高いエビデンスレベルの根拠はないため，脂質レベルのモニタリングは必ずしも求めないという考え方はFire-and-forget方式と呼ばれ，Treat-to-target方式と対比される．

● 3.　透析患者の脂質管理における注意点

　上述のように，透析患者の脂質管理により動脈硬化性疾患の予防ができるという高いレベルのエビデンスはないため，少なくとも治療による副作用は避けなければならない．腎不全であるために，腎排泄性の薬剤（フィブラート系薬など）は禁忌となる．スタチンは低用量から開始し，肝障害やミオパチーの発言に注意しながら投与量を調整することがコツである．絶対数は少ないながら，透析患者にも家族性高コレステロール血症患者が混在しており，アキレス腱黄色腫が認められる場合には，より積極的な脂質管理や冠動脈病変の検索の必要性を検討すべきである．

【文　献】

1) Morioka T, et al. Diabetes Care. 2001; 24: 909-13.
2) Oomichi T, et al. Diabetes Care. 2006; 29: 1496-500.
3) Williams ME, et al. Clin J Am Soc Nephrol. 2010; 5: 1595-601.
4) Inaba M, et al. J Am Soc Nephrol. 2007; 18: 896-903.
5) 日本透析医学会．血液透析患者の糖尿病治療ガイド2012．透析会誌．2013; 43: 311-57.
6) Tonelli M, et al. Lancet. 2012; 380: 807-14.
7) Liu Y, et al. JAMA. 2004; 291: 451-9.
8) Moradi H, et al. Nephrol Dial Transplant. 2014; 29: 1554-62.
9) Wanner C, et al. N Engl J Med. 2005; 353: 238-48.
10) Fellstrom BC, et al. N Engl J Med. 2009; 360: 1395-407.
11) Shoji T, et al. Clin J Am Soc Nephrol. 2011; 6: 1112-20.
12) 日本透析医学会．血液透析患者における心血管合併症の評価と治療に関するガイドライン．透析会誌．2011; 44: 337-425.
13) Wanner C, et al. Kidney Int. 2014; 85: 1303-9.

コンサルト 28 血糖が高いときと低いときと混在しています．どちらも心配です．どのように管理すればよいのでしょうか？

● **高血糖 / 低血糖**

> 65歳，男性．血液透析（HD）歴6年．原疾患は糖尿病性腎症で強化インスリン療法を施行中．透析前随時血糖値と血糖自己測定による食前血糖値は100～200mg/dLで経過していたが，グリコアルブミン（glycated albumin：GA）値は25.6%と高値であった．HbA1c値は6.5%であった．一方で，透析後血糖値は60～70 mg/dLと低血糖を呈していた．現在のインスリンの投与量（単位）はHD日：超速効型（6-8-6-0）／持効型（0-0-0-10），非HD日：超速効型（6-8-4-0）／持効型（0-0-0-8）であった．心血管イベントの既往はない．

着眼点

現在，糖尿病は新規透析患者の主要原疾患第1位で，糖尿病透析患者は増加傾向である．透析医療の現場で遭遇するケースは多く，以下に留意して診療する．
①適正な血糖コントロールの維持により，合併症を回避し生命予後を改善する．
②透析起因性低血糖と透析起因性高血糖を見逃さないよう注意する．
③低血糖を回避する．

■ **エビデンスをもとにした検討**

　糖尿病透析患者の血糖コントロールの指標と管理目標，糖尿病透析患者の低血糖・高血糖の要因，本症例における血糖コントロール不良の原因に関してガイド，文献を中心に検討した．
①一般に糖尿病患者の血糖コントロール指標は，空腹時血糖値やヘモグロビンA1c（HbA1c）値が広く用いられている．しかし，糖尿病透析患者の場合，「血液透析患者の糖尿病治療ガイド」では透析開始前の随時血糖値（透析前血糖値）およびGA値が血糖コントロール指標として推奨されている．

・透析現場では通常透析前に採血を行うため，空腹時血糖値が測定されることは稀である．したがって随時血糖値の方がより実際的であり，コントロール指標として推奨されている．また透析患者では，腎性貧血，血液透析による失血，赤血球造血刺激因子製剤（ESA）による影響を受けHbA1cが低値となることが知られており，HbA1cを用いた場合過小評価となる可能性がある．そのためガイドでは，これらの影響を受けないGA値が血糖コントロール指標として推奨されている．本症例でもHbA1c値は6.5%と低めの値となっている．ただし，GA値はネフローゼ症候群，腹膜透析患者，甲状腺機能亢進症で低値，肝硬変，甲状腺機能低下症で高値を示すことがあるので注意が必要である．

②随時血糖値の目標値は，180〜200 mg/dL未満が推奨されている．これは，透析前血糖値が180 mg/dL以上[1]，平均随時血糖値が200 mg/dL以上[2]で生命予後が有意に不良となるという報告に基づいている．

③心血管イベントの既往がない患者では，GA値が20.0%の未満の群がそれ以上の群に比し生命予後が良好であった[3]ことから，GA値は20.0%未満が推奨されている．一方，心血管イベントの既往を有し，低血糖傾向の場合はGA値24.0%未満が推奨されている．これは心血管イベントの既往がある患者や低血糖傾向がある患者では，低血糖によるデメリットの回避が優先されたためである．

④血糖値の測定頻度は，インスリン使用中の場合は透析前後に毎回，経口血糖降下薬を使用中の場合は透析前に週1回，いずれの薬物療法も使用せず血糖コントロールが良好な場合は透析前に月1回測定し，GA値は1ヵ月に1回測定することが推奨されている．

⑤糖尿病透析患者が低血糖を呈する要因としては，尿毒症による食事摂取量の低下，腎臓での糖新生の低下，腎臓でのインスリン排泄の低下，血糖降下薬の代謝・排泄の低下，透析起因性低血糖がある．一方，高血糖の要因は，糖尿病，腎臓からの糖排泄の低下，透析起因性高血糖などがある[4]．

■ 透析起因性低血糖と透析起因性高血糖

・本症例では随時血糖値はガイドラインの推奨する値でコントロールされているが，GA値は推奨値を大きく上回っている．この背景には，透析起因性高血糖の存在がある．透析前血糖値が高い場合（血糖値200 mg/dL以上），透析液のグルコース濃度は100〜150 mg/dLであるため，濃度勾配に従い血中グルコースは拡散により除去され血糖値の低下を招く．また，透析前血糖値が高くない場合でも，

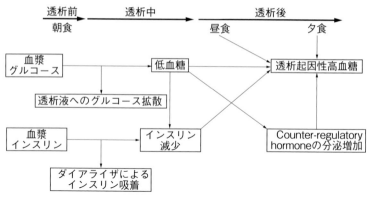

図1　透析起因性高血糖のメカニズム（文献4より一部改変）

pHの変化に伴う赤血球へのグルコースの取り込みにより，血糖値が透析液のグルコース濃度以下に低下することもある．これらは透析起因性低血糖と呼ばれ，透析中から透析後もしばらく続いており，体内では血糖上昇ホルモンであるcounter-regulatory hormone（グルカゴン，カテコラミン，コルチゾール，成長ホルモンなど）の分泌が増加する．

・また，血中インスリン濃度は透析により低下する．すなわち，透析終了時には血糖値が上昇しやすい状況となっており，透析後に食事を摂取することでさらに血糖値は上昇する．

・以上が透析起因性高血糖のメカニズム[4]であり，通常の血糖測定のタイミングではとらえることができない場合もあるため注意が必要である（図1）．

■ ガイドラインの有無

・血液透析患者の糖尿病治療ガイド2012．日本透析医学会．透析会誌．2013;46:311-357．

■ 病態解明のために行うこと

①ガイドに従い，患者の血糖コントロール状態を把握する．特に，随時血糖値，血糖自己測定の結果とGA値の乖離の有無を確認する．

②随時血糖値，血糖自己測定で透析前の高血糖，透析後の低血糖，高血糖に注意する．特に透析日と非透析日の血糖日内変動パターンが異なる場合がある．

③可能であれば，持続血糖測定器（CGM）で透析日と非透析日の2日間の血糖変動をモニタリングする（図2）．

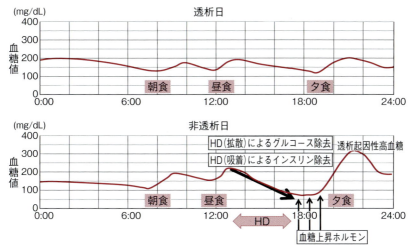

図2 本症例のCGMによる血糖推移

■ 他科＆エキスパートにいつコンサルトするか

①多くの血液透析患者は外来維持透析施設に週3回通院しており透析担当医は患者の血糖コントロール状態をリアルタイムに把握することが可能である．そこで，透析担当医の積極的な糖尿病治療への介入を求められる場面も少なくない．

②1型糖尿病や2型糖尿病でもインスリン投与量（単位数）が多く，高血糖と低血糖を繰り返す場合は糖尿病専門医との連携が必要となる．インスリン抗体が産生されている場合もあり，インスリン自己抗体症候群の合併の有無の確認が必要となる．

③また，適正な血糖コントロールとともに，心血管合併症，糖尿病網膜症，起立性低血圧，動脈硬化症，骨症等の合併症に十分留意する．

■ この症例への対策・治療

①透析起因性高血糖の防止には，透析前血糖値を下げることで透析中の血糖変動幅を縮小することも重要である．また，透析起因性低血糖の予防のために透析液のグルコース濃度の調整や，透析後のインスリン増量による透析後の食後高血糖の回避も有効と考えられる．また，counter-regulatory hormoneの1つであるグルカゴンを抑制するインクレチン関連薬（DPP-4阻害薬，GLP-1受容体作動薬）も有用である．

②糖尿病透析患者にとって低血糖のデメリット（転倒や虚血性心疾患など）は大きく，高血糖よりも注意が必要である．また自律神経障害の合併により低血糖症状を呈さないこともある．特にインスリン，グリニド薬を使用している場合は十分に注意する必要があり，低血糖傾向にある場合には減量・中止も検討すべきである．SU 薬は透析患者には禁忌である．

③本症例では，DPP-4 阻害薬を追加し，透析日の夕食前のインスリンを増量することで GA 値は 22.0％に改善した．

【文 献】

1) Shima K, et al. Nephrology. 2010; 15: 632-638.
2) Ricks J, et al. Diabetes. 2012; 61: 708-715.
3) Inaba M, et al. Clin Nephrol. 2012; 78: 273-280.
4) Abe M, et al. Nat Rev Nephrol. 2015; 11: 302–313.

コンサルト 29 non-HDL-C ってなんですか．活用法を教えてください．

● non-HDL-C

65歳，男性，透析導入直後の糖尿病患者．DPP-4阻害薬による治療により，HbA1cは6.0%，GA 16%で管理良好．透析前採血でTC 200 mg/dL，TG 300 mg/dL，HDL-C 30 mg/dL，LDL-C 110 mg/dL，non-HDL-C 170 mg/dL．冠動脈疾患や脳梗塞の既往歴はないが，スクリーニングの頸動脈エコーで右1.5 mm，左1.8 mmのプラークを指摘された．現在脂質低下薬は使用していない．

着眼点

血液透析患者では高TG血症はしばしば遭遇する合併症である．以下に留意して対応する．
① 著しい高TG血症（＞1000mg/dL）では，急性膵炎のリスクが高まる．
② 中等度の高TG血症では動脈硬化性疾患発症のリスクが高まる．
③ 非絶食時採血の場合，non-HDL-Cが有用な指標になる．
④ 二次性脂質異常症の可能性もある．

■ エビデンスをもとにした検討

　本症例は，糖尿病を有し，頸動脈プラークがあり，脂質異常症を有する透析導入患者である．糖尿病，頸動脈プラーク，脂質異常症の存在はCVDリスクを高める要因として重要である．また，透析導入患者は維持透析患者より死亡率が高いことが知られている．したがって，本症例では，特にCVD発症の視点が重要である．透析患者ではCVD発症後の生存率が低く（致死率が高い），一次予防が重要となる．本症例の脂質管理をどうするかについて，検討する．
① **LDL-Cの管理目標値**：動脈硬化促進性リポ蛋白の指標としてLDL-Cが最も注目される．確かにHDL-C低値も危険因子としては重要ではあるが，HDL-Cを上昇させる薬剤の一種であるCTEP阻害薬を用いた臨床試験ではCVDリスクが逆に

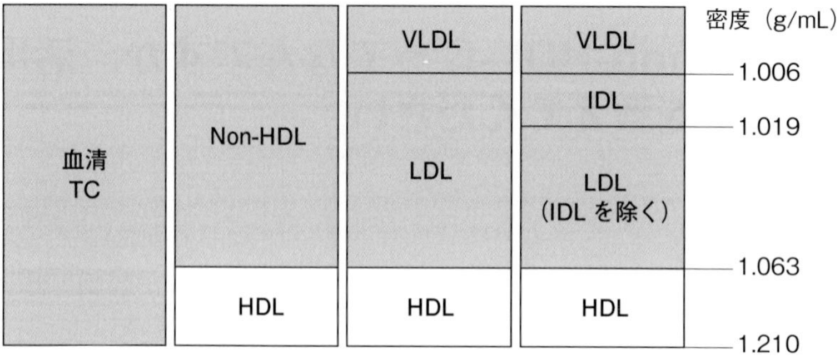

図1 血清総コレステロールとその内訳

Non-HDL-C は LDL-C のみならず TG-rich リポ蛋白のもつコレステロールをも含めた総合的な指標である．総コレステロールと HDL-C の引き算で求められ，総コレステロールも HDL-C も1回の食事でほとんど変化しないため，Non-HDL-C も食事の影響を受けにくい指標となる[6]．

上昇してしまった．LDL-C の管理目標値を示したわが国のガイドラインを見ると，糖尿病群，CKD 群では LDL-C < 120mg/dL とされている．日本透析医学会の診療ガイドラインにおいても，LDL-C < 120mg/dL としている．本症例では LDL-C 110 mg/dL であるため，管理目標値範囲内といえる．

② **TG（トリグリセリド）の管理目標値**：TG > 1000mg/dL で急性膵炎リスクが高まるといわれるが，最近の報告ではより低い TG 値から段階的にリスクが高まることが示され，特別な閾値はないといわれる[1]．しかし，TG 300mg/dL では絶対リスクは高くない．透析患者における TG と急性膵炎リスクの関係は知る限り報告はない．

・動脈硬化性心血管疾患の予防では，日本動脈硬化学会，日本糖尿病学会，日本腎臓学会のガイドラインでは，空腹時 TG 値 < 150 mg/dL の管理目標値が設定されている．本症例では非絶食時の採血であり，空腹時の値は 300 mg/dL より低いものと推測される．次回，空腹時採血が行われ TG < 150mg/dL であれば，管理目標範囲内であるということになるかもしれない．

③ **Non-HDL-C の管理目標値**：血清の総コレステロール（TC）は，超低比重リポ蛋白（VLDL），中間比重リポ蛋白（IDL），低比重リポ蛋白（LDL），高比重リポ蛋白（HDL）がもつコレステロールの合計である．一般住民の疫学研究などからは，VLDL-C，IDL-C，LDL-C 高値は動脈硬化促進的に，逆に HDL-C 高値は動脈硬化抑制的に作用すると考えられている．

・透析患者においては，VLDL-C, IDL-C, LDL-C 高値は大動脈脈波伝搬速度（PWV）

と独立した正の関連を持つ[2]ことが示されており，これらの合計であるnon-HDL-C（TC − HDL-Cで計算できる）は頸動脈IMT[3]，大動脈PWV[4]と正の関連を示し，またnon-HDL-C高値は透析患者における心筋梗塞発症リスクの独立した予測因子である[5]ことが日本の透析患者を対象とした研究で示されている．
・Non-HDL-CはLDL-Cのみならず，VLDLやIDLといったTG-richリポ蛋白のもつコレステロールをも含むため，動脈硬化性リポ蛋白の量を総合的に示す指標になる．透析患者ではTG-richリポ蛋白からLDLへの異化が障害されているため，LDL-Cが低値であっても，VLDL-CやIDL-Cが高値であることが想定され，これらの合計を総合的に評価することが重要となる．日本透析医学会では，Non-HDL-C < 150 mg/dLの管理目標値を提案[6]しており，本症例における170 mg/dLはこのレベルを超える高値であるといえる．
④ **ランダム化比較試験からの考え方**：透析患者を対象としたランダム化比較試験によると，スタチン単独[7,8]，あるいはスタチン・エゼチミブ併用[9]による脂質低下療法で，CVDリスクの低下は有意ではなかった．この結果に基づき，KDIGOの脂質管理ガイドラインでは，透析患者に対してこれらの治療を新たに開始しないことを推奨している．

■ ガイドラインの有無

①日本透析医学会．血液透析患者における心血管合併症の評価と治療に関するガイドライン．透析会誌．2011;44:337-425.
② Wanner C, Tonelli M. KDIGO Clinical Practice Guideline for Lipid Management in CKD: summary of recommendation statements and clinical approach to the patient. Kidney Int. 2014; 85: 1303-9.

■ 病態解明のために行うこと

① **続発性脂質異常症の鑑別**：脂質異常症をきたしうる腎不全以外の原因として，糖尿病（血糖管理不良）の有無，過食，大量飲酒，肥満などの生活習慣病，慢性腎臓病でみられやすい甲状腺機能低下症などの内分泌疾患，および薬物（副腎皮質ステロイド，β遮断薬，サイアザイド利尿薬など）の影響について評価しておく．
② **原発性高脂血症の除外**：厳密には遺伝子異常の確認ということになろうが，まずは脂質異常症の家族歴を聴取する．TGとLDL-Cの片方あるいは両方が高くなるものとして，家族性複合型高脂血症（Familial combined hyperlipidemia; FCHL）は一般住民の100人に1人の割合といわれ，LDL-Cが正常のほぼ2倍になる家族

性高コレステロール血（Familial hypercholesterolemia; FH）のヘテロ接合体の頻度（200〜500人に1人）より高頻度である．FHはアキレス腱黄色腫などの身体所見から診断に至ることもあるが，FCHLでは特徴的な身体所見がないために，見逃されている症例が多いと思われる．

■■ 他科 & エキスパートにいつコンサルトするか

冠動脈疾患や非心原性脳梗塞を発症すれば，専門家にコンサルトが必要となる．しかし，未発症であっても早めの対策や評価が望ましい高リスク患者群として，糖尿病患者，頸動脈肥厚のある患者，大動脈硬化がある患者，透析導入患者が挙げられると個人的には考えている．

■■ この症例への対策・治療

① 本症例は，特別に注意の必要な透析患者と考える．KDIGOの脂質管理ガイドラインに従うと，すでに透析導入した患者であるから，新たに薬物療法を開始しないことになる．一方，日本透析医学会のガイドライン[6]を参考にすると，non-HDL-Cを指標にスタチンの投与を考慮することになる．

② KDIGOのガイドラインと日本透析医学会のガイドラインのいずれにおいても，頸動脈プラークの存在で治療方針を変更するようには記載されていない．しかしながら，ここでは個別的なリスク管理という視点から，厳格な脂質管理を目指したいと思う．低用量のスタチンを開始し忍容性を確認し，標準投与量に増量して，必要があればエゼチミブの併用を考慮する．介入研究のエビデンスは十分ではないが，コレステロール吸収が高まっている患者では総死亡リスクが高く，またスタチンによるCVDリスク低下が減弱するという報告がある．

③ 高TG血症を呈するという点から，ω3多価不飽和脂肪酸製剤を考慮するという選択肢も考えられる．介入試験のデータは十分ではないが，血清多価不飽和脂肪酸プロフィールとCVD発症リスクが関連するとの透析患者のコホート研究がある．

【文 献】

1) Pedersen SB, et al. JAMA Intern Med. 2016; 176: 1834-42.
2) Shoji T, et al. J Am Soc Nephrol. 1998; 9: 1277-84.

3) Shoji T, et al. Kidney Int. 2002; 61: 2187-92.
4) Shinohara K, et al. Kidney Int. 2004; 65: 936-43.
5) Shoji T, et al. Clin J Am Soc Nephrol. 2011; 6: 1112-20.
6) 日本透析医学会. 透析会誌. 2011; 44: 337-425.
7) Wanner C, et al. N Engl J Med. 2005; 353: 238-48.
8) Fellstrom BC, et al. N Engl J Med. 2009; 360: 1395-407.
9) Baigent C, et al. Lancet. 2011; 377: 2181-92.

プロブレム9
PAD

基本知識

1 はじめに

 透析患者での末梢動脈疾患（peripheral arterial disease: PAD）は，虚血性心疾患や脳血管疾患と同等あるいはそれ以上に common に認められる動脈硬化合併症である．PAD が悪化し重症下肢虚血（安静時疼痛や潰瘍壊死 critical limb ischemia: CLI）にまでいたると，下肢大切断，歩行機能障害，創部細菌感染に伴う敗血症などにより，QOL 低下や生命予後不良につながる大きな問題となる．透析患者 PAD の診療では，何よりもまず早期診断と早期からのフットケアを含めた治療介入，そして重症化予防が重要である．

2 透析患者 PAD の特徴

 透析患者の PAD 合併頻度は非常に高く，透析導入期で 18～25％程度，維持期で 30～40％程度と報告されている（**表1，図1**）[1]．さらに，PAD 合併透析患者では心脳血管障害を合併している頻度も高い．心血管障害合併頻度は約 50％と高頻度であり，たとえ非重症 PAD（non-CLI）であってもこの頻度は CLI の場合と差はない[2]．

表1 透析患者の PAD の特徴

1. 透析導入期から既に高頻度に合併している．
2. 心脳血管障害の合併頻度が高い．
3. 下腿末梢病変の頻度が高い．
4. 跛行等の自覚症状の訴えが少ない．
5. 血管石灰化を高頻度かつ高度に認める．
6. 石灰化の進展している患者では ABI で偽陰性が出やすい．
7. 下腿病変への血管内治療では再狭窄率が高い．
8. 下肢大切断を受けた透析患者の予後は極めて不良である．

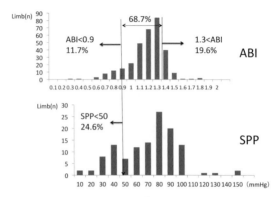

図1A　透析導入患者の透析導入期ABIおよびSPP（文献1）

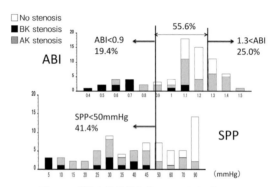

図1B　維持血液透析患者のABIおよびSPP
（HD期間：6.8 ± 6.8 年）（文献1）

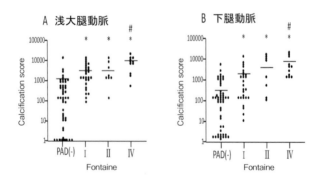

図2　下肢動脈石灰化スコアとPAD重症度（文献2）
*$p<0.001$ vs. PAD(-)，#$p<0.001$ vs. Fontaine I

病変の分布は，腸骨動脈から下腿末梢まで広範囲に連続性あるいは分節性に認められ，特に下腿末梢病変の頻度が高く，さらに高度な血管石灰化を伴っているのが特徴である．下肢動脈の石灰化の程度は PAD 重症度とよく相関し，石灰化が高度なほど PAD 重症度も高い（図2）[2]．透析患者では CKD-MBD（慢性腎臓病に伴う骨・ミネラル代謝異常）として表される P や Ca の代謝異常が認められ，高 P 血症や FGF23 高値が血管石灰化と強く関連する．P，Ca などのコントロール，石灰化進展予防に配慮することが大切である．

高齢透析患者では，血行障害があるにも関わらず疼痛の自覚がない場合や疼痛を正しく訴えられない場合がある．さらに，高齢透析患者では運動習慣が少なく，透析施設へも door-to-door の送迎サービスを利用している患者が多いため，跛行等の自覚症状を認めにくく，安静時疼痛や潰瘍壊死など CLI となって初めて病院を受診する場合が多い．2012 年末に，透析患者の足病診療の実態を調査する目的で，日本フットケア学会・日本下肢救済足病学会合同で 4102 名の透析患者と足病診療に携わる各診療科医 7 診療科 575 名にアンケート調査が行われた．その結果，PAD の疑いがあって病院を受診した透析患者の 25.6％ が，CLI が疑われる症状で初めて病院を受診している現状が明らかとなった．患者の自覚症状に頼っているのみでは PAD 早期診断はできないといえる．

血液透析患者では週3回の透析での除水による周期的な体液変動が生じる．もともと末梢循環障害のある患者では，透析中の除水によって血液透析終了時には下肢末梢微小循環はさらに悪化する[3]．時間あたりの除水量が多い患者では，時としてクラッシュ（透析中低血圧）を生じ，さらに下肢虚血は悪化する．よって，末梢微小循環障害を有する患者では，透析間体重増加を適切な範囲内（中2日で体重の3〜5％以内）に管理することが重要で，そのための指導を十分に行うことが大切である．

3 透析患者 PAD の診断

足関節上腕血圧比（ankle brachial pressure index：ABI）によるスクリーニングが最も一般的で，検査機器の普及率も高く，透析クリニックでも容易に行える検査法である．ABI は，専用検査機器を用いて上腕と足関節部の血圧を同時に測定し，足関節収縮期血圧／上腕収縮期血圧として表す．基準値は 0.9〜1.4 であるが，特に下腿動脈の血管石灰化が強い透析症例では実際の数値より高く測定されることが多いた

め，虚血肢を虚血なしと判定してしまうこと（偽陰性）があり注意が必要である．透析患者のABI基準値は一般人と異なり高めにシフトしていて1.0（あるいは1.05）〜1.4と報告されている[2]．

　足趾上腕血圧比（toe brachial pressure index:TBI）や皮膚灌流圧（skin perfusion pressure: SPP）を測定すると，より正しくPADを評価診断できる．TBIは，ABIと同じ検査機器を用いて足趾専用マンシェットを用いて測定する．足趾収縮期血圧／上腕収縮期血圧で表し，正常は0.6以上である．また，SPPは，皮膚直下約1mmの部位の血流（微小循環）をレーザードップラーを用いて測定するもので，80〜90mmHgを正常，50mmHg以下をPAD疑いとする．TBIは足関節以下末梢足部に有意な虚血がある患者をも正しく診断でき，SPPは血管石灰化の影響を受けずに微小循環を評価できる．

　狭窄部位の判断には血管エコー検査が優れていて，簡便でかつ無侵襲で何回でも繰り返しできる．ただし血管石灰化の強い透析症例ではエコー検査で正しく狭窄を評価できない場合もある．血管内治療を考慮した場合には，さらにMRアンギオグラフィー（非造影）やCTアンギオグラフィーで狭窄部位や狭窄長を評価する．CTは石灰化の影響を受ける一方で，MRで使用する造影剤は腎障害患者で腎性全身性線維症（nephrogenic systemic fibrosis: NSF）の副作用を生じうることに留意する．NSFは，ガドリニウム（Gd）造影剤使用後数日から数ヵ月後（時に数年後）に皮膚の発赤，腫脹，疼痛をきたす急性あるいは亜急性疾患で，皮膚の硬化や筋肉・腱の石灰化から関節拘縮による高度の身体機能障害を呈し，死亡例も報告されている．透析患者ではGd造影剤は原則使用せず代替の検査法を検討する．

　透析導入期には全例でABI/TBI/SPP測定を行って，導入後は少なくとも1年に1回はこれら検査を行ってPAD早期発見に努めることが望ましい（血液透析患者の動脈硬化診療ガイドライン）[4]．

　透析患者は幸いなことに週3回透析のため病院あるいはクリニックに通院している．透析時間を利用した基本的な足の観察（冷感・動脈触知・創傷の有無など）が大切で，上記検査と併せ行うことで，適切なPAD診断が可能となる．

4 透析患者 PAD の治療と予後

● 1．基本的治療法

　薬物療法や運動療法を含む基本的治療介入の目的は，心血管リスクを減少し，歩行距離を改善し，CLI への進展を阻止することにある．シロスタゾール（プレタール®）は，TASC II においても PAD 患者への投与が推奨されている．シロスタゾールは跛行患者の歩行距離を有意に改善し，また血管内治療後の再狭窄予防に有効である．ただし，シロスタゾールには脈拍数増加作用があるため，虚血性心疾患を有する透析患者では心仕事量の増大から心血管イベントが増加するリスクが懸念される．このような患者ではプロスタグランジン I_2 アナログ（プロサイリン®，ドルナー®）や抗血小板薬サルポグレラート（アンプラーグ®）を考慮する．これら薬剤は，PAD を有する透析患者での SPP を約 15mmHg 程度改善する[5,6]．

　跛行症状を有する PAD 合併透析患者では，有酸素運動療法により跛行出現距離や最大歩行スピードが改善する．重度の心血管合併症等などの禁忌事項がなければ，透析患者 PAD に対する運動療法は有効である．監視下でなくても 1 日 30 分以上の自発的な運動習慣を有する透析患者では，そうでない透析患者と比較して明らかに予後がいい．

● 2．重症下肢虚血に対する治療

　膝上病変ではまず血行再建治療の適応の有無を判断する．部位や閉塞長により血管内治療（endovascular therapy: EVT）かバイパス術のどちらかを選択するが，透析患者の膝下病変の血行再建では EVT 後再狭窄率が高い特徴がある．血行再建の際に注意すべきは感染の合併の有無を正しく評価することで，血流改善により感染が拡大することのないよう適切に抗生薬投与やデブリドマンを行う．微小循環や局所酸素分圧の改善の為には，LDL アフェレシスや高気圧酸素治療（hyperbaric oxygen therapy:HBOT）を考慮する．

　創傷感染が疑われた場合には，創部培養や MRI（骨髄炎の有無）などで評価する．創部培養では MRSA や緑膿菌が検出される頻度が高く，複数菌が検出される頻度が 70％程度と高いことや全身への感染の波及は生命予後に関わることなどから，早期に強力な抗生薬治療を行い培養結果に応じて de-escalation することが推奨される[7]．

下肢血流改善に乏しく感染や疼痛のコントロールのできない患者では，下肢切断が考慮される．透析患者の下肢大切断後の予後は非常に不良であるため，切断回避のための集学的治療は大切である．しかし，足を残すことのみに固執し，結果として著しい疼痛や介護困難な状況を長期間引きずるようなことは避けなければならない．場合によっては下肢を切断することによって，その後の安定した療養生活を送ることを検討することも必要である．

● 3. 予　後

間歇性跛行を呈する血液透析患者の予後は，1年生存率 97.1％，3年生存率 88.8％であり，非透析患者と同等に良好であったとされている[8] 一方で，CLI 透析患者の予後は非常に不良である．下腿病変に対する EVT を行った報告では，大切断回避生存率（amputation free survival: AFS）は1年で 65.7％，5年で 34.4％，別の報告では 547 人の血液透析患者で平均 557 日の観察期間で 35％（191 人）が死亡している．

下肢大切断は，患者の ADL 低下を招くのみならず，生命予後不良の大きな原因となる．特に透析患者では下肢大切断後の生命予後が極めて不良である（1年生存率 40％，5年生存率 15％）．わが国では，下肢切断の既往のある透析患者の割合は 2005 年末には 2.6％（4755 人）であったが，2014 年末には 3.7％（8787 人）と増加している[9]．

5 透析室での PAD 対策とフットケア連携の重要性

透析患者は PAD を最も高頻度に有する患者群であり，透析室での積極的な PAD 対策が望まれる．この点で，一定の基準に則った適切なフットケア介入は血液透析患者の足イベント（潰瘍壊死発症や下肢切断）を有意に抑制する[10]．現状ではまだ全国的に統一されたフットケア介入基準はないが，施設毎にフットケア介入基準を定め，年1回以上の ABI/TBI 測定（可能であれば SPP 測定も）や足病変（潰瘍・壊死・胼胝・鶏眼・陥入爪・白癬など）の有無の定期的な評価を行って，PAD の早期発見に努めることが大切である．

平成 28 年の診療報酬改定により，下肢末梢動脈疾患指導管理加算が新たに設定された．これは，すべての人工透析患者の足を定期的にチェックし，PAD リスク評価を行って，重症患者は適切な専門的医療機関に紹介するなどの連携を行ってい

る透析施設では，透析患者1名につき月100点が加算されるものである．透析患者の多くはクリニックでの透析を受けているが，足病診療の専門病院と連携し，PADが疑われる患者や重症化が懸念される患者では速やかな紹介，連携を行うことが大切である．その際，わずかな創傷・潰瘍が短期間であっという間に重症化して大切断となる症例も多いことを理解し，速やかな連携を取ることが大切となる．

6 おわりに

PAD診療では，CLIへの進展や下肢大切断の回避，そして運動機能を温存した"機能する足"を残すことが重要である．上述のような取り組みにより，透析患者のQOL，生命予後が今以上に改善することが望まれる．

【文 献】

1) Okamoto K, et al. Am J Kideny Dis. 2006; 48: 269-276.
2) Ohtake T, et al. J Vasc Surg. 2011; 53: 676-683.
3) 石岡邦啓，他．日本下肢救済・足病学会誌．2012; 4: 91-95.
4) 日本透析医学会編．透析会誌．2011; 44: 412-418.
5) Ohtake T, et al. Ther Apher Dial. 2014; 18: 1-8.
6) Hidaka S, et al. Ren Fail. 2013; 35: 43-48.
7) 安　武夫，他．日本下肢救済・足病学会誌．2012; 4: 193-197.
8) 岡真知子，他．日本下肢救済・足病学会誌．2010;2:65-69.
9) 日本透析医学会統計調査委員会編．我が国の慢性透析療法の現況 2014年12月31日現在．
10) 愛甲美穂，他．透析会誌．2016; 49: 219-224.

コンサルト30 フットケアって，何から始めればよいですか？

● 糖尿病性腎症患者の足病変

> 60台．男性，一人暮らし．糖尿病網膜症による視力障害と軽度認知症あり，自宅でのケアが困難である．図1のとおり足全体の皮膚の角化がひどく，軟膏を塗っても浸透せず効果のない状態で，第1趾に大きな胼胝も認める．患者は50年間自分の足を触ったことがないと言う．足を見られるのを嫌がり，透析室スタッフが説得のうえ，手をひかれてフットケア外来に来た．

着眼点

糖尿病性腎症患者は，足病変が発生しやすく易感染性のため小さな傷から重症化しやすい．以下に留意して対応する．
① 足を見られるのを嫌がる患者は多い．プライベートな部分であることを理解し，足に興味をもつことができるよう関わる．
② 神経障害や血行障害の程度をアセスメントする．
③ 感染や潰瘍，壊死など，治療の必要の有無を確認する．
④ 自宅でのケア継続可能か，新たな傷を作るリスクは持っているのか，生活背景を把握する．

■ エビデンスをもとにした検討

① 足は第2の心臓と言われる．全身の筋肉の3分の2は下半身にあり，下半身を動かすことで心臓のようにポンプの役割を果たし，血液循環がよくなる．また，足を守ることで転倒防止，寝たきり予防につながる．日頃から足を観察して爪を切り，保湿するなどして足を守って行くことは，全身の血液循環を良好にし，QOLの低下予防にもつながる．
② 糖尿病性腎症患者は糖尿病による神経障害と血流障害を基礎に持ち，さらに慢性

表1 足病変ハイリスク患者

1）足病変や足趾切断の既往がある患者
2）透析患者
3）閉塞性動脈硬化症など末梢神経障害がある患者，ヘビースモーカー
4）糖尿病神経障害が高度な患者
5）足趾や爪の変形，胼胝を有する患者
6）足病変自体を知らない患者
7）血糖コントロールが不充分な患者
8）視力障害で，足を見たり爪を切ったりできない患者
9）外傷を受ける機会の多い患者
10）一人暮らしの高齢患者や足の衛生保持が不充分な患者

（日本糖尿病療養指導士ガイドブック 2014, p.174）[2]

腎不全や透析療法による血管の石灰化を伴う高度な動脈硬化が重なる．そのため，足病変リスクは高く免疫力低下も要因になり，小さい傷，白癬や胼胝，鶏眼，靴ずれなどでも感染，潰瘍，壊疽に進行する．潰瘍や壊疽になると足趾や下肢を切断することになってしまい，患者のQOLが著しく低下する．また，足切断となると体の血液循環にも影響を及ぼし，生命の予後に大きく関わる危険がある．

③足病変ハイリスク患者（表1）は特に注意が必要で，フットケア介入の必要性が高くなる．

④糖尿病網膜症は，糖尿病性腎症，神経障害とともに糖尿病の3大合併症の1つである．網膜は眼底にある薄い神経の膜で，光や色を感じる神経細胞や無数の細かい血管がある．血糖が高い状態が長く続くと，網膜の細い血管は少しずつ傷み，網膜の血管細胞の変性，血流障害，血液成分の漏出が原因で，出血や白斑，浮腫などの病変を発症する．さらに進行すると硝子体内に新生血管が生じ，硝子体出血や網膜剥離を起こして重大な視力障害になる．

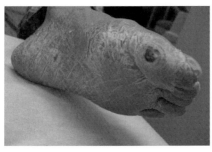

図1　外来初日の状態

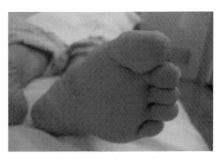

図2　5ヵ月後の状態

⑤糖尿病網膜症による視力障害に加え，糖尿病神経障害による知覚障害も重なると，さらに足の傷の早期発見が難しくなり，足病変が重症化するリスクが高まる．

■ ガイドラインの有無

- 糖尿病診療ガイドライン2016，日本糖尿病学会．
- 日本皮膚科学会ガイドライン2012，創傷・熱傷ガイドライン委員会報告—3．糖尿病性潰瘍・壊疽ガイドライン，日本皮膚科学会．

■ 病態解明のために行うこと

① ドライスキン，皮膚の湿潤，浮腫の有無など皮膚のバリア機能の障害を観察する．
② 足のかたち，皮膚の色，皮膚の乾燥，皮膚の硬さ，皮膚の冷たさ・温かさ，足趾の形，爪の長さ・厚さ，足趾間の皮膚の変化など足の外観を，目と手と耳を使って「足をみる」「足に触れる」「患者の話を聞く」という行為で捉えていく．そして，気になった部分は患者に伝え，患者と一緒に足をみていく．
③ 外反母趾，爪白癬，陥入爪など，皮膚の損傷につながる足の状態を観察する．
④ 皮膚損傷・潰瘍，胼胝，鶏眼，白癬など足病変の有無を観察する．治療を併用し，生活環境をアセスメントする．
⑤ 知覚障害（ぴりぴり，じんじん，違和感など）の自覚症状や，5.07モノフィラメントでの圧力知覚検査，C-128音叉を使用した振動覚検査で深部の観察，アキレス腱反射で深部反射の状況の把握で神経障害の程度を簡便にアセスメントできる．
⑥ 皮膚や爪の色と温度，足背動脈の触知，冷感などにより血流障害の程度を把握する

■ 他科＆エキスパートにいつコンサルトするか

看護師の行うフットケアは「予防的フットケア」である．「足病変の発生を予防する」ことが目的であり，足病変リスクの高い患者（潰瘍・壊疽の既往，神経障害合併，PAD合併，透析患者など）**（表1）**では特に注意して自宅や透析室などで足の観察を継続して行う．

1）以下の状態が観察された場合

フットケア看護師に相談する．
① 乾燥，胼胝などの足病変を認めるが，自分で観察やセルフケアが困難な場合．
② 爪の肥厚，変形，陥入爪などにより爪切りが困難な場合．
③ 視力障害や神経障害などの合併症によりセルフケア困難な場合．
④ 足を見せたがらない患者，フットケアの必要性を理解してもらえない患者，看護

師の説明はわかったと返答するがセルフケアを実行しない患者，フットケアを続けても改善がみられない患者など．
2) **外傷，感染，潰瘍や壊疽があるなど明らかに治療を要する場合**
主治医に報告し，必要であれば皮膚科，血管外科などの専門家にコンサルトする．

■ この症例への対策・治療

- 透析室看護師に連れられてフットケア外来に来た患者は逃げ出そうとしていたが，必要最低限の内容を短時間で済ませることで，初回のフットケア外来は終了した．フットケア外来では角化を柔らかくし，胼胝を削るケアと軟膏での保湿を行った．
- フットケア外来は月1回であったため，透析日は透析室で軟膏処置を行い，フットケア外来と連携をとった．その結果，5ヵ月後には図2のように改善した．今も嫌がりながらも毎月フットケア外来に来ている．
- 両足の冷感はなく，ケアすることで足の状態が改善するが，冬季になると皮膚の乾燥がみられ，軽度の血行障害が疑われる．また，患者の足の感覚の違和感という自覚症状より，糖尿病神経障害を認める．
- 自宅でのセルフケア困難な状況であるため，透析室看護師と情報を共有し，継続したフットケアを行った．

【文 献】

1) 日本糖尿病教育・看護学会編．糖尿病看護 フットケア技術，第3版，日本看護協会出版会，2014.
2) 日本糖尿病療養指導士認定機構．日本糖尿病療養指導士ガイドブック2014，メディカルビュー社，2014.
3) 日本糖尿病学会編．糖尿病治療ガイド，文光堂，2015.
4) 日本腎不全看護学会編．腎不全看護，第5版，医学書院，2016.
5) 日本腎臓学会編．CKD診療ガイド2012，東京医学会，2012.

コンサルト 31　PADが悪化している気がします．どの診療科にお願いすればよいですか？

● 他科に頼る場合

> 65歳，男性．糖尿病性腎症で5年前より血液透析（HD）導入．現在，透析クリニックに自家用車で通院中．足のしびれがあり足関節上腕血圧比（ABI）測定を半年に1回行っていたが，2ヵ月前の右ABIは0.45と低下していた．10日前，右1趾に靴擦れを起こしたが疼痛などはなく市販の軟膏を塗布していたとのこと．透析時に，同趾の潰瘍と発赤・腫脹が明らかとなった．なお，3年前に狭心症の既往がありアスピリン100mgを内服している．

着眼点

① 足潰瘍・壊死を認めた場合，その部位や深さ，感染の有無，虚血の程度を評価する．
② 創感染では下肢切断に至るリスクが高いため，血管専門医と創傷治療医との連携が構築された総合病院へ可及的速やかに紹介する．
③ 予後改善を目的に，他の心血管合併症についての評価や治療を実施できる施設へ紹介する．

■ エビデンスをもとにした検討

足潰瘍・壊死を有するHD患者への対応を幾つかのガイドラインや最近の論文を参考に検討した．

① 糖尿病性足潰瘍の成因には，神経障害性，虚血性および神経虚血性がある（表1）．本症例のように糖尿病を有するHD患者では，糖尿病足病変の発症頻度は高く，PADの合併は予後に大きく影響する．
② PAD診断にあたって，問診や視診・触診の意義は大きい．症状分類では，Fontaine分類やRutherford分類が汎用されている（表2）．また，客観的指標としてABIが有用である．透析患者において，ABI 0.9未満ではほぼ100%の特異度

表1　糖尿病足病変の鑑別

理学的所見	虚血性	神経障害性
痛風	有痛性（夜間，透析時）	無痛性
潰瘍の部位	足趾末端，踵部	荷重部，骨突出部
潰瘍の症状	黒色壊死・乾燥	滲出液・湿潤
潰瘍辺縁	不整形	均一
皮膚肥厚	まれ，または，なし	あり
皮膚色	蒼白色，チアノーゼ	赤色
骨変形	なし	あり
足趾の毛	なし	あり
皮膚温	冷たい	温かい
足部動脈の拍動	触知不能	触知可能が多い

表2　PADの症状分類

Fontaine 分類		Rutherford 分類		
重症度	臨床所見	重症度	分類	臨床所見
I	無症状	0	0	無症状
IIa	軽度の跛行	I	1	軽度の跛行
IIb	中等度～重度の跛行	I	2	中等度跛行
		I	3	重症跛行
III	虚血性安静時痛風	II	4	虚血性安静時痛
IV	潰瘍・壊死	III	5	組織欠損（小範囲）
		III	6	組織欠損（広範囲）

＊重症下肢虚血（CLI）は，Fontaine III，IVまたはRutherford 4～6を指す．
（下肢閉塞性動脈硬化症の診断・治療指針IIより改変）

でPADと診断されるが，感度は29%とかなり低いことが報告された[1]．「血液透析患者における心血管合併症の評価と治療に関するガイドライン」でも，高度な血管石灰化や末梢病変を認める透析患者では，非透析例の基準をそのまま当てはめるのには問題があると記載している．

③また，足趾上腕血圧比や皮膚毛細血管灌流圧（SPP），経皮酸素分圧などの皮膚微小循環検査が末梢組織の虚血評価に利用される．特に，SPPは足部潰瘍の治癒予測に有用であり，実際，潰瘍付近のSPP値が30mmHg未満の場合には創傷治癒が期待できない[2]．

④「下肢閉塞性動脈硬化症の診断・治療指針II（TASC II）」では，重症下肢虚血（CLI）を「客観的に証明された動脈閉塞性疾患に起因する慢性虚血性安静時痛，潰瘍，あるいは壊疽を有する病態」と定義し，急性下肢虚血と区別している．一方，糖尿病を合併した透析患者では潜在的CLIが存在し，靴擦れなどを契機に潰瘍・壊死へ急激に進展する[3]．また，それらの患者群では高い死亡率や下肢切断の転帰が予測されている．

⑤糖尿病性足潰瘍では，虚血の有無だけでなく部位・深さや感染の有無も重要であり，それらをもとに治療方針が決定される．虚血創の評価では，WIfI 分類によるステージングが提唱されている[4]．科学的根拠に基づく糖尿病診療ガイドライン 2013」において，糖尿病足病変の発症予防や治療にあたっては関係診療科（糖尿病内科，形成外科，循環器科，血管外科，等）やコメディカルスタッフと緊密な連携をとって行うことを推奨している．感染の拡大により下肢切断だけでなく敗血症から不幸な転帰をとる可能性が高いため，迅速な対応と確実な連携が要求される．

⑥ CLI 治療の目的は，疼痛軽減や創治癒だけでなく生命予後や QOL の改善にある．治療の第一選択は血行再建術であるが，体重負荷のかかる足部の深刻な壊死や治癒不能な関節拘縮，下肢の不全麻痺，敗血症などを呈している患者では下肢の一次切断も考慮される．また，抗血小板薬やプロスタグランジン製剤などの薬物療法や LDL アフェレシス治療，高気圧酸素療法などの補助療法も選択される．

⑦「末梢閉塞性動脈疾患のガイドライン（2015 年改訂版）」では，CLI 患者に併存する疾患は生命や下肢の予後に直結することが多く，個々の患者で評価することが推奨されている．TASC II では，CLI 患者での心血管系リスクファクターの積極的な改善が推奨されている．日本からの報告では，CLI を有する HD 患者において 57.1％に冠動脈疾患を，27.7％に脳血管障害を合併しており[5]，心血管系疾患をより多く合併していることが予後悪化に影響している可能性が示された．

■ ガイドラインの有無

①下肢閉塞性動脈硬化症の診断・治療指針 II，日本脈管学会編．2007，メディカルトリビューン．
②日本透析医学会学術委員会．血液透析患者における心血管合併症の評価と治療に関するガイドライン．透析会誌．2011; 44: 337-425．
③科学的根拠に基づく糖尿病診療ガイドライン 2013，日本糖尿病学会編．
④末梢閉塞性動脈疾患の治療ガイドライン（2015 改訂版），日本循環器学会，合同研究班報告．

■ 病態解明のために行うこと

①糖尿病足病変の場合，PAD の有無を確認することは重要で，自施設において可能であれば ABI および SPP を測定し虚血の程度を把握する．
②足潰瘍・壊死の場合，虚血の程度だけでなく創の部位・深さや感染の有無は治療方針を決める上で重要である（着眼点①参照）．

■ 他科 & エキスパートにいつコンサルトするか

通常，間欠性跛行と CLI とは治療目標，治療体系や臨床経過が異なるため区別して対応する必要がある．

① 間欠性跛行：薬物および運動療法が基本となるが，高度の間欠性跛行では血行再建術も考慮される．血行再建術の適応と治療戦略は病変部位などによって異なり血管専門医（循環器科，血管外科あるいは放射線科）の判断に委ねられるが，手技の選択に関しては透析患者でも TASC 分類が参考となる．

② CLI：主として血管専門医が血管病変の状況，創部の状況，他の心血管合併症の有無や QOL・ADL，生命予後などを総合的に勘案し，適応や治療手段（外科的血行再建，血管内治療あるいはデブリードマンなど）を判断していく．特に，CLI で感染を伴う場合には，可及的速やかに血行再建術と創部処置を並行して行う必要があり，創の評価と専門医への紹介は一刻を争う．なお，CLI 治療には複数の科が関与するため，円滑な連携（院内あるいは地域）が構築されている施設へ紹介する．

■ この症例への対策・治療

① 本例は，ABI が 0.45 とかなり低下していたことから潜在的 CLI 例であったと推察される．診察時に創部感染が疑われるため，まず，感染の拡大を抑制する目的で創傷治療医（形成外科，皮膚科あるいは整形外科）にドレナージを依頼すべきである．

② 同時に，血行再建術の適応を踏まえて血管専門医に紹介する．糖尿病・透析患者の CLI では膝下領域に至る多区域・高度石灰化の病変を認めることや手術リスクの高い場合も多いため，血管内治療を選択することが多い．

【文献】

1) Okamoto K, et al. Am J Kidney Dis. 2006; 48: 269-276.
2) Castronuovo JJ Jr, et al. J Vasc Surg. 1997; 26: 627-637.
3) Takahara M, et al. J Atheroscler Thromb. 2015; 22: 718-725.
4) Mills JL Sr, et al. J Vasc Surg. 2014; 59: 220-234, e1-e2.
5) Suematsu N, et al. J Atheroscler Thromb. 2015; 22: 404-414.

コンサルト 32　透析室でできる PAD の管理方法を教えてください．

● 自施設の場合

83 歳，男性．糖尿病性腎症由来の慢性腎不全のため，平成 20 年（78 歳時）に HD 導入し当院で通院透析．平成 24 年 8 月に虚血性心疾患のため冠動脈バイパス術を受け，また平成 25 年 1 月には脳梗塞を発症し左上下肢の不全麻痺の後遺症がある．脳梗塞発症後は経口摂取も減少し，血清 Alb 値は常に 3g/dL を下回る状態であった．当院へは，杖歩行で介助者である娘に伴われて通院していた．平成 24 年 11 月のある透析日に，左第 1 足趾に潰瘍形成があることを透析室看護師が発見し透析医に報告した．

着眼点

血液透析患者では PAD はよく見られる合併症である．以下に留意して対応する（表 1）．
①虚血の評価（虚血の程度や血流障害の部位診断）を十分に行う．
②糖尿病性神経障害，感染合併，栄養障害それぞれの有無の評価も合わせて行う．
③PAD 以外の動脈硬化性疾患の合併の可能性についても十分考慮する．
④週 3 回の透析治療で何を行うべきか管理方法を考慮する．

表 1　透析患者 PAD の特徴

1.	透析導入期から既に高頻度に合併している．
2.	心脳血管障害の合併頻度が高い．
3.	下腿末梢病変の頻度が高い．
4.	跛行等の自覚症状の訴えが少ない．
5.	血管石灰化を高頻度かつ高度に認める．
6.	石灰化の進展している患者では ABI で偽陰性が出やすい．
7.	下腿病変への血管内治療では再狭窄率が高い．
8.	下肢大切断を受けた透析患者の予後は極めて不良である．

■ エビデンスをもとにした検討

　透析室でのフットケア介入が潰瘍あるいは壊死の発症や下肢切断イベントの抑制につながるかどうかについて，十分なエビデンスはこれまで報告されてこなかったが，一定の基準に則った適切なフットケア介入が血液透析患者の足イベント（潰瘍壊死発症，下肢切断）を有意に抑制することが最近明らかとなった[1]．本症例では，透析室で定期的な足の観察を行っていたために，患者からの訴えがない状態でも創傷を早期に発見できた．

■ ガイドラインの有無

① 日本透析医学会学術委員会．血液透析患者の心血管合併症の評価と治療に関するガイドライン．透析会誌．2011; 44: 337-425.
　・透析導入期には全例で ABI/TBI/SPP 測定を行って，導入後は少なくとも 1 年に 1 回はこれら検査を行って PAD 早期発見に努めることが望ましい[2]．
② TASC Ⅱガイドライン：Inter-society consensus for the management of peripheral arterial disease（TASC Ⅱ）Norgan L, et al. J Vasc Surg. 2007;45:S1-S68.
　・PAD 診療における診断，治療に関するガイドラインであり，国際的な PAD ガイドラインである．透析患者に限定したものでなく，PAD 診療全般に関するガイドラインである．
③ 2005-2008 年度合同研究班報告．末梢閉塞性動脈疾患の治療ガイドライン．Circ J. 2009;73:Suppl Ⅲ．

■ 病態解明のために行うこと

① 虚血の程度や血管病変部位に関して，足関節上腕血圧比（ankle-brachial pressure index: ABI），足趾上腕血圧比（toe-brachial pressure index: TBI），皮膚灌流圧（skin perfusion pressure: SPP），血管エコー検査など非侵襲的な検査法をまず行う．
② 安静時疼痛や潰瘍壊死を呈する重症下肢虚血（critical limb ischemia: CLI）患者では血行再建（revascularization）が必須であるため，造影 CT アンギオグラフィー，非造影 MR アンギオグラフィーなどを行って，血管狭窄/閉塞部位の同定を行う．
③ 糖尿病を有する患者では，モノフィラメントを用いた知覚検査や腓骨神経伝導速度などで糖尿病性末梢神経障害の有無も評価する
④ 発赤，熱感，腫脹，排膿など感染を示唆する所見がないかチェックする．
⑤ 血清アルブミン値やより短期間の栄養評価項目として血清プレアルブミン値を確認する．

■ 他科＆エキスパートにいつコンサルトするか

①**血行再建**：CLI 患者では，上述の生理学的検査で虚血を確認できたら可及的速やかに血行再建の適応の有無や治療について循環器科あるいは血管外科にコンサルトする．この際，わずかな創傷が数日で広範囲に拡大することがしばしばあるため，できるだけ迅速に行う．

②**創傷管理**：創傷を有する場合には形成外科へのコンサルトも直ちに行い，血糖管理が不十分な糖尿病患者の場合，厳重な血糖管理を行うべく糖尿病専門医へのコンサルトも同時に行う．

③**栄養管理**：栄養不良の患者では栄養サポートチーム（nutrition support team: NST）へコンサルトする．

④**リハビリ・フットウエア**：創傷部位を免荷（圧負荷がかからないように）できるインソール，靴など整形外科やフットウエア専門家へコンサルトしつつ，歩行機構の維持・改善を目的としたリハビリテーションを理学療法士に依頼する．CLI は単科のみで治療が完結するものでなく，チーム医療による集学的治療が必要であり，できれば院内に PAD/CLI の診療を行いうる複数の診療科・エキスパートからなる横断的チームを編成しておくことが望ましい．

■ この症例への対策・治療

①この症例は糖尿病を有すること，既往に心血管障害と脳血管障害などの動脈硬化性疾患を有すること，運動習慣がないこと，維持透析患者であることなど，PAD 発症のハイリスク患者であることは明らかである．この患者のような CLI に至らないように予防的介入の必要がある．透析室では定期的な足の観察や生理学的検査による PAD の有無の評価やフットケアが必要である．

・患者の状態によって定期的チェックや介入方法を整理しておくと，多忙な透析業務の中でも効率よくフットケアができる．施設ごとに基準を作り，基準に則った介入を行うことが望ましい．**表 2** に参考までに当院でのフットケア介入基準を記載する．これは看護師，医師，臨床工学技士などのチームで定期的に行って情報共有しておくことが望ましい．

・また，最近では透析前や透析中にエルゴメーターなどを用いた運動療法を行うことが普及している．理学療法士の協力を得て，運動療法を透析室に取り入れることも大切な取り組みである．CLI 患者では栄養不良を呈することが多い．本症例

表2 鎌倉分類に基づいたフットケア介入基準

Group	PAD	foot lesions	care interval	action plan of foot care
0a	−	−	6ヵ月に1回	足の観察・セルフケア指導
0b	−	＋	3ヵ月に1回	足の観察・フットケア
1	＋	−	2ヵ月に1回	足の観察・セルフケア指導
2	＋	＋	毎月	足の観察・フットケア
3	＋	＋(CLI)	毎透析時	足の観察・フットケア Narrative medicine
4	＋	＋(切断既往)	毎透析時〜週1回	足の観察 Narrative medicine

足病変：足白癬，爪白癬，陥入爪，爪肥厚，鶏眼，胼胝，足底角化症，潰瘍，壊疽，変形

では，栄養サポートチーム（NST）に介入を依頼し，経口摂取不良に伴う栄養不足改善と創傷治癒促進を目的に，アイソカルゼリーやアルギニン製剤などの付加食，ならびに intradialytic parenteral nutrition（IDPN）を行い，栄養改善を図った．
② 本症例は，重度の糖尿病性末梢神経障害を有し熱さや疼痛を自覚しない患者であった．このため，ストーブに足を近づけていても熱さを自覚せずにそのまま熱傷を生じたものであった．患者の自覚症状が乏しい場合もあるため，定期的に足を見ることが大切である．潰瘍の有無だけでなく，乾燥や亀裂は創傷の誘因となり感染も惹起しやすいため，それらの異常の有無もチェックする．
・創傷を認めたことから虚血の評価を十分に行った結果，左浅大腿動脈に15cmの完全閉塞病変，下腿前脛骨動脈95％狭窄，後脛骨動脈完全閉塞，腓骨動脈90％狭窄の高度血管病変が認められた．循環器科に依頼し血管内治療（endovascular therapy: EVT）を受けた．また，LDLアフェレシス（LDLA）も考慮されるべき

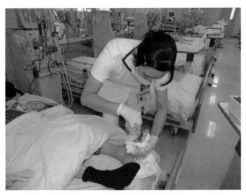

図1 透析室ナースによる透析中のフットケア

治療法である．LDLA は，血液粘度低下，赤血球変形能改善，フィブリノーゲン低下，ブラジキニンや NO，プロスタグランジン産生亢進による微小循環改善，抗炎症などの作用を有し，閉塞性動脈硬化症に保険適用がある．CLI では血行再建治療などと併用して用いられる．

③創傷については，形成外科医と連携して透析室ナースが透析前後あるいは透析中に洗浄や足浴，創傷ケアを行う **(図1)**．透析中の血圧低下（クラッシュ）は下肢虚血を悪化させる．このため，透析間体重増加が多い患者では，体重管理に関する指導を医師・看護師が共同で行い，クラッシュを生じない除水計画を技士も含めて立案実行して行く必要がある．

【文 献】

1) 愛甲美穂，他．透析会誌．2016:49:219-224.
2) 日本透析医学会編．血液透析患者の心血管合併症の評価と治療に関するガイドライン．透析会誌．2011; 44: 412-418.
3) Norgan L, et al. J Vasc Surg. 2007; 45: S1-S68.

プロブレム 10
肝　炎

基本知識

1 B型肝炎ウイルス（HBV）

　2015年に改定された「透析施設における標準的な透析操作と感染予防に関するガイドライン（四訂版）」[1)]でHBVのスクリーニングは次のように推奨されている．

● **1. 透析導入期および転入時はHBs抗原，HBs抗体，HBc抗体の検査を行うことを推奨する．**

　HBV感染患者の管理・治療を行うため，および透析施設での感染予防を実施するために，患者の肝炎感染の有無を把握することは重要である（**表1**）．
　HBVキャリアの診断にはHBs抗原が最も重要であり，HBs抗原陽性であれば現在HBVに感染していることを示す（**表1**の②の状態）．HBs抗体はHBs抗原に対する中和抗体としてHBVに対する感染防御機能を持つ．HBs抗体が陽性であることは過去にHBV感染の既往があるか，またはHBワクチン接種を受けたことを示す．HBワクチン接種によるHBs抗体陽性者はHBc抗体陰性である（**表1**の⑤の状態）．HBc抗体が陽性であることは過去にHBV感染したことがあるか，現在も

表1　HBV関連検査の読み方
・既往感染者にHBV DNA陽性者（オカルトHBV）が存在．
・HBs抗原のみのサーベイランスではオカルトHBVを見逃す．

	①	②	③	④	⑤
HBs抗原	−	+	−	−	−
HBs抗体	−	−	+	−	+
HBc抗体	−	+	+	+	−
	感染なし	持続感染	既往感染	既往感染	ワクチン

HBVに感染しているかのどちらかである．HBs抗原陰性でHBc抗体陽性の場合はHBs抗体の有無に関わらずHBVの既往感染であることを示す（**表1**の③または④の状態）．

● 2. HBs抗原陽性患者にはHBe抗原，HBe抗体，HBV DNAリアルタイムPCR検査の施行を推奨する．

HBs抗原陽性患者はHBVキャリアであるため，活動性の評価としてHBe抗原，HBe抗体，HBV DNAリアルタイムPCR検査を施行する．

HBe抗原はHBV増殖を反映するマーカーであり，陽性者ではHBVの増殖が盛んである．HBe抗体が陽性化してHBe抗原が陰性にセロコンバージョンすると，ほとんどの場合はウイルス量が低下して肝炎が沈静化する．HBV DNA量は病態の把握や予後予測，治療適応や治療効果判定に用いられる．

● 3. オカルトHBVの拾いあげのためHBV DNA検査を推奨する．

HBs抗原陰性患者でもHBs抗体またはHBc抗体陽性であれば既往感染者と診断してHBV DNAリアルタイムPCRの検査を行うことを推奨する．ただし，HBワクチン接種によるHBs抗体単独陽性例は除外する．

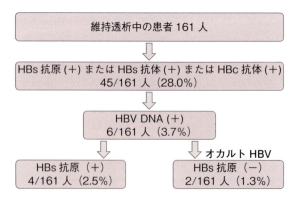

図1　オカルトHBVのスクリーニングと有病率（Saijo T, et al. Ther Apher Dial. 2015;19:125–130）

- 慢性血液透析患者161人の中で，感染の既往があると考えられる患者は45人（28.0%）．この感染既往がある中で，HBV DNA陽性患者は6人であったが，HBs抗原陽性者は4人であり，2人はHBs抗原陰性であった．この2人は肝炎の活動性もなく，HBs抗原陰性であることから，HBs抗原のみのスクリーニングでは，HBV感染を見逃すこととなる．
- 透析施設でのB型肝炎のスクリーニングには，HBs抗原，HBs抗体，HBc抗体を行い，感染の既往があると考えられる患者には，HBV DNA検査を行う必要がある．

透析患者では免疫抑制薬を使用していない場合でも，既往感染者でHBs抗原陰性，HBV DNA陽性（オカルトHBV）の存在が報告されている[2]（**図1**）．したがって，既往感染者と考えられるHBs抗体またはHBc抗体陽性の患者にはHBV DNAリアルタイムPCRの検査を行うことを推奨する．

2 C型肝炎ウイルス（HCV）

スクリーニング方法とHCV関連検査の読み方[1]について表2に記載する．

● 1．HCV抗体（感染既往を把握する検査）
1）HCV抗体陰性
第2世代および第3世代のアッセイ系でHCV抗体陰性であれば，基本的にHCV感染なしと診断する．ただし，感染から約3ヵ月は，感染していることを検査で検出できない期間（ウインドウ・ピリオド）が存在する．

2）HCV抗体陽性
HCV抗体が陽性であれば「過去にHCVに感染したことがある」ことを意味する．ただし，HCV抗体陽性であるからといってキャリア（現在も感染状態）というわけではない．透析患者でも，HCV感染後に20〜30％の患者は自然治癒し，70〜80％の患者がHCVキャリアに移行する．キャリアかどうかを確認するためには，HCV RNA検査を施行して，ウイルス血症の有無を確認する必要がある．

表2 HCV関連検査の読み方

・HCV抗体は中和抗体ではないため感染防御能力はない．

① HCV抗体陰性
・第2世代および第3世代のアッセイ系でHCV抗体陰性であれば，基本的にHCV感染なしと診断する．
② HCV抗体陽性
・HCV抗体陽性≠HCV RNA陽性．
・HCV感染後に20〜30％の患者は自然治癒し，70〜80％の患者が慢性肝炎に移行する．
③ HCV RNAリアルタイムPCR
・HCV抗体陽性患者は，現在の感染状態確認するためHCV RNA検査を行い，HCV血症の有無を評価する．
④ HCVセロタイプまたはgenotype
・セロタイプ1（genotype 1b）：IFNが効きにくい．
・セロタイプ2（genotype 2aまたは2b）：IFNが効きやすい．

● 2. HCV RNA リアルタイム PCR（感染状態を把握する検査）

　HCV 抗体陽性患者には，HCV RNA 検査を行い HCV 血症の有無を確認する．HCV RNA が陽性であれば，現在 HCV に感染していると診断する．HCV RNA 陽性患者は，肝硬変や肝癌発症のリスクがあり，生命予後が低下する．速やかに肝臓専門医に紹介して治療を検討する必要がある．

● 3. HCV 遺伝子型（ジェノタイプ）と血清型（セロタイプ）

　わが国ではジェノタイプ 1b，2a，2b の 3 種類が多く，それぞれ約 70％，20％，10％を占めており，透析患者においてもこの分布は同様である．ジェノタイプ検査は保険適用ではなく，通常はセロタイプの測定が行われている．ジェノタイプ 1b はセロタイプ 1，ジェノタイプ 2a，2b はセロタイプ 2 に相当する．インターフェロン（IFN）治療はジェノタイプによって効果が異なり，2a，2b，1b の順にウイルスを排除する効果が低くなる．

　2014 年より IFN を必要とせず，経口薬で HCV 増殖に際しての必須蛋白を阻害する，直接作用型抗ウイルス薬（Direct Acting Antivirals；DAA）が保険適用となり，IFN 治療で難治であったセロタイプ 1 の HCV 感染透析患者の治療効果は飛躍的に上昇した．

3 肝炎の活動性と線維化の評価

　透析患者でも，肝炎の活動性や線維化を評価する場合，腎機能正常者と同様に，肝生検が最も信頼できる方法である[3]．しかし，HCV 感染透析患者すべてに肝生検を施行することは，出血などの危険性が高く困難であることから，実際の臨床では，肝炎の活動性のマーカーには血清トランスアミナーゼが，線維化の評価には血小板数が使用されている．

● 1. 肝炎の活動性
1) HCV 抗体陰性

　透析患者は血清トランスアミナーゼが低値で経過することから，肝炎の活動性の変化に気付かれないことや気付くのに遅れることが多い．血清トランスアミナーゼ（AST [*1]・ALT [*2]）が低値で経過していた患者が，基準値範囲内であっても急激に

上昇した場合，HCV 抗体陰性患者であれば急性肝炎の発症を考え HCV 抗体や HCV-RNA 検査を施行する必要がある．

また，すでに HCV 感染患者であれば，肝炎の活動性の上昇を考え，画像診断を行うとともに抗ウイルス療法や肝庇護療法の適応を検討する必要がある．透析患者では，月に 1 回以上の定期的な血清トランスアミナーゼ検査を施行が推奨されており，基準値は AST（GOT）24 未満，ALT（GPT）20 未満である．

*1：AST（アスパラギン酸アミノトランスフェラーゼ：aspartate aminotransferase）
*2：ALT（アラニンアミノトランスフェラーゼ：alanine aminotransferas）

● 2．線維化の評価と管理

HCV 感染透析患者は肝硬変の同定や肝癌の早期発見を目的とした定期的なフォローアップを行うことが推奨されている．HCV 感染透析患者は HCV 非感染透析患者と比較し，肝硬変および肝癌の発症は高率であり，生存率は低い．したがって，透析患者においても肝硬変の同定や肝癌の早期発見を目的とした定期的なフォローアップを行うことが重要である．HCV 感染透析患者は，血清トランスアミナーゼが低値で経過している場合であっても，肝炎の活動性が高い患者や線維化が進展している患者も存在する．

1) 慢性肝炎と考えられる血小板数が 10 万/μL 以上の患者
・検査：AFP，PIVKA-II，腹部超音波検査（半年〜1 年に 1 回程度）．

2) 肝硬変と考えられる血小板数が 10 万/μL 未満の患者
・検査：AFP，PIVKA-II，腹部超音波検査（3 ヵ月に 1 回程度）．
・造影 CT（半年に 1 回程度）：単純 CT だけでは肝癌を同定し難いため造影 CT での評価が必要となる．

【文 献】

1) 厚生労働科学研究費補助金エイズ対策研究事業．透析施設における標準的な透析操作と感染予防に関するガイドライン（四訂版），2015．
2) T Saijo, et al. Ther Apher Dial. 2015; 19: 125–130.
3) 透析患者の C 型ウイルス肝炎治療ガイドライン作成ワーキンググループ．日本透析医学会「透析患者の C 型ウイルス肝炎治療ガイドライン」．透析会誌．2011; 44: 481-531.

コンサルト 33 B型肝炎の患者が転院してきます．透析をする上で何に気をつければよいですか？治療の必要はありますか？

● B型肝炎ウイルス（HBV）

> 85歳，男性．透析歴1ヵ月，原疾患は糖尿病性腎症．特に自覚症状はなく，血液検査でAST 52，ALT 48，HBs抗原（－），HBs抗体（＋），HBc抗体（＋）．

着眼点

わが国の透析患者でのHBs抗原陽性率は男性2.1％，女性1.8％であり[1]，一般的な透析施設には1～2名程度は存在する．HBV感染透析患者では，患者の病態とHBV関連検査を正しく評価して，透析室での感染対策が必要かどうか判断する【プロブレム10．肝炎．基本知識参照】．

■ ガイドラインの有無

① 厚生労働科学研究費補助金エイズ対策研究事業．透析施設における標準的な透析操作と感染予防に関するガイドライン（四訂版）．2015．
② B型日本肝臓学会，肝炎診療ガイドライン作成委員会．肝炎治療ガイドライン（第2版）．2014年6月．
③ CDC. Recommendations for Preventing Transmission of Infections Among Chronic Hemodialysis Patients. MMWR. 2001;50(RR-5).

■ HBV感染患者への対策

　HBV感染患者は個室隔離透析，隔離が不可能な場合はベッド固定，専用の透析装置（コンソール）や透析関連物品の使用を行う．
① 肝炎患者でのベッド配置（ガイドライン①参照）
・HBV感染患者（HBs抗原陽性者とHBV DNA陽性者）（図1，2）．
・HBVは室温で最低7日間は環境表面に存在することが可能であり，透析装置や鉗子などからHBs抗原が検出される．定期的な清掃や消毒が行われていない透

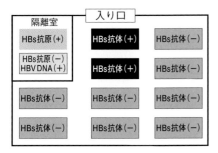
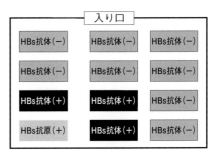

図1　HBV感染透析患者のベッド配置
*ガイドライン（改訂4版）では隔離にHBs抗原陽性者以外にHBV DNA陽性者を追加．

図2　隔離透析が不可能な場合のHBV感染透析患者のベッド配置
*中和抗体であるHBs抗体陽性者を感染者と非感染者の間に配置．

析装置や透析関連物品がリザーバーとなり，透析スタッフの手指，透析関連物品から新規感染やアウトブレイクを引き起こす可能性がある．HBs抗原陽性患者とHBs抗原陽性患者が使用した器具を隔離することで，患者間のHBV感染を減少させることが可能である．したがって，HBV感染患者は個室隔離透析，隔離が不可能な場合はベッド固定を行い，専用の透析装置や透析関連物品の使用が推奨される．

・HBV感染患者の個室隔離またはベッド固定は，HBs抗原陽性患者とHBV DNA陽性患者を対象とする．個室隔離が不可能な施設でHBV感染患者のベッド固定を行う場合は，HBV感染患者を透析室の隅に配置，その周囲にHBs抗体陽性患者（既往感染者またはワクチン接種者）を配置して，その外側にHBs抗体陰性である非感染患者を配置する．

〔注1〕
【基本知識】で解説したように，透析患者ではHBs抗原陰性かつHBs抗体またはHBc抗体陽性の既往感染者の中に，HBV DNA陽性のオカルトHBV患者が存在する．感染媒体となる可能性があるため固定ないし隔離透析を推奨する．

〔注2〕
オンラインHDFを施行している施設では，補充ポートの汚染による院内感染が危惧されることから，オンラインHDF施行中のB型肝炎患者のベッド固定は必須である（補液ポートが汚染していた場合，肝炎ウイルスの混入した補充液が直接血管内に入る可能性がある）．

■ 他科 & エキスパートにいつコンサルトするか

HBs 抗原陽性患者または HBV DNA 陽性患者は，肝病態の評価や治療の適応を含め肝臓専門医へのコンサルトが必須である．

■ 治 療

日本肝臓学会の B 型慢性肝炎に対する治療目標と治療対象を簡単に記載する（ガイドライン②参照）．

①**治療目標**：HBV 持続感染者に対する抗ウイルス療法の治療目標は，肝炎の活動性と肝線維化進展の抑制による慢性肝不全の回避ならびに肝細胞癌発生の抑止，およびそれによる生命予後ならびに QOL の改善である．この治療目標を達成するために最も有用なマーカーは HBs 抗原であり，抗ウイルス療法の長期目標は HBs 抗原消失である．

②**治療対象**：B 型慢性肝炎の治療対象を選択する上で最も重要な基準は，(1) 組織学的進展度，(2) ALT 値，(3) HBV DNA 量の 3 項目であり，慢性肝炎の治療対象は，HBe 抗原の陽性・陰性にかかわらず，ALT 31U/L 以上かつ HBV DNA 4 log copies/mL 以上である．

■ HB ワクチン

① CDC（ガイドライン③を参照）およびわが国のガイドライン（①参照）では「患者および職員ともに HB ワクチンの接種を推奨する」とういう考え方に違いはない．そして，透析患者では，CDC およびわが国のガイドラインともに，HBs 抗体が 10mL/IU 未満になった場合は，ブースター接種を行うことを推奨している．ブースター接種後の HBs 抗体測定は，CDC は年 1 回，わが国のガイドラインは 6ヵ月に 1 回を推奨している．

② 一方で，職員に対する HB ワクチンのブースター接種の考え方には，CDC とわが国のガイドラインでは違いがある．CDC では，職員が HBs 抗体を獲得した後のブースター接種不要，HBs 抗体のモニターも不要となっている．しかし，わが国のガイドラインでは，職員も 10mL/IU 未満になった場合はブースター接種を行うことを推奨している．

③ CDC ガイドラインでは透析患者は免疫低下があるためブースター接種が必要だが，職員は HB ワクチン接種により HBs 抗体を獲得した後，抗体価が低下して

も追加接種は不要としている．つまり1度HBs抗体が陽転化すれば，抗体価が低下あるいは陰性化しても，免疫機能は永続しており感染防御効果は続いていると考えている．実際に，一般人口ではHBワクチン接種後の長期観察研究がなされており，HBs抗体が低下あるいは陰性化後も免疫機能が永続して，急性肝炎発症やHBs抗原陽転化はないことが報告されている．

・しかし，急性肝炎は発症しないものの，HBc抗体が陽転化することは多くの観察研究で報告されている．つまり，急性肝炎を発症せずに，既往感染者となっていることを意味する．HBV感染が起こり既往感染となった場合，HBs抗原が陰性か陽性か，急性肝炎を発症するかしないかに関わらず，生涯にわたりHBVは体内に存在する（血中に存在しなくても）．

・HBV既往感染者への免疫抑制や化学療法によりHBV再活性化（de novo肝炎）が報告されており，既往感染となることは，職員の将来的な合併症を予見できないことから，将来的に免疫抑制や化学療法を必要とする疾患を合併した場合，de novo肝炎のリスク因子となる可能性がある．

④以上の理由からわが国のガイドラインでは，職員も10mL/IU未満になった場合，ブースター接種を行うことを推奨している．その後は年1回のHBs抗体の確認採血を推奨している．

■この症例への対策と治療

①**経過（図3）**：透析導入時にAST・ALT値が高値であったため，HBs抗原陰性であったがHBc抗体陽性であり，既往感染の再活性化（de novo肝炎）を疑い，HBV DNAリアルタイムPCR検査を施行した．AST・ALT値の上昇がありHBV DNA陽性であったため，de novo B型肝炎と診断した．HBs抗原陰性だが，HBV DNA陽性であり感染源となるため，隔離透析に変更した．その後は約1年半，AST・ALTは基準値内で経過したが，AST・ALTは再上昇したのちに正常化，HBV DNA陰性となった．

②**解説**：透析導入時や転入時にB型肝炎のスクリーニングを行うことは重要である．本症例のように導入時にHBs抗原，HBs抗体，HBc抗体の測定を行い，既往感染患者にはHBV DNAリアルタイムPCR検査を施行する必要がある．本症例においても，HBV DNA陽性で経過している期間でも，AST・ALTが基準値内を推移している．透析患者でのde novo肝炎やオカルトHBVは，既往感染患者（HBc抗体陽性）の数％に存在しているが，HBV DNAリアルタイムPCR検査を

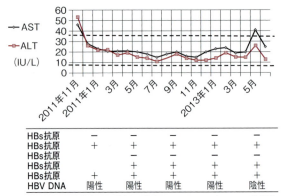

※破線内が腎機能正常者の AST および ALT の基準値.

図3 de novo B 型肝炎患者の経過

＊透析領域の論文では HBs 抗原陰性かつ HBc 抗体陽性の既往感染者で HBV DNA 陽性者をオカルト HBV と呼んでいる．しかし，本症例では AST・ALT の上昇，すなわち肝炎があることから de novo B 型肝炎と診断した．

施行しなければ同定することはできない．
・このような症例は，HBs 抗原陰性だが，HBV DNA 陽性であり，感染源となる可能性があるため，個室隔離透析，隔離が不可能な場合はベッド固定を行う必要がある．本症例では，この後に再度 HBV DNA が陽性となっているが，ウイルス量が低値であり，高齢であることから治療は行わず，6ヵ月に1回の腹部エコーでフォローアップしている．

【文 献】

1）日本透析医学会編．図説 わが国の慢性透析療法の現況 2007 年 12 月 31 日現在．日本透析医学会，東京，2008．

コンサルト 34
HCV抗体が陽性の患者が転院してきます．新しい治療薬が使えるようになったようですが適応はありますか？

● C型肝炎ウイルス（HCV）

> 70歳，男性．透析歴1ヵ月，原疾患は糖尿病性腎症．特に自覚症状は無く，血液検査でAST 18，ALT 15，HCV抗体（＋）．

着眼点

1989年にC型肝炎ウイルス（HCV）が発見され，輸血製剤の抗体スクリーニングが可能となり，輸血による新規感染は激減した．また，1990年にエリスロポエチン製剤が保険適用となり，輸血を施行する機会も減少した．しかし，慢性透析患者の2007年のHCV抗体陽性率 9.8％，2006-2007年のHCV抗体陽転化率 1.0％と，一般人口と比較して非常に高率である[1,2]．

2007年の透析導入患者のHCV抗体陽性率は7.9％と導入時から高率であり，慢性透析患者での輸血の機会は減少したが，有病率の高い原因の1つとなっている．非感染透析患者と比較して，HCV感染透析患者の生命予後は低率であり，肝硬変や肝がんの発症率が高いことが報告されている[3]．したがって，HCV感染透析患者は積極的な治療が推奨される．

■ ガイドラインの有無

① 厚生労働科学研究費補助金エイズ対策研究事業．透析施設における標準的な透析操作と感染予防に関するガイドライン（四訂版）．2015.
② 透析患者のC型ウイルス肝炎治療ガイドライン作成ワーキンググループ．日本透析医学会「透析患者のC型ウイルス肝炎治療ガイドライン」．日透析医学会誌．2011; 44: 481-531.
③ 日本肝臓学会肝炎診療ガイドライン作成委員会．C型肝炎治療ガイドライン（第5.2版）．2016年12月．

■ HCV感染患者（HCV RNA陽性者）への対策

① HCVの有病率や新規感染率は高率であり[1,2]，厳格なHCV感染対策が必要と考えられる．また，HBVより感染力の弱いとされるHCVのアウトブレイクが多数

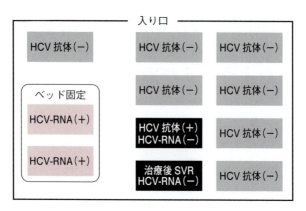

図1　HCV 感染透析患者のベッド配置過
以前は HCV 抗体陽性者を対象としていたが，ガイドライン（改訂4版）では HCV RNA 陽性者を対象．

報告されており，これらは静脈注射製剤の共用が原因とされる事例など，透析施設での日常的作業の不備や感染対策の徹底不足が指摘されている．このような新規感染を予防するために，HCV 患者の固定を行うことにより新規感染率が減少したことが報告されており，HCV 感染患者はベッド固定，専用の透析装置や透析関連物品の使用を行うことを推奨する．

② HCV 感染患者のベッド固定（図1）
・HCV RNA 陽性であるキャリア患者を対象とする（ガイドライン①を参照）．ただし，抗ウイルス療法中の HCV RNA 陰性患者や抗ウイルス療法後24週未満の HCV RNA 陰性患者は感染対策の対象となる．抗ウイルス療法後24週以降に SVR を確認し感染対策を解除する．

　※ SVR24（sustained virological response；ウイルス学的著効）：抗ウイルス療法終了24週後の HCV RNA の陰性化．

■ 他科＆エキスパートにいつコンサルトするか

HCV RNA 陽性患者は，肝病態の評価や治療の適応を含め肝臓専門医へのコンサルトが必須である．

■ HCV 感染患者（HCV RNA 陽性）への治療

1）Gerotype 1 型を対象とした DAA 療法の治療成績

2014年から登場した IFN フリー DAA 製剤では，透析患者においても高い抗ウイ

ルス効果が得られている．IFN フリー DAA 製剤の中でも，ソホスブビルは腎排泄であり，透析患者における使用は禁忌であるが，ダクラタスビル＋アスナプレビル，オムビタスビル＋パリタプレビル／リトナビル配合錠およびエルバスビル＋グラゾプレビルは肝代謝の薬剤であり，透析患者における使用が制限されていない．このうち，ダクラタスビル＋アスナプレビル併用療法では，性別，年齢，肝硬変の有無，前治療歴等の患者背景によらず良好なウイルス学的効果を得られることが，日本人を対象とした研究により示されている．

①ダクラタスビル＋アスナプレビル療法（国内データ）
・須田らの報告，対象は男性 15 人，女性 6 人の 21 人．年齢は 63（50〜79）歳，透析歴は 7（1.5〜33）年，HCV RNA 量は 5.7（2.9〜6.8）Log IU/mL，NS5A 耐性変異は Y93 変異ありが 3 人．治療はダクルインザ 60mg/日＋スンベプラ 200mg/日を 24 週間内服，治療終了 12 週後の HCV RNA 陰性（SVR12）で効果判定が行われた．結果 SVR12 95.5%（20/21）であった[4]．
・宮崎らの報告，対象は男性 6 人，女性 4 人の 10 人．年齢は 59〜78 歳，HCV RNA 量は 2.9〜6.1 Log IU/mL，NS5A 耐性変異は L31 変異ありが 2 人．治療はダクルインザ 60mg/日＋スンベプラ 200mg/日を 24 週間内服，SVR12 で効果判定が行われた．結果 SVR12 100%（10/10）であった[5]．
・豊田らの報告，対象は男性 16 人，女性 12 人の 28 人．年齢は 65.5 ± 9.5 歳，HCV RNA 量は 5.89 ± 0.91 Log IU/mL，NS5A 耐性変異は 0 人．治療はダクルインザ 60mg/日＋スンベプラ 200mg/日を 24 週間内服，SVR12 で効果判定が行われた．結果 SVR12 100%（28/28）であった[6]．また，透析患者と非透析患者において早期 HCV 陰性化率を検討しているが，治療開始 2 週目 50.0% vs. 21.4%，4 週目 89.3% vs. 67.8%，12 週目 100% vs. 96.4% であり，透析群の方が早期に HCV 陰性化が得られており，SVR12 が高率であった．

②エルバスビル＋グラゾプレビル療法（海外データ）
・Roth らは，CKD ステージ G4 と G5（透析患者 77.5% を含む）患者を対象とした，エルバスビル＋グラゾプレビルの多施設による二重盲検ランダム化試験である C-SURFER を報告している[7]．エルバスビル 50mg/日＋グラゾプレビル 100mg/日を 12 週間内服，SVR12 で効果判定が行われた．結果 SVR12 99%（115/116）であった．この中で，NS3/4A 変異症例の SVR12 は，100%（36/36），NS5A 変異症例の VR12 は 94.1%（16/17）であり，CKD および透析患者の変異症例に対しても高い効果が確認された[7]．

透析患者への抗ウイルス療法の実際

①透析患者でのガイドライン作成からすでに6年が経過しており，この間にDAAが登場したことから，透析患者での抗ウイルス療法もパラダイムシフトを迎えている．透析患者においても大多数を占めるGenotype 1型でNS5A耐性変異のない症例では，DAA内服治療を完遂できれば100％に近いSVRが期待でき，IFN療法のようなインフルエンザ様症状は無く，その他の副作用も軽微である．

②Genotype 2型の治療は，2015年にソホスブビル+RBV療法が保険適用となり，SVR 96.4％と非常に効果の高い治療法であるが，透析患者にはソホスブビルおよびRBVが禁忌であり適応できない．Genotype 2型の透析患者での治療は，すでにエビデンスのあるPeg-IFN単独療法が第一選択となる．REACH study[8]の結果からGenotype 2型に対するPeg-IFN単独療法で，HCV RNA量が6.5 Log IU/mL未満の患者を選択した場合，SVRが88％と高率であり，十分な効果が期待できる．また，2017年11月には透析患者でも使用できるDAAが発売予定であり，治療待機の選択肢もある．

HCV感染透析患者の治療適応と治療

1) 治療適応
・重篤な心血管合併症がなく，最低5年の生存が見込める患者と腎移植予定の患者に対しては積極的に抗ウイルス療法の適応を検討する（ガイドライン②）．

2) 抗ウイルス療法：
・透析患者でのGenotypeによる治療選択（ガイドライン③）．

① Genotype 1型
・ダクラタスビル＋アスナプレビル，24週（Y93/L31変異無の症例）
・バリタプレビル／リトナビル＋オムビタスビル，12週（Y93変異無の症例）
・エルバスビル＋グラゾプレビル，12週

② Genotype 2型（HCV RNA量 6.5 Log IU/mL 未満）
・Peg-IFN単独療法，24〜48週

この症例への対策と治療

・HCV抗体陽性であったことからHCV RNAリアルタイムPCR検査を施行．HCV RNA陽性であったため肝臓専門医を紹介した．肝臓外来の検査でGerotype 1型

であったことから，ダクラタスビル + アスナプレビルによる抗ウイルス療法が施行され著効が得られた．透析室での感染対策が解除され，患者の肝硬変や肝癌のリスクが軽減された．
・インターフェロン療法時代は効果と副作用の関係から70歳以上での治療は躊躇されたが，DAA療法は効果が高く副作用が軽微であることから，透析患者でも高齢者の治療が可能となった．

【文 献】

1) 日本透析医学会編．図説 わが国の慢性透析療法の現況 2007年12月31日現在．日本透析医学会，東京，2008.
2) Nakai S, et al. Ther Apher Dial. 2010; 14: 505-40.
3) Nakayama E, et al. J Am Soc Nephrol. 2000; 11; 1896-902.
4) Suda G, et al. J Gastroenterol. 2016; 51: 733-40.
5) Miyazaki R, et al. Ther Apher Dial. 2016; 20: 462-467.
6) Toyoda H, et al. J Gastroenterol. 2016; 51: 741-7.
7) Roth D, et al. Lancet. 2015; 386: 1537-45.
8) Kikuchi K, et al. Ther Apher Dial. 2014; 18: 603-11.

プロブレム 11
フレイル

基 本 知 識

1 はじめに

　"フレイル"とは,「老衰」や「脆弱」を意味する"Frailty"の日本語訳であり,「加齢による予備能力の低下により,軽度なストレス負荷（例：軽度の肺炎,外傷,事故など）で要介護状態や入院,死に至りやすい状態」を意味する．主に,地域居住の一般高齢者を対象として使われるが,最近は慢性腎臓病（chronic kidney disease：CKD）などの慢性疾患患者に対しても使われる．

　2014年5月に,日本老年病医学会が"Frailty"の日本語訳として"フレイル"と呼ぶことを提唱して以来,瞬く間に一般社会に広まっている．日本語訳として,形容詞である"フレイル"が選ばれた理由は,フレイル状態が必ずしも一方通行で要介護状態になるわけでなく,早く見つけて対応すれば身体機能を中心に改善しうることから,動揺性や可逆性のニュアンスを含む"フレイル"が選ばれている．

2 フレイルが注目される理由

　フレイルが注目される理由は,大きく分けて次の3点がある.

● 1．フレイルは年齢とは独立して,要支援・要介護のリスク因子である．

　厚生労働省の平成25年度「国民生活基礎調査」によると,要支援の原因の第2位,要介護の原因の第3位にフレイル（高齢による衰弱）が入っている．

● 2. フレイル状態にあると，ごく軽いストレスでも病気になりやすい．

　例えば，通常は数日間で治る風邪がこじれて急性肺炎になったり，軽い打撲や尻もちだけで骨折してしまう．さらに，入院がきっかけとなりフレイル状態から寝たきりになってしまう場合がある．

● 3. フレイル状態にあることについて，家族や医療者が早く気づいて対応できれば，健康に近い状態にまで回復しうる．

　平成27年4月で全国に要支援・要介護者が約610万人おり，1人あたりの年間医療費は約190万円である．フレイル状態であることに早く気づいて対処すれば，身体面を中心に回復しうる．そのため，要支援・要介護状態を減らしうるフレイル対策は，医療経済的な面からも関心を集めている．

3 フレイルの診断基準

　2001年にCardiovascular Health Study（CHS）が開発したFriedモデルは，フレイルの基準モデルとなっている（**表1**）[1]．本基準は5項目から成り，いずれも該当しない場合は「健常または頑健（Robust）」，1つでも満たせば「プレフレイル」，

表1　フレイルの診断基準

診断基準	CHS基準	J-CHS基準
体重減少	意図しない年間4.5kgまたは5%以上の体重減少．	6ヵ月間で2～3kg以上の（意図しない）体重減少．
倦怠感	何をするのも面倒だと週に3～4日以上感じる．	（ここ2週間）わけもなく疲れたような感じがする．
通常歩行速度の低下	標準値の80%未満．	< 1.0 m/秒 （測定区間の前後1mに助走路を設け，測定区間5m時間を計測する）
握力の低下	標準値の80%未満．	男性< 26 kg，女性< 18 kg （利き手による測定）
身体活動量の低下	週あたりの活動エネルギー量．男性< 383，女性< 270 kcaL	① 軽い運動・体操を1週間に何日くらいしていますか？　② 定期的な運動・スポーツ（農作業を含む）1週間に何日くらいしていますか？ ①②の2つの問いのいずれも「運動，体操はしていない」と回答．

（Fried LP, et al. 2001）[1]

3つ以上を満たせば「フレイル」と診断される．

　長寿医療研究開発費の平成26年度総括報告書にある「フレイルの進行に関わる要因に関する研究（25-11）」では，CHS基準を日本人向けのJ-CHS基準（**表1**）としてインターネットに公開しているが，オリジナルの基準値とは大きく異なる．(http://www.ncgg.go.jp/ncgg-kenkyu/documents/25-11.pdf)

　J-CHS基準を用い，新規の要介護認定との関連を前向き調査した報告によると，2年以内に新規申請が必要となるリスクは，健常または頑健と比べ，プレフレイルでは2.52倍，フレイルでは4.65倍と有意に高い[2]．また，診断項目でみると，通常歩行速度の低下は2.32倍，握力低下は1.90倍，体重減少は1.61倍高かった[2]．

　これまでフレイルの評価法は多数あり，残念ながら世界的に統一された診断基準に至っていない．フレイルは，活動性や筋力低下などの身体的側面だけでなく，認知機能，抑うつ症状などの精神・心理的側面，貧困，独居，孤食などの社会的側面まで含む．日常診療でフレイルをスクリーニングするには，簡便かつ短時間に行える方法が必要であるが，J-CHS基準は身体面に大きく偏っており，歩行速度や握力まで計測する必要があるため，対象者が多い場合はスクリーニングに向かない．

　最近，厚生労働省の介護予防事業で使われる基本チェックリストが，フレイルの診断およびステージングに有用であることが示されている．基本チェックリストは，①暮らしぶり（その1），②運動器関係，③栄養・口腔機能等の関係，④暮らしぶり（その2），⑤こころ，の5項目から成る．設問は全部で25あり，すべてを「はい」または「いいえ」で自己回答する．①～④の20項目のうち10点以上の場合，介護予防事業が利用できる可能性があり，市町村役場や地域包括相談センターに相談することを薦めている．

　日本人の地域居住高齢者を対象とした研究によると，基本チェックリストの総得点が25点満点中4～7点の場合は，プレフレイルである感度および特異度は70.3％および78.3％である．さらに8点以上の場合は，フレイルである感度，特異度はそれぞれ89.5％，80.7％だったことより，本リストによってフレイルを簡便にスクリーニングできる可能性がある[3]．しかし，透析患者における有用性は明らかになっていない．

4 CKDにおけるフレイルの頻度と臨床的意義

1. 保存期CKD

　最近のシステマティックレビュー[4]によると，保存期CKDのフレイルに関する報告は18篇ある．フレイルの評価法は様々であるが，Friedモデル[1]が11篇と最も多く，次いでFriedモデルを簡素化したものが2篇ある．その他，Frailty Check List，Groningen Frailty Index，Frailty Index，Clinical Frailty Index，Population based approachが各1篇である．

　フレイルの頻度は報告によって大きく異なる．Friedモデルで最も頻度が少ない報告は，米国のChronic renal insufficiency cohort（CRIC）（年齢：50 ± 1.3歳，推算GFR：49 mL/分/1.73m^2，n=1,111）であり，合併率は7%であった．一方，ブラジルからの報告（年齢：61 ± 11.5歳，クレアチニンクリアランス：27 mL/分，n=61）では合併率が42%と最も高かった．全体でみるとフレイルの頻度はCKDステージG3b（推算GFR＜45 mL/分/1.73m^2）以降から増加し，CKDステージの進行とともに合併率が高くなる．

　保存期CKD患者のフレイルは，末期腎不全の進行や死亡に対する有意なリスク因子である．腎臓専門医に紹介されたCKDステージG1～G4の外来患者（年齢59歳，推算GFR：51 mL/分/1.73m^2）を対象とした報告[5]によると，フレイル患者は非フレイル患者と比較し，末期腎不全への移行および死亡リスクは2.5倍高い．特に，体重減少（3.2倍），身体活動度の低下（2.1倍），歩行速度低下（1.8倍）の3項目がリスク因子である．

2. 透析患者

　システマティックレビュー[4]によると，単独施設からの報告まで含めると，血液透析患者のフレイルに関する報告は14篇ある．血液透析と腹膜透析患者のフレイルに関する代表的な報告を**表2**に示す．

　血液透析患者では，フレイルの合併率は保存期CKD患者よりも明らかに高く，Friedモデルでは30～46.3%に認める．さらに，歩行速度や握力の代わりに，SF-36の身体機能を用いて評価したFriedモデル変法では，フレイルの頻度は48.4～78%となる．血液透析患者のフレイルは，認知機能の低下，骨折・転倒，新規入院，生命予後に対するリスク因子であることが報告されている（**表2**）．

表2 透析患者のフレイル

1. 血液透析患者

N（対象）	頻度	評価法	アウトカム	論文
維持患者2,775名（58.2±15.5歳）	67.7%	Friedモデルの変法	死亡入院	J Am Soc Nephrol 2007;18:2960-2967
導入患者1,576名（59.6±14.2歳）	73%	Friedモデルの変法	死亡	Arch Intern Med 2012;172:1041-1077
維持患者146名（60.6±13.6歳）	41.8%	Friedモデル	死亡	J Am Geriatr Soc 2013;61:896-901
維持患者95名（60.5±12.6歳）	46.3%	Friedモデル	転倒	BMC Nephrol 2013,14:224
維持患者762名（57.1±14.3歳）	30%	Friedモデル	体脂肪量浮腫率	J Am Soc Nephrol 2014;25:381-389
導入患者390名（63±15歳）	79%	Clinical Frail Scale	死亡	Clin J Am Soc Nephrol 2015;10:832-40
導入患者390名（median, 63歳）	48.4%	Friedモデルの変法	転倒骨折	Am J Nephrol 2015;42:134-40
導入患者324名（54.8±13.3歳）	34.0%	Friedモデル	認知機能の低下	Clin J Am Soc Nephrol 2015;10:2181–2189.

2. 腹膜透析患者

N（対象）	頻度	評価法	アウトカム	論文
維持患者193名（60.6±12.1歳）	69.4%	The Frailty Score（質問形式）	入院期間（腹膜炎，生命予後とは無関係）	Kidney Blood Press Res 2016;41:736-745
Assist PD患者129名（median, 76歳）	42.6%	Clinical Frail Scale	HD患者と同頻度（42.6%）	Clin J Am Soc Nephrol 2016;11:423-430.

　腹膜透析患者を対象とした報告は2篇のみであり，Friedモデルでの検討はない．フレイルは約半数の患者で合併しており，入院期間の延長と関連する．一方，腹膜炎や生命予後との関連は明らかでない．

5 他の病態との関連

　高齢者CKDに合併しやすい病態には，サルコペニア，Protein-energy wasting（PEW），PEWの重症型である悪液質（カヘキシア）がある．いずれの診断基準も，Friedモデルの診断項目（**表1**）と重複する．以下に，診断基準から見たフレイルとの関連性を示す．

● 1. サルコペニアおよびPEWとの関連性

　サルコペニアは「四肢骨格筋量の減少」に加え，「筋力（握力）低下」または「身体機能（普通歩行速度）の低下」のいずれか，または両者を認めた場合に診断される[6]（コンサルト35を参照）．「握力低下」および「歩行速度の低下」はフレイルの診断項目に含まれるため，サルコペニアがあるとフレイルの診断基準の2項目を満たすため，プレフレイルとなる．J-CHSでは，握力と歩行速度のカットオフ値はサルコペニアと同じにしているため，実質的には"身体的フレイル≒サルコペニア"として捉えられる．

　PEW（protein-energy wasting）では，診断項目[7]の1つに「（意図しない）体重減少」が含まれている．しかし，フレイルでは年間に5%以上の体重減少であるのに対し，PEWでは3ヵ月間で5%以上，半年間で10%以上と高いカットオフ値が用いられる．フレイルとサルコペニア，PEWの関連を図1に示す．

● 2. 悪液質との関連性

　悪液質では，「（非意図的な）体重減少」が診断に必須であり，フレイルと同様，"12ヵ月以内に少なくとも5%の体重減少"が基準となる．がん患者では，(1) 過去6ヵ月間の体重減少＞5%，(2) BMI＜20 kg/m^2，かつ体重減少＞2%，(3) 四肢骨格筋係数がサルコペニアの診断基準を満たす，かつ体重減少＞2%，のいずれかを満たすときに悪液質と診断される[8]．フレイルと悪液質の関連性を図2に示す．

6 おわりに

　フレイルは透析患者の3人または2人に1人が合併しており，認知症，転倒・骨折，生命予後のリスク因子である．そのため，まずはフレイルについて十分に理解し，フレイルの状態に関心を持つことが大切となる．すでに肺炎や骨折などで入院しフレイルが進行してしまうと，現実的にはそこから好転させることは困難であるため，早期発見・早期介入が何よりも重要である．

　具体的には，外来通院中にドライウエイトが減ったタイミングで，十分に食事を食べているか，活動的に生活しているか，何となく疲れやすくないか，横断歩道を青信号のうちに渡れるか，階段を上るときに足が疲れないか，家事がこれまで通りできるか，などを質問する．

　そのうちどれか1つでも該当すれば，透析日および非透析日の蛋白質摂取量と日

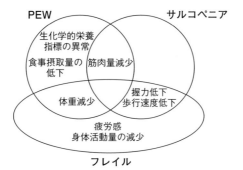

図1 フレイルとサルコペニア，PEWとの関係

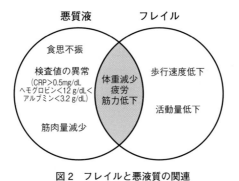

図2 フレイルと悪液質の関連

常活動度を確認し，必要に応じた栄養補充および運動（歩行中心）を進めるやり方が良いと思われる．

【文 献】

1) Fried LP, et al. J Gerontol A Biol Sci Med Sci. 2001; 56: M146-156.
2) Makizato H, et al. BMJ Open. 2015; 5: e008462.
3) Satake S, et al. Geriatr Gerontol Int. 2016; 16: 709-715.
4) Chowdhury R, et al. Arch Gerontol Geriatr. 2017; 68: 135-142.
5) Roshanravan B, et al. Am J Kidney Dis. 2012; 60: 912–921.
6) Chen LK, et al. J Am Med Dir Assoc. 2014; 15: 95-101.
7) Fouque D, et al. Kidney Int. 2008; 73: 391-398.
8) Fearon K, et al. Lancet Oncol. 2011; 12: 489-95.

コンサルト 35 サルコペニアはロコモティブ症候群とは違いますか？栄養とリハビリテーションの両面から教えてください．

● サルコペニア

75歳，女性，HD歴1年，独居．糖尿病性腎症で透析導入となったが，それまでは友達と一緒に外出や旅行をしていた．透析導入後は通院と買い物以外，外出機会がなくなった．徐々に歩行速度が遅くなり，通院はタクシーで行くようになった．家庭内での日常生活活動（ADL）は自立しているが，最近1ヵ月で2回転倒した．ドライウエイトは1年間で7kg減少し，身長150cm，体重38kg，BMI 16.9で，るいそうになった．握力12kg，歩行速度0.7m/sとサルコペニアに該当した．

着眼点

血液透析患者ではサルコペニア，ロコモティブ症候群，フレイルを認めることが少なくない．以下に留意して対応する．
①サルコペニア，ロコモティブ症候群，フレイルを見逃さない．
②サルコペニアの原因を多職種で考慮する．
③低栄養が原因の場合，ドライウエイトを増加させる攻めの栄養管理とレジスタンストレーニングを同時に行う．

■ エビデンスをもとにした検討

　腎臓リハビリテーション（以下，リハ）とは，腎疾患や透析医療に基づく身体的・精神的影響を軽減させ，症状を調整し，生命予後を改善し，心理社会的ならびに職業的な状況を改善させることを目的として，運動療法，食事療法と水分管理，薬物療法，教育，精神・心理的サポートなどを行う，長期にわたり包括的なプログラムである[1]．
①サルコペニアとは加齢，活動（廃用），栄養（飢餓），疾患（侵襲，悪液質，protein-energy wasting）による進行性，全身性に認める筋肉量減少と筋力低下，

身体機能低下である．サルコペニアの診断には，Asian working group for sarcopenia（AWGS）によるコンセンサス論文を用いる[2]．最初に筋力低下を握力で，身体機能低下を歩行速度で評価する．握力が男性 26kg 未満，女性 18kg 未満であれば筋力低下あり，歩行速度が 0.8m/s 未満であれば身体機能低下ありと判断する．いずれかに低下を認める場合に，筋肉量を評価する．

・AWGS の筋肉量減少のカットオフ値は，四肢骨格筋量（kg）÷身長（m）÷身長（m）で計算した骨格筋指数が，DXA（二重エネルギー X 線吸収測定法）で男性 $7.0kg/m^2$，女性 $5.4kg/m^2$，BIA（生体インピーダンス法）で男性 $7.0kg/m^2$，女性 $5.7kg/m^2$ である．筋力低下もしくは身体機能低下を認め，筋肉量減少も認める場合にサルコペニアと診断する．検査機器による骨格筋量評価が困難な場合，日本人の地域在宅高齢者では，下腿周囲長が男性 34cm 未満，女性 33cm 未満を筋肉量減少の目安とする[3]．

② ロコモティブ症候群（運動器症候群，ロコモ）とは，筋肉，骨，関節，軟骨，椎間板といった運動器の障害により要介護になるリスクの高い状態であり，歩行や日常生活に何らかの障害をきたしている．ロコモの診断は，立ち上がりテスト，2 ステップテスト，ロコモ 25（25 項目の質問紙票，https://locomo-joa.jp/check/test/locomo25.html）の 3 つを用いて行う．

・ロコモ度 1 は，どちらか一方の片脚で 40cm の高さから立ち上がれない，2 ステップ値（できるだけ大股で 2 歩歩いて，最大 2 歩幅を身長で除した数値）が 1.3 未満，ロコモ 25 の結果が 7 点以上のいずれか 1 つに該当する場合である．ロコモ度 1 は，移動機能の低下が始まっている状態といえる．

・ロコモ度 2 は，両脚で 20cm の高さから立ち上がれない，2 ステップ値が 1.1 未満，ロコモ 25 の結果が 16 点以上のいずれか 1 つに該当する場合である．ロコモ度 2 は，移動機能の低下が進行している状態である．

③ 低栄養の原因は，飢餓，侵襲，悪液質に分類される．飢餓とは，エネルギー消費量よりエネルギー摂取量が少ない状態が持続することでやせている状態である．急性疾患・外傷とは，急性炎症・侵襲であり，手術，外傷，骨折，急性感染症など，生体の内部環境の恒常性を乱す刺激の結果，低栄養となる．慢性疾患とは慢性炎症・悪液質による低栄養であり，PEW（protein-energy wasting）も含まれる．透析患者では飢餓と悪液質による低栄養を認めやすく，急性感染症などで侵襲を合併することも少なくない．

④ 成人の慢性腎臓病（以下，CKD）に対する運動療法の系統的レビューとメタ解

析では，持久力，筋力，歩行能力，心機能，健康関連 QOL の有意な改善を認めた[4,5]．筋力や身体機能などに全く問題のない場合には，腎臓リハを行わなくてもよいかもしれない．しかし，サルコペニアやロコモティブ症候群に該当する場合には，腎臓リハが必要である．

⑤透析中の運動療法に関する系統的レビューとメタ解析では，透析量，最大酸素消費量，身体的 QOL を有意に改善し安全であった[6]．透析中以外で十分な運動を実施できる場合には，透析中に運動療法を行わなくてもよいかもしれない．しかし，透析前後は疲労感で運動できない場合や，外出機会が少なく閉じこもりがちな場合には，透析中の運動療法を行うことが望ましい．

■ ガイドラインの有無

①サルコペニア，ロコモティブ症候群のガイドラインは，執筆時点で存在しない．サルコペニアのガイドラインは日本サルコペニア・フレイル学会で作成中である．ロコモティブ症候群のうち，骨粗鬆症のガイドラインは存在する．
②骨粗鬆症の予防と治療ガイドライン 2015 年版，日本骨代謝学会．
http://jsbmr.umin.jp/pdf/GL2015.pdf

■ 病態解明のために行うこと

①ロコモティブ症候群の原因の 1 つがサルコペニアである．サルコペニアのほとんどはロコモティブ症候群に該当する．一方，サルコペニアではない変形性関節症や変形性脊椎症などでロコモティブ症候群に該当する方は少なくない．
②サルコペニアのポイントは，サルコペニアの原因が加齢，活動，栄養，疾患のど

表 1　サルコペニアの原因

①一次性サルコペニア
・加齢の影響のみで，活動・栄養・疾患の影響はない．
②二次性サルコペニア
・活動によるサルコペニア：廃用性筋萎縮，無重力．
・栄養によるサルコペニア：飢餓，エネルギー摂取量不足．
③疾患によるサルコペニア
・侵襲：急性疾患・炎症（手術，外傷，熱傷，急性感染症など）．
・悪液質：慢性疾患・炎症（慢性腎不全, protein-energy wasting，がん，慢性心不全，慢性呼吸不全，慢性肝不全，膠原病，慢性感染症など）．
・原疾患：筋萎縮性側索硬化症，多発性筋炎，甲状腺機能亢進症など．

れに該当するかを多職種で考慮することである(**表1**)[7].

③サルコペニアへの対応は，サルコペニアの原因によって異なり，リハ栄養の考え方が有用である．

　リハ栄養とは，国際生活機能分類（ICF）による全人的評価と栄養障害・サルコペニア・栄養素摂取の過不足の有無と原因の評価，診断，ゴール設定を行った上で，障害者やフレイル高齢者の栄養状態・サルコペニア・栄養素摂取・フレイルを改善し，機能・活動・参加，QOLを最大限高める「リハからみた栄養管理」や「栄養からみたリハ」である[8].

■ 他科 & エキスパートにいつコンサルトするか

①ロコモティブ症候群に関しては，ロコモ度2で痛みを伴う場合，整形外科にコンサルトすることが推奨されている．
②サルコペニアに関しては，サルコペニアに該当する場合，リハビリテーション科にコンサルトするか理学療法を処方することを推奨する．
③サルコペニアの原因が低栄養（飢餓，侵襲，悪液質）の場合，管理栄養士の栄養指導もしくは栄養サポートチームへの依頼を推奨する．

■ この症例への対策・治療

①この症例はロコモティブ症候群・ロコモ度2，サルコペニアの両者に該当した．ロコモティブ症候群の原因はサルコペニアであった．サルコペニアの原因は，加齢，活動，栄養，疾患すべてであった．
②腎臓リハを開始すべきであるが，この症例は1年間で7kgの体重減少を認めている．そのため，栄養改善なしに身体機能改善を目指した積極的な機能訓練を行うとさらに体重を減少させる恐れがあり，栄養改善と腎臓リハの併用が必要である．
③栄養改善には，1日エネルギー必要量＝1日エネルギー消費量＋エネルギー蓄積量（1日200〜750kcal）とした攻めの栄養管理で，ドライウエイトを増加させることが必要である．理論的にはエネルギーバランスを7000〜7500kcalプラスにすれば，1kgの体重増加を期待できる．糖尿病の場合には，蛋白質と脂質でエネルギー摂取量を増加させる．
④ただし，栄養管理だけ攻めてレジスタンストレーニングを行わないと，筋肉ではなく脂肪でドライウエイトが増加する．そのため，栄養管理と腎臓リハの両方と

も攻めることが必要である．
⑤レジスタンストレーニングの内容は，負荷強度が最大負荷量（1 RM）の80％以上，セット数が2～3セット，回数が1セットにつき8～12回，頻度が週3回，期間が3ヵ月以上の内容が推奨される．ただし高齢者の場合には，1 RMの40～60％程度のレジスタンストレーニングでも筋力や筋肉量の改善を認める可能性がある．転倒予防を考慮して，下肢中心に椅子からのスクワット，もも上げ，つま先立ち（カーフレイズ）などを行う．ロコトレでは，片脚立ちを左右1分間ずつ1日3回と，スクワット1セット5～6回を1日3回行う．
⑥この症例は身体的フレイルだけでなく，社会的フレイルに該当する．認知心理的フレイルにも該当する可能性がある．社会的フレイルが，身体的フレイルを悪化させている．そのため，身体面だけでなく社会面，認知心理面に対する支援も大切である．介護認定を受けてデイケアを開始することも有用と思われる．

【文 献】

1) 上月正博．腎臓リハビリテーション，医歯薬出版，2012．
2) Chen LK, et al. J Am Med Dir Assoc. 2014; 15: 95-101.
3) Kawakami R, et al. Geriatr Gerontol Int. 2015; 15: 969-76.
4) Heiwe S, Jacobson SH. Cochrane Database Syst Rev. 2011; CD003236.
5) Heiwe S, Jacobson SH. Am J Kidney Dis. 2014;64:383-93.
6) Sheng K, et al. Am J Nephrol. 2014;40:478-90.
7) Cruz-Jentoft AJ, et al. Age Ageing. 2010; 39: 412-23.
8) Wakabayashi H. J Gen Fam Med. doi: 10. 1002/jgf2. 116.

コンサルト 36　PEW が問題になってきているそうですが，PEW なのか，老化なのか判断できません．どうしたらよいですか？

● PEW（低栄養）

> 80歳，女性．透析歴 5 年（無尿状態）．原疾患は糖尿病性腎症．身長 155cm，ドライウエイト 48.0 kg（BMI：20.0 kg/m^2）であったが，心胸比が 58.8％と上昇したため，3ヵ月間で体重が 45.0kg（BMI：19.1 kg/m^2）まで下がった．しかし，食事摂取量は少なめで，蛋白異化率は 0.78 g/kg 体重/日であり，血清 Alb が 3.2 g/dL，総コレステロール値が 118mg/dL と低下していた．また，自宅ではあまり動かず，座ることが多い生活を送っている．

着眼点

血液透析患者の栄養状態は高齢者ほど悪化しやすい．特に，ドライウエイトが減ったときは，要注意サインである．以下に，体重減少時の着眼点を示す．
① すぐに栄養状態をスクリーニングする．
② 栄養リスクがあったときは，原因を可能な限り検索する．
③ 必要な栄養量を確保するとともに，低栄養の原因に対して介入する．

■ エビデンスをもとにした検討

　透析患者の栄養状態をスクリーニング・評価する方法として，① 体重減少率，② 主観的包括的アセスメント（Subjective global assessment, SGA），③ SGA に従来の栄養指標を加えた MIS（Malnutrition-Inflammation Score，別名は Kalantar Score），④ 高齢者の予後推定栄養指標である GNRI（Geriatric Nutritional Risk Index），⑤ Protein-Energy Wasting（PEW）の診断基準，などがある．これらのうち，体重減少率と GNRI が最も簡便な方法である．
① 英国の Renal Association Clinical Practice Guideline on Nutrition in CKD[1]では，栄

養スクリーニング法として体重測定を推奨している（レベル 1C）．もし，(1) 実体重が理想体重 < 85%，(2) 体格係数（body mass index, BMI）< 20 kg/m^2，(3) 浮腫がない状態で体重が 3 ヵ月間で 5% 以上の減少，6 ヵ月間で 10% 以上の減少，のいずれかを認めた場合は，死亡や合併症のリスクが高くなるため，要注意である．

- 本症例では，(1) 実体重は本邦高齢者の理想体重（BMI で 21.5〜24.9 kg/m^2 相当； 51.7〜59.8 kg）の 75.3〜87.0%，(2) BMI は 18.7 kg/m^2，(3) 3 ヵ月間の体重減少率が − 6.3%，であり，すべての項目で"栄養リスクあり"に該当する．

② SGA とは，「患者記録」と「身体所見」を組み合わせた栄養スクリーニング法[2]で，最も一般的である．「患者記録」は，(1) 体重の変化，(2) 食事摂取量の変化，(3) 消化器症状，(4) 機能状態，(5) 疾患および疾患と必要栄養量の関係，の 5 項目で評価する．

- 一方，「身体所見」は (1) 皮下脂肪の減少，(2) 筋肉の消耗，(3) 足首の浮腫，(4) 仙骨の浮腫，(5) 腹水，について，4 段階（0 = 正常，1+ = 軽度，2+ = 中等度，3+ = 高度）で評価する．
- その上で，栄養状態を (A) 良好，(B) 中等度の栄養障害，(C) 高度の栄養障害，の 3 段階で総合評価する．
- 透析患者ではカテゴリー B または C，または 7 点式 SGA で 1〜5 点の場合に"栄養リスクあり"となる[1]．しかし，すべてのスタッフを一定レベルになるまで教育する必要があり，熟練するまでには一定時間がかかる欠点がある．

③ SGA では栄養状態を半定量的にしか評価できないため，SGA に (1) 透析年数と合併症，(2) BMI，(3) 血清 Alb，(4) 総鉄結合能（total iron binding capacity, TIBC）またはトランスフェリン，を加えた MIS が考案されている[3]．MIS は 10 項目あり，各項目は 0〜3 点で 30 点満点となる．点数が高いほど栄養状態が悪く，入院や死亡のリスクが高い[4]．しかし，日本人透析患者における MIS の有用性は明らかでない．

④ GNRI は，高齢入院患者の術後合併症や生命予後を予測するため，フランスで考案された指標である（**表 1**）．GNRI が 82 未満は重度栄養リスク，82〜91 は中等度栄養リスク，92〜98 が軽度栄養リスク，99 以上がリスクなし，となる．

- 血液透析患者では，91 未満で"栄養リスクあり"と評価する[5]．本症例では，GNRI =（14.89 × 3.2 g/dL）+（41.7 × 45.0／52.9 kg）= 83.1 となり，栄養リスクに該当する．

表1 Geriatric Nutritional Risk Index (GNRI) の計算方法

GNRI ＝ [14.89 ×血清 Alb（g/dL）] ＋ [41.7 ×（実体重／理想体重）]
＊理想体重には BMI ＝ 22 kg/m^2 に相当する体重を用いる．もし，実体重が BMI ＝ 22 kg/m^2 に相当する体重よりも多い場合は，BMI ＝ 22 kg/m^2 に相当する体重を用いる．

表2 透析患者における Protein-energy wasting（PEW）の診断基準

カテゴリー	基準値
生化学的検査	血清 Alb＜3.8g/dL（BCG 法で測定）． 血清トランスサイレチン＜30mg/dL． 総コレステロール＜＜100mg/dL．
体格	BMI＜23kg/m^2（アジア人では異なる）． 意図しない体重減少：3 ヵ月で 5%以上，6 ヵ月で 10%以上． 体脂肪率＜10%．
筋肉量	筋肉量の減少：3 ヵ月で 5%以上，6 ヵ月で 10%以上． 前腕筋周囲面積：基準値の 50%以下で 10%以上の減少． クレアチニン産生速度の低下．
食事摂取量	蛋白質摂取量：意図せずに 0.8g/kg/ 日未満が 2 ヵ月以上持続する． エネルギー摂取量：意図せずに 25kcal/kg/ 日未満が 2 ヵ月以上持続する．

⑤ 国際腎栄養代謝学会（International Society of Renal Nutrition and Metabolism, ISRNM）が，透析患者における PEW の診断基準を 2008 年に発表した（表2）[6]．本基準は 4 つのカテゴリーからなり，1 項目以上を満たすカテゴリーが 3 つ以上ある場合に，PEW と診断する．BMI のカットオフ値は 23.0 kg/m^2 未満であるため，日本人ではもっと低い値（＜18.5kg/m^2）が妥当である．

・本症例では，生化学検査（血清 Alb の定値），体格（体重減少），食事摂取量（蛋白質摂取量（≒蛋白異化率）の減少）の 3 つのカテゴリーに該当するため，PEW と診断される．

■ ガイドラインの有無

① 慢性腎臓病に対する食事療法基準 2014 年版．日本腎臓学会．日腎会誌．2014; 56: 553-599．
② Renal Association Clinical Practice Guideline on Nutrition in CKD. Nephron Clin Pract. 2011; 118(suppl1): c153-c164.
③ ESPEN Guidelines on Parenteral Nutrition. Adult Renal Failure. Clin Nutr. 2009; 28: 401-414.
④ EBPG guideline on nutrition. Nephrol Dial Transplant. 2007; 22: ii45-87.
⑤ 静脈経腸栄養ガイドライン，第 3 版，日本静脈経腸栄養学会．
http://minds4.jcqhc.or.jp/minds/PEN/Parenteral_and_Enteral_Nutrition.pdf

■ 病態解明のために行うこと

本症例では，栄養障害の原因を単なる老化と自己判断せず，介入できる病態が潜んでいないか，以下の点についてチェックする．

①透析量は十分？

- 週3回，6時間未満の血液透析では，single-pool Kt/Vurea で 1.4 以上（最低で 1.2 以上），透析前の血清 β_2-ミクログロブリンで 25 mg/L 未満（最低で 30mg/L 未満）が透析目標量であるため，これらをチェックする．

②合併症の管理状況に問題ない？

- 代謝性アシドーシス，高血糖，炎症，心不全，抑うつ症状は食事摂取量に悪影響する．さらに，高齢者では抑うつ症状や認知機能低下がみられやすい．
- 「血液透析患者の糖尿病治療ガイド 2012」では，随時血糖で 180〜200 mg/dL 未満，グリコ Alb（GA）値 < 20％ とし，心血管イベントの既往があって低血糖傾向のある場合は GA < 24.0％ を暫定目標としている．
- 代謝性アシドーシスの管理については，中1日では透析前の重炭酸イオン濃度は 22mEq/L 以上が望ましい[1]．二次性副甲状腺ホルモン亢進症（intact PTH ≧ 240 pg/mL）のある血液透析患者では，中2日の透析前重炭酸イオン濃度が 20〜22 mEq/L の場合，最も骨折の頻度が少ない[7]．
- 血清C反応性蛋白（CRP）が高い（≧ 0.1 mg/dL）場合は，潜在性の感染症（不顕性誤嚥，足潰瘍，肺外結核），悪性腫瘍，心不全による体液過剰などをチェックする．血液透析患者では，心不全の指標である NT-proBNP が 5760 pg/mL 以上の場合，サルコペニアが進行しやすいことが報告されている[8]．

③咀嚼・嚥下機能，消化管機能は低下していない？

- 歯槽膿漏や歯の喪失による咀嚼機能の低下，脳神経障害による嚥下機能障害があると，咀嚼・嚥下が困難となり，栄養障害を惹起する．さらに，非ステロイド系消炎鎮痛薬による胃粘膜病変，P吸着薬による消化器症状，シナカルセトによる吐気などによって食欲は低下する．

■ 他科＆エキスパートにいつコンサルトするか

本症例では，明らかに PEW が存在する．栄養障害の原因として上述した介入可能な病態が存在しない場合は，すぐに栄養サポートチーム（NST）または腎臓・透析のエキスパートへコンサルトする．

■この症例への対策・治療

①まず，本症例の目標エネルギーおよび蛋白質量を決める．高齢透析患者では，少なくともエネルギー量で 30～35kcal/kg 理想体重 / 日，蛋白質量で 1.0～1.2 g/kg 理想体重 / 日は必要である．本例の理想体重を仮に 55kg とすると，毎日の目標エネルギー摂取量は 1,650 kcal/ 日以上，蛋白質摂取量は 55g/ 日以上となる．

②現在，本邦では半数以上の透析施設が食事を提供している．そのため，提供される食事はきちんと摂取してもらう．その上で，毎日 1.2～1.5 kcal/mL の半消化態経腸栄養剤を摂取してもらう．エンシュア H®（1.5 kcal/mL），エネーボ®（1.2 kcaL/mL）は薬剤として処方できる．

③上記の方法で食事摂取量が増えない場合は，透析中の高カロリー輸液（intradialytic parenteral nutrition, IDPN）を検討する．透析開始から 4 時間かけて持続的に投与する方が筋代謝への効果が高く，吐気などの副作用も少ない．最初は低濃度のブドウ糖液から開始し，血糖の上昇がないことを確認してから高濃度へ移行する．最大投与量は 16mL/kg/IDPN までとし，1 回の透析あたり 1000mL を越さないようする．特に，SGA で中等度の栄養障害（B）（前述）の透析患者において，IDPN が有用である[9]．

④それでもエネルギーや蛋白質の確保が必要な場合には，中心静脈栄養の適応となる．ハイカリック RF®（50％ブドウ糖液）が主体なため，速効型インスリンをブドウ糖 10～20g につき 1 単位混注する（500mL 溶液で 25～50 単位に相当）．ハイカリック RF® には K と P が全く含まれないため，K 製剤，P 製剤で補正する．脂肪乳剤は P 脂質を含むため，低 P 血症の予防に役立つ．必要蛋白質量を確保するためには，腎不全用アミノ酸製剤でなく，必ず 10～12％のアミノ酸製剤を用いる（1 日 800mL までは投与可）．

⑤筋肉量および筋力を維持するためには，定期的な運動も不可欠である．日常の活動量が少ない場合は，転倒に注意し，6～7 割の負荷となる歩行運動を勧める．通常，透析患者の 1 日歩数は同世代の半分程度であり，特に透析日に少ない．個人の運動能力に合わせて，段階的に非透析日の歩行時間を増やすと，身体機能は半年後に改善する[10]．

【文献】

1) Wright M, et al. Nephron Clin Pract. 2011; 118 Suppl 1: c153-c164.
2) Detsky AS, et al. JPEN. 1987; 11: 8-13.
3) Kalantar-Zadeh K, et al. Am J Kidney Dis. 2001; 38: 1251-63.
4) Amparo FC, et al. Nephrol Dial Transplant. 2015; 30: 821-828.
5) Yamada K, et al. Am J Clin Nutr. 2008; 87: 106-113.
6) Fouque D, et al. Kidney Int. 2008; 73: 391-398.
7) Kato A, et al. Nephron Clin Pract. 2014; 128: 79-87.
8) Ikeda M, et al. PLos One. 2016; 11: e0166840.
9) Marsen TA, et al. Clin Nutr. 2017; 36: 107-117.
10) Manfredini F, et al. J Am Soc Nephrol. 2017; 28: 1259-1268.

コンサルト 37

最近，認知機能が低下したようです．進行してほしくないですし，独居のため心配です．対策はありますか？

● 認知症

> 85歳，女性．透析歴2年．原疾患は腎硬化症．半年前頃より，家族は財布やメガネなどの物を置き忘れやすいことを感じていた．3ヵ月前よりさっき話したことを忘れるようになり，同じ話を繰り返すようになったため，心配した家族が来院した．

着眼点

① 認知症の有無をスクリーニングする．
② 認知症の重症度を評価する．
③ 認知症に対する支援（ケア）と薬物療法を検討する．

■ エビデンスをもとにした検討

① 認知症のスクリーニングには，患者の日ごろの様子を家族に聞く観察式検査と，患者に質問して答えてもらう質問式検査がある．本患者は独居なため，質問式検査で評価する．
・ 主な質問式検査として，ミニメンタルステートテスト（mini mental state examination, MMSE）と改訂長谷川式簡易知能評価スケール（Hasegawa dementia rating scale–revised, HDS-R）がある．
・ 国際的に最もよく用いられるのがMMSEであり，時間や場所の見当識，記銘力，注意・計算，言語機能，口頭命令動作，図形模写などの11項目から成る（所要時間：6～10分）．30点満点中23点以下で"認知症の疑い"，27点以下で"軽度認知障害（mild cognitive impairment, MCI）の疑い"と判定する．
・ 本邦ではHDS-Rも用いられており，30点満点中20点以下を"認知症の疑い"とみなす．しかし，日本神経学会の「認知症疾患治療ガイドライン2010」では，

表 1　DSM-5 による認知症の診断基準

A. 1つ以上の認知領域（複雑な注意，実行機能，学習および記憶，言語，知覚 - 運動および社会認知）において，以前の行為水準から有意な低下があるという証拠を，下記の点から認める．
　(1) 本人，本人をよく知る人間または臨床家による，有意な認知機能低下があったという懸念．
　　および
　(2) 可能であれば標準化された神経心理学的検査によって記録された，それがなければ他の定量化された臨床的評価により実証された認知行為の障害．
B. 認知機能の欠損が自立した日常生活を阻害する（すなわち，最低限，請求書の支払い，服薬の管理などの複雑な手段的日常生活動作に援助を必要とする）．
C. 認知機能の欠損が，せん妄の状況においてのみ起こるわけではない．
D. 認知機能の欠損が，他の精神疾患（例：うつ病や統合失調症）によってうまく説明されない．

（文献 2）

MMSE を標準検査法として推奨している．
・新潟県佐渡市の一般住民を対象とした横断調査では，認知症（MMSE が 23 点以下）が疑われる透析患者は全体の 36.4% であり，交絡因子で補正しても，一般人口より 2.69 倍リスクが高いことを報告している[1]．
② MMSE の検査成績だけで認知症や MCI と診断できない．必ず，せん妄やうつ，甲状腺機能低下症，慢性硬膜下血腫，正常圧水頭症，ビタミン B_1 欠乏，尿毒症症状など，治療できる疾患は除外する．
③認知症の診断には，米国精神医学会による診断マニュアルである Diagnostic and Statistical Manual of Mental Disorders-5（DSM-5），国際疾病分類第 10 版（ICD-10），National Institute on Aging-Alzheimer's Association（NIA-AA）などの診断基準が使われる．原疾患によって定義は異なるものの，共通する診断基準を表 1 に示す[2]．
④認知症の重症度は，MMSE で簡易的に判定できる．MMSE で 21〜23 点の場合は軽度，11〜20 点は中等度，0〜10 点は重度と分類される．地域包括ケアシステムの認知症総合アセスメントである DASC-21（Dementia Assessment Sheet for Community-based Integrated Care System-21 items）も，臨床的認知症尺度（Clinical Dementia Rating，CDR）と相関するため，重症度分類に用いられる．

ガイドラインの有無

①認知症疾患治療ガイドライン2010，日本神経学会，
　https://www.neurology-jp.org/guidelinem/nintisyo.html
　（現在，「認知症疾患治療ガイドライン2017」が関連6学会で改訂中）

病態解明のために行うこと

①一般に，認知症の原因の約7割がアルツハイマー病であり，次いでレビー小体型認知症，脳血管性認知症が続き，これらで全体の約9割を占める．
②原疾患によって認知症の症状は特徴がある（表2）．本例では，アルツハイマー病と考えられるが，透析患者では脳血管性認知症の症状が混ざって出現することが少なくない．
③透析患者は，循環動態の変動により虚血性の脳血管障害が起こりやすく，脳血管性認知症の頻度が多い．ビタミンB_1欠乏によるウエルニッケ脳症，尿毒症によるposterior reversible encephalopathy syndromeも原因となりうる．そのため，頭部MRIを必ずチェックし，大脳皮質下の無症候性小梗塞やFLAIR横断面の高信号（視床下部周囲や内側，後頭葉白質など）の有無を確認する．

表2　認知症の三大原因とその症状

原因	症状
アルツハイマー病	初発症状：90％以上がもの忘れ． エピソード記憶障害（数分〜数週間前の出来事を忘れる）． 展望的記憶障害（数時間〜2週間後の予定を忘れる）． 愛想はよい． 立体的な感覚が苦手になる（表裏が判別できない）． 感情は最後まで残る（好き嫌い，もの盗られ妄想）．
レビー小体型認知症	初発症状：幻視（45％以上），抑うつ（30％以上），物忘れは比較的少ない． 動作が鈍く，歩行が遅くなる． 調子が良い時と悪い時の変動が大きい． 寝言が多い，睡眠中に起き上がって歩きまわる（レム睡眠障害），訳もなく転倒する，などで気がつく．
脳血管性認知症	前頭葉機能の低下（無気力でボーっとしている）． 考えるスピードが遅い． 感情の突然の変化（イライラ，急に泣く，急に笑う）． 昼夜逆転，夜間せん妄． 計画して順序立てる遂行機能の障害

④アルツハイマー病では，(1) 頭部構造 MRI 画像で側頭葉内側の萎縮を認める，(2) single photon emission CT や MRI（arterial spin labelling 法）で頭頂葉と後部帯状回の血流低下を認める，などが特徴的画像である．
⑤レビー小体型認知症では，(1) 脳血流画像で後頭葉の血流低下，(2) [^{125}I] MIBG SPECT で心筋とドパミントランスポーターのある線条体への集積低下，が特徴である．
⑥認知機能障害を来たしうる医薬品をチェックする．代表的なものとして，フェノチアジン系第一世代精神病薬，三環系抗うつ薬，抗不安薬，睡眠薬などがある．

■■他科＆エキスパートにいつコンサルトするか

認知症の症状は，環境や人間関係の影響を受けやすい．血液透析では，穿刺や数時間の安静と臥床というストレスに加え，食事制限や水分制限といったセルフケアが必要なため，認知症患者にとってハードルが高い．中核症状（**表1**）を認める場合は，早期鑑別診断のため，精神科・神経内科・老年病の専門医や認知症サポート医にコンサルトする．頭部の画像検査がほぼ必要なため，MRI などがある施設に紹介した方が良い．

認知症には，周辺症状である BPSD（Behavioral and Psychological Symptoms of Dementia）がある．BPSD には，錯覚，物とられ妄想，食行動異常（食事を拒否，食べない），便いじり，などがある．BPSD 出現時や中核症状の進行時は専門医に紹介し，協力して診療にあたる体制を作る．

■■この症例への対策・治療

①認知症の症状は透析治療によって影響される．Montreal Cognitive Assessment（MoCA）で認知症をスクリーニングした報告[3]では透析前の方が透析後よりも点数が良い．さらに，1回あたりの除水量が2.7kg 以上あるとスコアが悪い．したがって，できるだけ同じ条件下でスクリーニングすることが望ましい．
②本症例では，透析中の安全確保が重要となる．透析中に自己抜針するリスクが高いため，認知症の状況をスタッフ間で共有するとともに，できるだけ丁寧に対応し，患者との良い感情交流を持つことに心がける．
③認知症では，薬物療法には大きな効果が期待できない．認知症の中核症状に使われる薬剤と透析患者の投与量[4]を**表3**に示す．
④認知症透析患者にはいろいろな社会的サポートがある．介護保険の申請書を提出

表3 認知症治療薬の投与量

分類	薬剤名		1日の投与法	Ccr（mL/分）			HD	透析性
	一般名（商品名）			> 50	10〜50	< 10		
コリンエステラーゼ阻害薬	ドネペジル（アリセプト）		1回内服	腎機能正常者と同じ．				×
	ガランタミン（レミニール）		2回内服	50〜70％に減量．1回4mgを1日2回から開始．4週後に16mgまで増量（最大24mg）．				×
	リバスチグミン（イクセロン/リバスタッチ）		1回貼付	腎機能正常者と同じ．1回4.5 mg，4.5 mg/4週ごとに増量，維持量として1日1回18 mg．				×
NMDA受容体拮抗薬	メマンチン（メマリン）		1回内服	1日1回5mgから開始し，5mg/週で増量，維持量1日20mg．		Ccr < 30．維持量10mg分1，慎重投与．		×

し，ケアマネージャーを通じて必要なサポートを受けられる．

⑤認知症が重度に進行した場合の透析中止について，あらかじめ話し合っておく．患者自身の意向を付度できる事前指示や家族との会話があれば，それらを最大限に尊重し，家族および医療者の代理判断が可能である．

【文 献】

1) Watanabe Y, et al. Geriatr Gerontol Int. in press
2) 朝田 隆．臨床透析．2016; 32: 991-997.
3) Tholen S, et al. Dement Geriatr Cogn Disord. 2014; 38: 31-38.
4) 日本腎臓学会編．CKD診療ガイド2012．日腎会誌．2012; 54: 1031-1189.

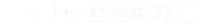

プロブレム 12
QOL

基本知識

1 QOLの重要性

　これまでの医療におけるアウトカムは疾患罹患率，死亡率，合併症発症率などの客観的アウトカムが中心であり，客観的アウトカムの評価が治療の質の評価に利用されていた．さらに客観的アウトカムと検査データとの関連性の解析から検査データの目標値が設定され治療方針決定に活用される．しかし客観的アウトカムや検査データの良し悪しは患者の治療や日常生活における満足度とは必ずしも一致しない．特に慢性疾患や高齢者医療においてはその傾向が強い．そういった現象は，エビデンスレベルの高い医療行為が必ずしも患者に受容されないという形で経験される．

　昨今，医療において大きな比重を占めるようになった慢性疾患医療や高齢者医療においては治癒や延命だけではなく，患者個々の生活の質を向上させることがアウトカムとして重視されるようになった．患者の主観に基づく主観的アウトカムを評価することの重要性が認識されるようになり，その一つとして Quality of Life (QOL) という概念が注目されるようになったのである．

2 QOLとEBM

　あらゆる医療現場において Evidence-Based Medicine (EBM) の実践が提唱されている．さらに最近は Shared decision Making という考えが追加され，EBM に基づく医療においては，最終的な治療方針の決定には医師と患者が協力して決定することが望ましいとされるようになった．治癒率や死亡率などの客観的アウトカムを中心としたデータとともに QOL といった患者視点のアウトカムの情報が患者・医療者

に共有されることにより，より満足度の高い治療選択が行われることが可能となると考えられる．

3 健康関連 QOL

一般に QOL という概念は非常に曖昧なものであり，多くの構成要素があてはまる．医療において QOL の要素を考える場合，健康状態に直接起因するものであることが求められる．医療の介入によって臨床的な改善が得られたとしても，生きがいや幸福といった要素にまで影響を与えられる訳ではないからである．

図1は QOL の構成要素を概念図として示したものである．健康状態に関する主観的アウトカムは健康関連 QOL と呼ばれる．QOL を測定するツールの開発には厳密な科学的なプロセスが必要とされる[1]．現在，計量心理学や古典的テスト理論などの学問体系によって裏打ちされ，科学的に検証されたツール（QOL 測定尺度）がいくつか使用可能となっている．以下に主な健康関連 QOL 測定尺度を紹介する．

● 1. SF-36®

健康関連 QOL を測定する尺度として世界でも最も普及している包括的尺度である．米国で開発されたもので日本語版が作成されている．日本語版はオリジナルと同様にその妥当性が保証されている．特定の疾患に限定した内容ではなく，健康について万人に共通した概念のもとに構成されている．

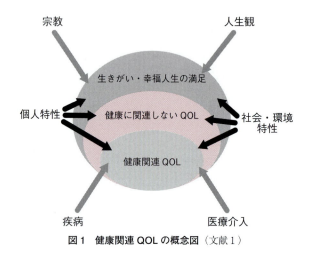

図1 健康関連 QOL の概念図（文献1）

36の質問項目があり，その結果から8つの下位尺度（身体機能，身体の日常役割機能，体の痛み，全体的健康感，活力，社会生活機能，精神の日常役割機能，心の健康）が測定され，それぞれの健康概念についてのQOL評価が可能である．

さらにPCS（Physical component summary），MCS（Mental component summary），RCS（Role/Social component summary）の3つの要約指標が作成され身体的側面のQOL，精神的側面のQOL，役割／社会的側面のQOLといったわかりやすい簡便な評価も可能となっている[2]．

包括的尺度の特徴として，様々な疾患の健康関連QOL測定が可能で，違う疾患の患者間でのQOL比較ができる．SF-36の簡易版としてSF-8，SF-12がある．

● 2. KDQOL-SF™

腎疾患を持つ患者特有の問題点を評価しQOLを測定する目的で作成された尺度である．SF-36による包括的項目と腎疾患特異的な43項目から構成されており，包括的QOLと腎疾患患者に特異的なQOLの両方を測定できる．

SF-36に含まれる8つの下位尺度の他に，8つの腎疾患特異的下位尺度（症状，腎疾患の日常生活への影響，腎疾患による負担，勤労状況，認知機能，人とのつきあい，性機能，睡眠），3つの非健康関連QOL（ソーシャルサポート，透析スタッフからの励まし，透析ケアに対する患者満足度）で構成される[3]．

DOPPS研究における健康関連QOLをアウトカムとした研究ではKDQOL-SFを用いてQOL測定が行われている[4]．

4 末期腎不全のQOLについての研究

DOPPS研究では血液透析患者の健康関連QOLは身体面，精神面の双方の尺度で国民基準値より低下していることが認められている．またベースラインの健康関連QOLが血液透析患者の死亡や入院に関係するかどうかを検討した結果，身体面だけでなく心理面のQOL下位尺度の低下が相対死亡リスクを高めることが示された[4]．

ESAs（erythropoietin-stimulating agents）と健康関連QOLの関係については多くの報告がある．初期の報告ではESAsの投与によって健康関連QOLが改善されたと報告されている．しかし，最近のメタ解析ではESAs投与による有意な健康関連QOL改善はないとされている[5]．

日常生活のアクティビティに対する各腎代替療法モダリティ（腎臓移植，施設血

液透析，腹膜透析）の影響を比較したシステマティックレビューでは，腎臓移植患者のアクティビティが最も高く，血液透析と腹膜透析の患者に差は認められなかった[6]．腎代替療法によるQOLの比較は過去にも報告があり，やはり腎臓移植患者のQOLが最も高く，透析患者の中では家庭血液透析の患者のQOLが最も高い結果であった[7]．

先に紹介した健康関連QOL尺度を用いた研究は国際的に非常に多く検索される．それ以外の尺度や患者の自覚症状に基づいた尺度を用いた研究も多数あり，今後もQOL評価のための優れたツール開発が期待される．

5 本邦の透析医療とQOL

2015年末の統計によれば，慢性透析患者数は32万4986人となっている[8]．患者数の増加率は若干鈍ったものの依然増加傾向である．

数十年前まで，透析療法の黎明期において透析療法の目的は主に延命であった．近年は透析療法が技術的に進歩したうえに透析施設が増加し，全国どこでも同じレベルの透析が受けられるようになった．その結果透析患者の予後は改善し，慢性腎不全は死に至る疾患ではなくなった．また，一般人口よりも早いペースで透析患者の高齢化が進んでいるという事実もある．

そのような状況のもと，透析療法の目的は患者の「生命を維持する」ことから透析療法とともに生きていく患者の「生活を支える」「QOLを改善する」ということに変化してきている．

DOPPS研究の結果からも分かるように透析患者のQOLは一般人口のQOLに比べて低い[4]．さらに他の慢性疾患患者と比較しても透析患者のQOLはより低いと報告されている[9]．

6 透析患者のQOLを低下させる因子

透析技術は飛躍的に進歩しているが，透析患者の予後は未だに健康人の約半分である．また，保存期治療を受けている時期に，患者は「透析にならない」ことを治療のモチベーションとしていることが多いため，透析の開始は疾患に対する敗北というイメージが強い．腎不全患者にとって末期腎不全の宣告が精神的ストレスとなることは間違いない．

血液透析を開始すれば週3回の通院が必要であり，1回あたり4〜5時間を治療に拘束される．腹膜透析でも1日数回のバッグ交換が必要である．いずれの腎代替療法においても治療に多くの時間を割く必要が生じ，日常生活の自由度が奪われる．透析療法開始後も食事療法から解放される訳ではない．さらに状況に応じて内服薬が追加される．データが悪ければ，透析通院の度に医療スタッフから何度も同じような指導を受けることになる．

　透析治療が長期になってくると，心血管合併症，透析アミロイドーシス，骨関節障害などの合併症が加わる．また透析患者の特有の愁訴としてイライラ，抑うつ，そう痒，レストレスレッグ症候群，不眠などがよく認められる．中でもうつ[10]，そう痒[11]，不眠[12]は生命予後に影響する独立した因子として認識されている．

　つまり透析患者は物理的時間的拘束に加え，多くの愁訴，生命への不安を抱えており，これらが患者のQOLに大きく影響するであろうことは想像に難くない．包括的QOL尺度によって評価される透析患者のQOL低下は，これらの因子が複合的に影響した結果といえよう．QOL自体が患者予後に影響することも報告されており[13]，透析医療においては，検査データの改善を目指すとともにQOLを向上させるという視点が重要なものとなっている．

7 透析患者のQOLと透析

　愁訴として認められる不眠やそう痒，レストレスレッグ症候群などは尿毒素の蓄積による尿毒症症状と考えられている．これらの症状は残腎機能の低下とともに顕在化することが多いことから，尿毒素をより効率的に除去すること，透析不足を解消することが対策となりうる可能性がある．

　カナダでは週6回8時間のNocturnal home hemodialysis（NHD）が広く行われており，この治療の下ではそう痒やレストレスレッグ，不眠，などの愁訴が解消され認知機能，妊孕性も改善されることが報告されている[14]．またNHD患者の生存率は献腎移植患者のそれに匹敵する[15]．従来の週3回4時間の透析から回数，時間を増やしたIntensive透析にはNHDの他にも様々なバリエーションがある．これらIntensive透析は健康関連QOL（精神的側面，身体的側面ともに）とともに予後を改善させるだけでなく，睡眠の質改善，透析後回復時間の短縮，うつ状態の改善といった効果があることも報告されている[16]．

　全ての患者がIntensive透析を受けられる訳ではないし，Intensive透析が全ての問

題を解決できる訳ではない．しかし，我々透析に関わる医療者は，透析患者のQOLを低下させる因子の幾つかは尿毒症や透析不足と密接に関連していることを意識して，診療に当たらなければならない．

8 透析医療にQOLを活用するには

QOLの評価の重要性は理解できるが，その結果を臨床に活かすことは難しい．SF-36やKDQOL-SFの結果は患者予後に関連しQOL評価として科学的にも信頼性が高い．しかし，仮に健康関連QOL尺度で問題があると判定されたと患者がいたとしても，どういった対策を取ればよいかという具体的な対策には転化されない．これら尺度の数値は検査データの目標値と同様に疫学的指標，スクリーニング指標としかならない．

透析患者のQOLが透析に関連する愁訴と密接に関連していることは，先に述べた．透析患者のQOL改善のためには，まずこれらの愁訴に着目して，その愁訴を改善する対策を立てることが重要と考えられる．

● 1．著者らの施設における活動の紹介

我々の施設では透析に関する愁訴を評価するシステム（愛Pod調査）を採用している[17]．

20項目の透析に関する質問に対し，患者はそれぞれフェイススケールによる5段階評価で回答する（表1）．愛Pod調査は年2回，定期的に行い個々の項目と共

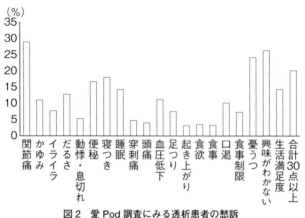

図2　愛Pod調査にみる透析患者の愁訴

表1 愛Podシートの質問項目

1. 関節痛（手首，肩，膝，腰などの痛み）はありますか？
2. からだのかゆみはありますか？
3. イライラを感じることはありますか？
4. だるさを感じますか？
5. 動悸や息切れがありますか？
6. 便秘でお悩みですか？
7. ふとんに入ってすぐに寝つけますか？
8. 朝までぐっすり眠れますか？
9. 穿刺痛はありますか？
10. 透析中，透析前後で頭痛はありますか？
11. 透析中に血圧が下がりますか？
12. 透析中に足のつり（こむらがえり）はありますか？
13. 透析終了後すぐにベッドから起き上がることができますか？
14. 食欲はありますか？
15. 食事はおいしいですか？
16. のどは渇きますか？
17. 食事制限はつらいですか？
18. 最近，ゆううつな気分または沈んだ気持ちになりますか？
19. 最近，何事も興味がわかない，いつも楽しめていたことが楽しめないことがありますか？
20. 今の自分の生活に満足していますか？

に総合点で評価する．図2はこの調査で，それぞれの症状を強く感じると答えた患者の割合である．関節痛，便秘，睡眠障害，ゆううつ感，興味がわかないなどの愁訴を感じている患者が多かった．2008年に行った調査に基づいて予後解析を行ったところ，年齢と愛Pod総合点が有意な予後予測因子であった．特に愁訴系の総合点が高い群は死亡リスクが高かった．個々の愁訴のうち，動機・息切れと透析後すぐに起き上がれるかの項目は，1年予後に対する独立したリスク因子であった[18]．

● 2. 著者らの施設で実施している対策

著者らの施設では愛Pod調査の結果を元に，患者の愁訴を把握し，個々の愁訴に対する対策をチームで検討し実施している．対策チームは医師，看護師，臨床工学技士，栄養士，薬剤師，MSWなど多職種で構成される．我々はこれらの活動が透析関連の愁訴を解決し結果的にQOLを改善させ，さらに生命予後を改善することができるのではないかと考えている．愛Pod調査の結果と科学的に検証された健康関連QOL尺度との整合性の検討が今後の課題である．

9 まとめ

QOLの必要性，重要性やその科学的測定方法，臨床への活用について述べた．今後透析医療においてQOLという視点は非常に重要である．QOLの測定には科学的に検証された尺度が利用されている．今後，透析患者に特化した臨床に活かせるQOL尺度の開発が望まれる．

【文 献】

1) 福原俊一．いまなぜQOLか．臨床のためのQOLハンドブック，p2-7，医学書院，2001．
2) (健康関連QOL SF-36)：https://www.sf-36.jp/qol/sf36.html
3) (健康関連QOL KDQOL)：https://www.sf-36.jp/qol/kdqol.html
4) Mapes DL, et al. Kidney Int. 2003; 64: 339-349.
5) Collister D, et al. Ann Intern Med. 2016; 164: 472-8.
6) Purnell TS, et al. Am J Kidney Dis. 2013; 62: 953-973.
7) Kutner NG. N Engl J Med. 1985; 312: 1579-1580.
8) わが国の慢性透析療法の現況．2015年12月31日現在，日本透析医学会．
9) Mittal SK. Nephrol Dial Transplant. 2001; 16: 1387-1394.
10) Lopes AA, et al. Kidney Int. 2004;66:2047-2053.
11) Narita I, et al. Kidney Int. 2006; 69: 1626-1632.
12) Elder SJ, et al. Nephrol Dial Transplant. 2007; 23: 998-1004.
13) Perl J, et al. Nephrol Dial Transplant. 2017; 32: 521-527.
14) Pierratos A. Nephrol Dial Transplant. 1999; 14: 2835-2840.
15) Pauly RP, et al. Nephrol Dial Transplant. 2009; 24: 2915-9.
16) Kraus MA, et al. Am J Kidney Dis. 2016; 68: S33-S42.
17) 政金生人．愛Pod調査に見る患者の愁訴．患者視点の新しい透析治療，新興医学出版社，東京，p 43-54，2011．
18) 政金生人．臨床透析．2015; 31: 63-70.

コンサルト 38　不眠の訴えに，ただ睡眠薬を処方しているだけです．このままでいいんでしょうか？

● 睡眠障害

> 63歳，透析歴4年，原疾患は糖尿病性腎症である．透析導入前の寝つきは良かったが夜間頻尿のために中途覚醒が2～3回あったという．3ヵ月ぐらい前から，夕方から寝る前に下肢のイライラ感に気が付く様になり，寝つきが悪くなったという．また頻回に目が覚めるようになり熟睡感もないということであった．
> 主治医に相談して睡眠導入剤の処方を受けたところ寝つきは多少良くなったが中途覚醒は改善が見られなかったという．睡眠導入剤使用に際して毎晩飲酒しているという．

着眼点

睡眠障害は血液透析患者に非常に多い合併症である[1]．以下に留意して対応する．

① 睡眠障害には不眠症やむずむず脚症候群（Restless legs syndrome：RLS）のように患者が自覚しやすいものと，睡眠時無呼吸症候群（sleep apnea syndrome：SAS）や周期性四肢運動（periodic limb movement：PLM）のように患者が自覚しにくいものがあることを知る．
② RLS・SAS・PLM は不眠症状を起こす典型的な疾患である．
③ 不眠症状（入眠困難・中途覚醒・早朝覚醒・熟睡感欠如）の原因となる病態や器質的疾患の有無の確認だけでなく，睡眠衛生改善の指導を行う．

■ エビデンスをもとにした検討

本症例における睡眠薬使用の是非を本邦のガイドライン（厚生労働科学研究班・日本睡眠学会ワーキンググループ編）から注意点を抜粋する．またRLSに関しては日本神経治療学会治療指針作成委員会編，Restless legs 症候群[2]を参考にして，さらにRLSの透析患者に対する薬物治療は報告が極めて少なく特殊なため自験例から注意点を検討追加する．

①腎不全患者及び高齢者に対する睡眠薬の使用は副作用の問題がある．加齢による薬物代謝の低下，腎不全による排泄能の低下などにより半減期の延長と体内蓄積が生じやすく，薬の効果が強く出やすいだけでなく，副作用も起きやすい．特に高齢者では夜間起床時の転倒に注意が必要である．

②睡眠薬と酒の併用は，薬の服用直前だけでなく晩酌も原則併用禁忌である．

③SAS の合併がある場合にはメラトニン受容体作動薬が推奨されている．SAS の患者に対する睡眠薬は呼吸状態を悪化させる可能性が指摘されている．ただし SAS 軽症や中等症の場合は睡眠が改善するという報告もある．

④常用量の睡眠薬を使用しても効果が不十分な場合，多剤併用がより有効であるというエビデンスはない．また常用量を超えて使用することは副作用リスクの問題から絶対に避けるべきである．

⑤RLS は入眠時に下肢の不快感を自覚する疾患であり，透析中や安静時にも症状が悪化するがマッサージや運動で軽減する[2]．

⑥鉄欠乏やカルニチン欠乏で RLS が起こる場合もあるが，多くは腎不全に伴う 2 次性の RLS であるためドパミンを使用する必要がある[2-4]．

■ ガイドラインの有無

・厚生労働科学研究班・日本睡眠学会ワーキンググループ編．睡眠薬の適正な使用と休薬のための診療ガイドライン—出口を見据えた不眠医療マニュアル—（2013 年 10 月 22 日改定）．

■ 病態解明のために行うこと

①基礎疾患や背景疾患を調べる．腎不全患者では高頻度に不眠症状を呈するが，透析患者だけでなく不眠症状の背景疾患には，高血圧・糖尿病・高脂血症などの生活習慣病やうつ状態・うつ病などが隠れていることにも留意する必要がある．本症例では糖尿病と高血圧は認めたが，うつ状態・うつ病は認めていない．うつ状態やうつ病が背景にある場合は治療に難渋するため専門医へ紹介する．

②不眠症状を引き起こす睡眠疾患を終夜睡眠ポリグラフ検査を行って調べる．

・透析患者の 53.3～88.9％は中途覚醒や熟睡感欠如の大きな原因である SAS が合併している[5-7]．自験例では 2012 年 8 月までの当法人 3 施設での透析患者 559 例（平均年齢 64.4 ± 10.8 歳）の集計で AHI ≧ 15 が 360 人（64.4％）であった[5]．

〔当院では国際判定基準（現在は American Academy of Sleep Medicine Version 2.1：AASM Version 2.1 2012）を用いて，PSG 検査の判定を行っている〕．

- このうち中枢性 SAS と判定できるものは 5 例のみ（360 人中 5 人：1.4％）であり全例重症の心疾患あるいは脳疾患を基礎疾患に持っていた．透析患者であっても Adaptive-servo Ventilator:ASV（チェーンストークス呼吸を伴った中枢性 SAS に対する治療方法）の治療対象となる患者は極めて少なく，持続陽圧呼吸療法（CPAP 治療）の対象になる患者がほとんどである[5]．
- 中途覚醒や熟睡感欠如の大きな原因となる，もう 1 つの睡眠障害である周期性四肢運動の報告は少ない．自験例での終夜睡眠ポリグラフ検査では 559 名中 325 名（58.1％）に睡眠中の周期性四肢運動を認め，重症者（PLMI:50 以上）は 41.1％で，下肢の痙攣指数の平均値 PLMI:110.7 ± 44.1 回／時間，覚醒を伴った痙攣指数 PLMAI:36.0 ± 27.1 回／時間であった．

  〔当院では国際判定基準（現在は American Academy of Sleep Medicine Version 2.1：AASM Version 2.1 2012）を用いて，PSG 検査の判定を行っている〕．

  これらの重症患者も，そのほとんどが自覚していなかった．
- ③睡眠時間と生活習慣（睡眠衛生）を睡眠日誌により調査する．睡眠が悪化しやすい習慣を改善することから始める．
- 透析中も含めて昼寝を沢山していないか，規則正しく起床しているか，規則正しく三度の食事をとっているか，メリハリのある生活（運動などの活動）をしているか，夕方以降にカフェインを摂取していないか，寝る直前の入浴をしていないか，入眠前に光刺激を受けていないか（パソコン，携帯，ゲーム機器などのブルーライトの使用制限），寝床でテレビを見たり本を読んだりしていないか，電気やテレビをつけたまま寝ていないかなどのチェックが必要である．また睡眠日誌による調査から平均入眠時刻を割り出し，早すぎる入床を制限することが必要である．
- ④①～③の指導改善後に効果が見られない場合に初めて投薬治療を検討することになる．特に②の SAS が重症の場合は，筋弛緩作用のある薬剤は SAS 治療後に投与するか，SAS 未治療の患者に対しては投与を避けるべきである．

〔補足〕

　透析患者の睡眠障害は，重複かつ重症の比率が高いことも知るべきである．個々が重症で重複する場合だけでなく，個々は軽症や中等度であるが 3 重複や 4 重複で総合すると重症の場合もある．透析患者の約 60％に不眠症状があり，SAS も同じく約 60％に，重症の PLM は 40％に，RLS は約 10％に合併していることから考えても透析患者の睡眠障害は特異な状態と考えるべきである[5]．

■ 他科&エキスパートにいつコンサルトするか

　睡眠障害は主観的な自覚症状で判断する不眠症や RLS と，客観的検査以外に見つける方法がない SAS や PLM がある．

1）自覚症状による調査

　毎日の睡眠状態を調べるための睡眠日誌を記録する．それにより入床時間，入眠時間，起床時間，離床時間，中途覚醒の回数，中途覚醒時間などを記録してもらう．平均入眠時間を基にベッドへの入床時間を決める．また睡眠衛生改善の指導を行う．RLS に対しては RLS 重症度スコアを用いて 15 点以上では薬剤治療を検討する必要がある．

2）どのような場合に専門施設への紹介を検討するか

　SAS については，簡易装置を用いて SAS がないことを検証するか，パルスオキシメータにて要精査を判断すべきである．肥満者と違い痩せの多い透析患者ではパルスオキシメータによる検出率が著しく低下するため，少なくとも 3% ODI が 10 以上は要精査と考えるべきである．SAS の可能性があれば専門施設へコンサルトをすべきである．PLM は，スクリーニング法がないため，下肢痙攣が多い患者，RLS がある患者，患者の睡眠中に下肢痙攣様の動きを家族が目撃する場合は，専門医へのコンサルトを勧める．

■ この症例への対策・治療

　終夜睡眠ポリグラフ検査にて AHI 52.4 回/時間と SAS が重症であった．PLM も PLMI 53.9 回/時間と重症範囲であった．RLS 重症度スコアについても 40 点中 27 点と重症範囲であった．この患者は SAS，RLS，PLM の 3 重複睡眠障害でかつそれぞれが重症の患者であった．

① 睡眠日誌から昼寝，透析中の居眠りが多かったため，透析中の居眠りを短くすることと，非透析日に日中の散歩を勧めた．

② SAS に対して CPAP 治療を開始し，睡眠の質の改善を行った．また睡眠衛生と禁酒を指導した．RLS に対してはビ・シフロール（0.125 mg）0.5 錠[3,4,8]を就寝 1 時間前に使用し，症状の改善を認めている．治療後の PSG 検査で AHI 3.4 回/時間，PLMI 15.8 回/時間，RLS 重症度スコア 11 点となり，熟睡感も含めていずれも大きく改善している．

【文 献】

1) Parker KP. Sleep Med Rev. 2003; 7; 131-143.
2) 日本神経治療学会治療指針作成委員会．神経治療学．2012; 29: 73-109.
3) 小池茂文．血液透析施行時のトラブル・マニュアル，日本メディカルセンター，p169-176, 2014.
4) 小池茂文．月刊薬事．2014; 56: 57-62.
5) 小池茂文．透析会誌．2013; 28; 464-469.
6) Mendelson WB, et al. Clin Nophrol. 1990; 33; 247-251.
7) Jean G, et al. Nophron. 1995; 71; 138-142:.
8) Koike S, et al. Sleep. 2010; 33; A262.

コンサルト 39 センナを大量に処方しても便秘が続いています．便秘の対処のコツを教えてください．

● 便秘

> 63歳，女性，HD歴8年．糖尿病性腎症にて透析導入後，週3回維持透析を行っている．高P血症にてピキサロマー1500mg分3毎食直前，高K血症にてポリスチレンスルホン酸カルシウム15g分3毎食後を服用後，度々便秘を訴えるようになった．センナ（アローゼン顆粒）服用にて排便コントロールの改善を試みるが，徐々に服用量は増加している．現在1日10g服用しているが，便秘傾向は続いており，時には透析中に一時的な腹痛を訴えることが多くなってきた．

着眼点

①透析患者の便秘の特徴を知る．
②便秘のタイプや年齢，活動度量などによって下剤を使い分ける．
③便秘は虚血性腸炎や腸管穿孔につながるおそれがあることを念頭におく．

■ エビデンスをもとにした検討

①透析患者の便秘：透析患者の便秘の頻度は腎機能正常者に比べて高く[1]，その原因として加齢に伴う運動量減少による腸管蠕動運動の低下，K摂取制限による食物繊維摂取量不足[1]，水分制限，腸内細菌叢の変化などがあげられる．さらに，透析患者はP吸着薬やK吸着薬など便秘しやすい薬剤を長期に服用するケースが多く薬剤性便秘が多いという特徴をもつ．

・筆者らが以前行った調査[2]によると，透析患者235人中，機能性便秘患者は19％存在し下剤服用者を含めると便秘症は52％にのぼることが示された．また，その割合はχ^2検定によると性別では女性，糖尿病（DM）の有無による検討ではDM患者，透析方法（HD/CAPD）ではHD患者において有意に高かった．さ

らに便秘患者の割合と年齢の関係を検討したところ，加齢により便秘の頻度の著明な上昇が認められた．多重ロジスティック回帰分析では加齢，DM，女性が便秘発症に関わる有意な因子として選択され，特に年齢は10歳年をとるごとに1.96倍便秘になりやすくなることが示された．
・このように，便秘発症のリスクファクターの高い患者には特に日頃から便秘に対して注意を払い，必要がある時には早期から対策を行うことをお勧めしたい．
② 便秘と虚血性腸炎：一般的に便秘は生命をおびやかす疾患ではないが，透析患者では虚血性腸炎さらには致死性の腸管穿孔の原因となることがあるため，注意が必要である．透析患者における虚血性腸炎の発症機序を図1に示す[3]．高P血症治療薬の塩酸セベラマーやビキサロマー，高K血症治療薬のポリスチレンスルホン酸Caは不溶性のポリマー製剤であるため硬結便を形成しやすく，便の通過障害のため大量の便塊が宿便化する結果，腸管壁の菲薄化が起こり，穿孔しやすい状態となると考えられる．そこへ動脈硬化などの基礎疾患や透析時低血圧などの血管側因子により腸管への循環血流量が低下すると虚血性腸炎を発症し，重症化した場合には腸管穿孔を引き起こすものと推測される．
・筆者らが以前行った検討では[4]，虚血性腸炎を発症し開腹手術を必要とした透析患者15名と発症したことのない対照群692名を比較したところ，虚血性腸炎群

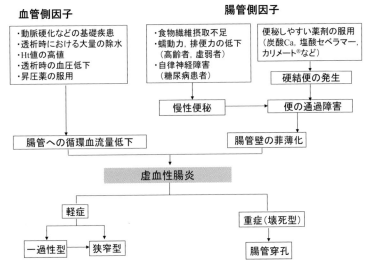

図1　透析患者における虚血性腸炎の発症機序

における陽イオン交換樹脂製剤および昇圧薬の服用患者割合，透析時の除水量，ヘマトクリット値は対照群に比べて有意に高かった．
・以上のことからも，透析患者の便秘は軽視することはできず，虚血性腸炎へ進展させないために排便コントロールすることが重要となる．

■■ ガイドラインの有無
・透析患者の便秘治療に関するガイドラインは存在しない．

■■ 病態解明のために行うこと
①刺激性下剤は長期連用により耐性を生じて服用量が増加するため，なるべく連用は避ける．ただし，高齢者や虚弱者などには適しているため使用する．
②比較的活力のある若い症例には最初から刺激性下剤を用いるのではなく，普段はソルビトールを服用し，必要に応じて週2～3回刺激性下剤を頓服する．
③透析中に腹痛を訴える症例には，生理食塩液の補液を行い，これによって腹痛が改善する場合には腸管虚血を疑う．
④数日間排便がない場合に浣腸や下剤の投与を行うと腸管内圧が上昇するため，必ず摘便により内圧を下げてから投与する．

■■ 他科＆エキスパートにいつコンサルトするか
①前に述べたような便秘に対する対策を行っても，高度な便秘が改善しない場合には，一度消化器内科の専門医にコンサルトすることが大切である．
②虚血性腸炎，特に壊死型虚血性腸炎の透析患者における予後は不良であり，迅速な診断が重要となる．よって便秘が持続する透析患者の腹痛の診察においては，開腹手術の必要性を常に念頭におき，必要な場合にはただちに消化器外科の専門医にコンサルトすべきである．可能であれば透析医のもとで腹部造影CTを施行し，強い腹痛，嘔吐，下血などの症状も踏まえて判断する．

■■ この症例への対策・治療
ガイドラインは存在しないため，便秘の様々な要因について適した対策を行う．
①食物繊維摂取量不足によって便容量が少ない場合には，バルコーゼなどの膨張性下剤の投与や食物繊維加工食品を利用する．
②高齢者や虚弱者など腸管蠕動運動が低下している症例には，刺激性下剤の投与や

適度な運動，腹部マッサージを行う．
③抗菌薬の投与などによる腸内細菌叢の変化が原因で起こる便秘には，整腸剤やオリゴ糖，乳酸菌の摂取が勧められる．
④P吸着薬やK吸着薬など便秘しやすい薬剤の服用により便が硬くて出にくい場合にはD-ソルビトールなどの浸透圧下剤を投与する．ただし，同じ浸透圧下剤の酸化Mgは，透析患者ではMgの排泄が低下し，高Mg血症を引き起こすおそれがあるため投与は避ける．

■この症例への治療のポイント

①63歳と比較的若い症例であり，活力もあるようならば刺激性下剤は頓服とし，浸透圧下剤の75％ソルビトール液（1回7mL，1日3〜4回）を毎日服用するベースの下剤とする．ソルビトール液は吸収されない糖アルコールのため，糖尿病患者においても血糖上昇の心配なく使用することができ，便の硬さに応じて服用回数を自己調節することでちょうど良い便の硬さに保つことができる[5]．
②刺激性下剤のうちラキソベロン液は唯一耐性を生じにくく，液体のため細かい用量調節が可能で比較的腹痛を起こしにくいとされている．しかし作用機序は他の刺激性下剤と同じであり連日の使用で耐性を生じるため，他の刺激性下剤と同様に週2〜3回の頓服にとどめる．
③ソルビトール液による排便コントロールがうまくいかなかった場合は，ルビプロストン（アミティーザ®カプセル）に変更する．ルビプロストンは，小腸上皮細胞に存在するクロライドチャネルを活性化することで腸管内水分量を増加させ，便を軟らかくさせる新しいタイプの下剤である．通常1回24μg，1日2回服用するが透析患者を含めた腎機能障害患者では代謝物の血中濃度が上昇することから，半量の24μg／日から開始し，下痢，吐き気などの副作用モニタリングを行いながら慎重に投与することが必要である[6]．

【文献】

1) Yasuda G, et al. Am J Kidney Dis. 2002; 39: 1292-1299.
2) 西原　舞, 他. 透析会誌. 2004; 37: 1887-1892.
3) 西原　舞, 他. 大阪透析研究会会誌. 2005; 23: 55-59.
4) 西原　舞, 他. 透析会誌. 2005; 38: 1279-1283.
5) 平田純生, 他. 透析会誌. 2004; 37: 1967-1973.
6) 吉田拓弥, 他. 大阪透析研究会会誌. 2014 ; 32 : 29-32.

コンサルト 40

何をしてもかゆく，パジャマにも血がついています．乾燥も強いようですが，どうすればよいでしょうか？

● かゆみ

> 82歳，男性．透析歴2ヵ月．「からだのあちこちがかゆい．ひととおり掻いてあとは我慢しているが，夜はかゆくて目が覚める．入浴は透析のない日のみ，お湯の温度は42℃，ナイロンタオルに石鹸をつけて体をゴシゴシ洗っている．」とのことであった．かゆみの程度は，白取の重症度基準分類[1]で日中および夜間とも中等度．皮膚の乾燥および落屑の程度は，川島の評価基準[2]で中等度であり，体幹や四肢に著明な掻破痕と掻破による炎症や二次的湿疹化が認められた．

着眼点

血液透析患者のかゆみは，しばしば認められる合併症であり，以下に留意して治療する．
①皮膚科的疾患をまず検討し，除外する．
②かゆみの原因として高頻度に認められる皮膚の乾燥（ドライスキン）に対して，スキンケアや生活指導を行う．
③透析の方法や効率，投与中の薬剤，検査データを評価し，必要により見直しを行う．

■ エビデンスをもとにした検討

血液透析患者のかゆみの実態やかゆみの原因となるドライスキンの重要性を示した論文より，本症例の治療法について検討する．
①国際的多施設前向き観察研究であるDOPPS Ⅰ・Ⅱによると，血液透析患者のかゆみは71〜74％に認められ，中等度以上のかゆみのある患者では睡眠障害やうつ病などによりQOLを低下させるだけでなく，かゆみによる睡眠障害により死亡リスクが増大することが明らかとなっている[3]．
②本邦におけるJDOPPSにおいても，かゆみがある患者は78〜80％に認められ，DOPPS同様にかゆみの強さはQOLを低下させる．中等度以上のかゆみがある患

者では睡眠障害が有意に多く，死亡率も有意に高いことが明らかとなっており[4]，血液透析患者のかゆみは生命予後に悪影響を与え，治療すべき重大な合併症であると認識しなければならない．

③透析患者では，透析による除水や日常生活での水分摂取制限などにより皮膚への水分供給が低下して角質水分量が低下していること，さらに皮脂腺や汗腺の委縮により皮脂や汗の分泌量が低下して皮脂膜の形成が不十分である．そのため，ドライスキンの発生頻度は 90.9%[5] と高く，中等度から重度の乾燥を呈する割合は 59.3～93.1%[6] と多い．

④ドライスキンでは，バリア機能（皮膚からの水分の蒸散や外からの刺激を防ぐ機能）が低下し，本来は表皮真皮境界部に収束する痒覚神経の C 線維自由神経終末が多数表皮内へ伸長して，かゆみ閾値の低下や皮膚の過敏性をきたし，かゆみを引き起こす[7]．保湿剤は皮膚のバリア機能を改善し，伸長した C 線維を元に戻し皮膚の過敏性を弱め，乾燥によるかゆみを改善させる効果がある．したがって，保湿剤によるスキンケアを積極的に行うべきである．

ガイドラインの有無

本邦においてガイドラインは作成されていないが，筆者は血液透析患者の皮膚掻痒症の原因を 3 つに分類し（図1）[8]，かゆみに対する原因別かつ総合的な治療を行うための治療アルゴリズムを構築し，導入している（図2）[8]．

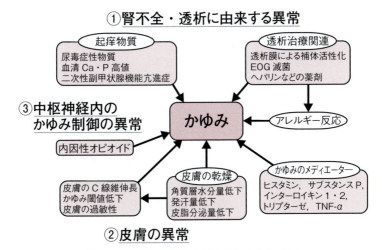

図1　血液透析患者の皮膚掻痒症の原因（文献8）

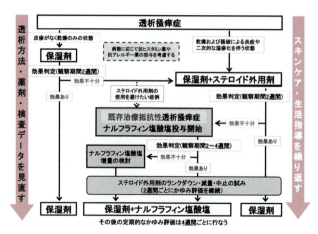

図2　血液透析患者の皮膚掻痒症の治療方針（文献8）

■病態解明のために行うこと

　血液透析患者の皮膚掻痒症では，複数の原因が関与して治療抵抗性となる場合が多いと考えられるため（**図1**）[8]，かゆみの原因をよく検索することが重要である．
①腎不全・透析に由来する異常：透析膜の生体適合性や透析の効率が良好であるかを評価する．投与中の薬剤性によるかゆみの可能性はないか検討し，IV型（遅延型）アレルギーが疑われる場合は薬剤誘発性リンパ球刺激試験（DLST）を行う．血清CaやP，副甲状腺ホルモン濃度の管理は適切かを検討する．
②皮膚の異常：ドライスキンの有無や程度をよく観察して評価するとともに，皮膚の乾燥を引き起こす入浴方法や生活習慣の有無についても問診を行う．
③中枢神経内のかゆみ制御の異常：さまざまな治療に抵抗性の場合には，内因性オピオイドの関与を疑う．

■他科＆エキスパートにいつコンサルトするか

①透析患者の皮膚掻痒症は，原因を特定できない，一次的な皮膚病変を呈さない（掻破，二次的な湿疹化以外の皮疹を伴わない）かゆみである．したがって，局所の皮膚病変として，発疹，発赤，びらん，蕁麻疹などがみられる場合は，接触皮膚炎（テープかぶれなど），食品や薬剤アレルギー，虫さされ，真菌症，疥癬などの皮膚科的疾患を検討・除外するためまず皮膚科へコンサルトする必要がある．
②皮膚科的疾患が除外されたら透析掻痒症として治療を行うが，腎不全・透析に由

来する異常や中枢神経内のかゆみ制御の異常を是正しても，皮膚の異常とかゆみが改善しない場合は皮膚科との連携を行う．

■ この症例への対策・治療

① 保湿剤とステロイド外用剤を併用して治療を開始する．保湿剤には軟膏，クリーム，ローション，スプレーなど様々なタイプがあり，塗布する部位や季節，患者の好みによって塗りやすく継続できるものを使い分ける．ステロイド外用剤のランクは，かゆみの部位や程度に応じて strongest から medium までを選択する．透析日は透析中と自宅でかゆい時，非透析日は自宅で入浴後およびかゆい時に塗布することとし，適切な塗布量や塗布方法を指導する．
② 掻破による炎症や二次的な湿疹化が高度でかゆみの程度が中等度以上の場合は，かゆみを早く軽減させるために治療開始後1～2週間程度の短期間，外用剤に追加して抗ヒスタミン薬や抗アレルギー薬の投与を検討するが，皮膚の所見やかゆみの強さが改善したら外用剤のみとする．
③ 入浴時の湯の温度を40℃に下げ，しっかり泡立てた綿のタオルでやさしく体を洗うなど皮膚の乾燥を予防する入浴方法や，皮膚を掻かない，掻いても皮膚を傷つけないよう爪を短く切っておくなど生活習慣を改善させる指導を行う．
④ かゆみが改善すれば，ステロイド外用剤のランクダウンから中止を試みるが，スキンケアとして保湿剤は継続する．
⑤ かゆみが改善しなければ，原因として透析の方法や効率，投与中の薬剤，検査データを評価，見直しをするとともに，ナルフラフィン塩酸塩の投与を検討する[9]．

【文献】

1) 白取 昭．西日皮膚．1983; 45: 1042-1051.
2) 川島 眞, 他．日皮会誌．2007; 117: 275-284.
3) Pisoni RL, et al. Nephrol Dial Transplant. 2006; 21: 3495-3505.
4) Kimata N, et al. Hemodial Int. 2014; 18: 657-667.
5) 服部 瑛, 他．北関東医学．1987; 37: 539-547.
6) Szepietowski JC, et al. Nephrol Dial Transplant. 2004; 19: 2709-2712.
7) 高森健治．臨床皮膚科．2000; 54: 52-56.
8) Takahashi N, et al. Renal Replacement Therapy. 2016; 2: 27 DOI 10.1 186/s41100-016-0039-x.
9) 高橋直子, 他．透析会誌．2013; 46: 371-378.

プロブレム 13
電解質

基 本 知 識

1 体液量の調節

　体重の約 60％は水であり，そのうち 2/3 は細胞内に，1/3 は細胞外に分布する．細胞外液の 1/5 は血管内に存在し（血漿水），4/5 は間質に存在する．腎機能が正常であれば細胞外液量の増加に対応し，腎臓は過剰な水とナトリウム（Na）を排泄し，細胞外液量と血漿量を一定に維持する．腎機能が廃絶した透析患者では，腎臓からの水，Na 排泄機能が損なわれる結果として，水・Na 代謝異常が生じる．

　透析療法では限外濾過（いわゆる除水）によって細胞外液量が調節される．水の除去は限外濾過によるが，Na の除去は限外濾液に含まれる Na と拡散によって透析液に移動する Na の両者が関係する．血液透析による「除水 1L」は自由水（蒸留水）が 1L 除去されるのではなく，血漿水が 1L 除去されるので，除水 1L あたり血漿水 Na 濃度に相当する Na が除去されることになる．なお，血漿 Na 濃度は約 140mEq/L であるが，これは血漿水，血清蛋白，脂質の総和 1L に対する Na の濃度が 140mEq/L を意味しており，血漿水 Na 濃度は，蛋白や脂肪成分を除いた純粋な水 1L に対する Na の濃度であり健常人では 150〜154mEq/L である．

　血液透析では除水 1L あたり約 9g の NaCl が除去されることになるが，腹膜透析の除水と Na 除去の関係は少し複雑である．腹膜透析による水の移動は，短時間貯留では水チャネル（AQP1）を介した水移動が関与するので，長時間貯留にくらべて Na に対する水移動の比率が高くなる．Na 篩（Na sieving）といわれる現象であり，同じ除水量であっても CAPD のほうが Na 除去量が多くなり，1 日あたりの Na 除去量は CAPD では 100〜200mEq，夜間サイクラーを使用する APD では 50〜100mEq といわれる[1]．

2 ナトリウム調節

　Naは細胞外液中の最大の陽イオンであり，細胞外液量を規定する．健常人では，摂取量にほぼ等しい量のNaが腎臓から排泄され，尿中Na排泄量はほぼ0mEq/Lから数100mEqまで変化しうる．健常人に対して食塩摂取量を1日当たり10mEq（食塩にして0.6g）から徐々に増加させ最大1500mEq（食塩88g相当）まで増加させた研究がある[2]．尿中Na排泄量は15±4mEq/日から1443±36mEqまで増加し，後者では血圧が増加したものの血清Na濃度は正常範囲に維持されている．

　体内のNaは，細胞外液に存在する「交換可能（exchangeable）」なNaと，骨，軟骨などに存在し，細胞外液と自由に行き来できない「非交換可能（non-exchangeable）」なNaとに分類される．交換可能なNaは体内総Naの70〜75％，非交換可能なNaが残り25〜30を占めている[3]．古典的な2コンパートメント説では，摂取されたNaは交換可能な領域である細胞外液に分布し，交換可能なNaとして作用する．Naは細胞外液の主要陽イオン，Kが細胞内液の主要陽イオンであり，細胞膜を介したNaとKの移動はNa,Kポンプ（Na, K-ATPase）によって調節される．近年，Naバランスを調節する第3のコンパートメントの存在が注目されている．皮膚が水を伴わないNa貯留部位として作用するというものである[4〜7]．

　Edelmanらによって，血清Na濃度は「交換可能な体内Na＋K総量」と体水分量の比で規定されることが示されているが[8]，水を伴わないNaが皮膚に貯留された場合，血清Na濃度にも細胞外液量にも反映されない．浸透圧，血清Na濃度に影響しない，交換可能ではないNa貯留部位として他に骨，軟骨，dense connective tissue，血管内皮の内膜表面にあるproteoglycanとglycosaminoglycanを含む間質マトリックスなどがある．透析患者の血圧，細胞外液量，血清Na濃度調節との交換可能でないNa貯留との関連は今後の研究課題である．

　透析療法によるNa除去は，限外濾過によるものが約8割，拡散が約2割とされるが，透析間の体重増加量や透析液Na濃度と血清Na濃度によって異なる．ダイアライザの除水性能が十分でなかった1970年代までは拡散によるNa除去を行う必要があり130mEq/l程度の低Na透析液が使用されており，浸透圧の変化などによる頭痛や血圧低下などの症状を呈しやすかった．現在はダイアライザの性能向上によりNa140mEq/Lの生理的濃度の透析液が使用されている[9]．

　血液中の水層である血漿水Na濃度は生理食塩液に近い約150mEq/Lなので，透

析液 Na 濃度が 140mEq/L というのは非生理的，低張とも思えるが，透析液 Na 濃度との濃度勾配を考える際には，血漿水 Na 濃度ではなく血清 Na 濃度を用いてもあまり変わらない．その理由は，Gibbs-Donnan 効果によって陰性に荷電している血清蛋白の影響をうけ，血清 Na 濃度と血漿水 Na 濃度の差をキャンセルするためとされる [10]．

3 カリウム調節

　一般的な食事では 1 日あたり 50～150mEq のカリウム（K）が摂取され，約 90% は腎臓から，10% が腸管から便中に排泄される．腎不全患者では便への K 排泄量が 10～25mEq/ 日に増加する．血液透析で除去される K 量は，血清 K 濃度と透析液 K 濃度の濃度勾配に規定されるが，一般的には一回の透析あたり 70～150mEq の K が除去される．透析液 K 濃度は 2.0mEq/L が主流である．血液透析で除去される K の 85% は拡散によって，残り 15% は convection，限外濾過によって除去される．ダイアライザーを通過中に血漿中の K が除去されるが，透析療法中に細胞内から細胞外に K が移動するので，1 回の透析で除去される K の 60% は細胞内の K である．

　血液透析開始後 1 時間で K 除去量の 35% が，次の 1 時間でさらに 35% が除去され，血清 K 濃度は透析開始後 1 時間で約 1mEq/L，次の 1 時間でさらに 1mEq/L 低下する．その後は，細胞内から細胞外に移動する K 量と，透析で除去される K 量が均衡し，血清 K 濃度はほぼ一定値となる．透析終了後には細胞内から細胞外に K が移動する結果，血清 K 濃度が上昇する rebound がみられる [11,12]．

　腹膜透析による K 除去は，通常は 1 日あたり 33～35mEq といわれるが，透析液貯留時間に影響される．腹膜透析による K クリアランスは APD では 17mL/ 分，CAPD では 7mL/ 分，1 時間貯留では 24mL/ 分と報告されている．透析液 / 血清 K 比（D/P_K 比）は APD の 30 分サイクルで 55%，60 分サイクルで 70%，4 時間以上貯留の CAPD では 83～88% となる [13]．高度の高 K 血症に対する緊急透析としては腹膜透析は血液透析に比べて効率が低いとして，血液透析が選択されることが多い．しかし，短時間貯留の APD を頻回に繰り返すことで十分な K 除去は可能である．

4 カルシウム，リン調節

　生体内のカルシウム（Ca）の99％は骨や歯牙などの硬組織に存在し，細胞外液中に存在するCaは0.6％に過ぎない．Caは骨格の安定性を保つと同時に，神経筋活動，分泌，シグナル伝達など細胞の様々な機能に重要な役割を果たしている．そのため細胞外液中のイオン化Ca濃度は狭い範囲に維持されている．CKD-MBDという用語に表されるように透析患者ではCa代謝異常は，骨障害のみならず心血管，生命予後にも影響を与える重要な課題である．

　食事中のCaは500～1000mg/日，腸管から100～300mgが吸収され，残りは糞便中に排泄される．さらに透析患者ではCa含有P吸着薬からのCa負荷も無視できない．健常人では尿中から100～300mg排泄されCaバランスが維持される．末期腎不全患者では，腎機能が廃絶し，腎臓からのCa排泄はなくなるが，ビタミンD欠乏状態から腸管からのCa吸収が低下し透析導入前には低Ca血症となる．

　透析によるCaの移動は，透析液Ca濃度，透析前の患者イオン化Ca濃度，骨と細胞外液間の短期Ca移動能に規定される．骨リモデリングに関係する緩徐な（数時間〜数週間）骨と細胞外液のCa平衡は交換可能なCaプール（ECP:exchangeable calcium pool）を介した短時間（分単位）のCa移動が注目されている[14]．細胞外液と骨の間のCa平衡として，毎日500mgのCaが骨吸収により動員され，ほぼ同量が骨形成に使用されることが知られている．骨リモデリングに直接関与しない細胞外液と骨の間のCa移動量は6000mg/日以上あり，交換可能なCaプールとして機能している．しかし，このECPは個人差が大きいので，透析によるCa調節の動力学モデル予測を複雑にしている．

　透析液Ca濃度は時代とともに変遷している．正常の血漿イオン化Ca濃度は2.0〜2.5mEq/Lであるが，二次性副甲状腺機能亢進症の合併が問題となった時代には3.0〜3.5mEq/Lの透析液が使用されるようになった．その後，活性型ビタミンD製剤やCa含有P吸着剤が使用されるようになり，動脈石灰化や高Ca血症を呈する例が増加した．そこで，2000年頃に2.5mEq/Lの透析液の使用が推奨されるようになっている．透析中のCaバランスをゼロに保つには2.75mEq/L程度のCa濃度を必要とする患者が多いため，2011年にはCa 2.75mEq/Lの透析液が発売されている[9]．

　透析液Ca濃度は個々の患者毎に設定することが理想だが，施設透析で多人数用の透析装置を使用する場合，透析液Ca濃度は一定とせざるを得ない．低Ca透析

液を使用している中で低Ca血症となった場合には，Ca含有P吸着剤や活性型ビタミンDを上手に使って，血清Ca，P，iPTH値を一定に維持するように工夫する．

　成人ではリン（P）は体重の約1％を占め，85％は骨に，14％は細胞内に，残りのわずか1％のみが細胞外液に存在する．Caと同様，骨塩の要素であるとともに，細胞内で有機リン酸化合物としてエネルギー代謝や細胞膜機能維持に重要な役割を果たしている．

　透析患者のP調節は，P産生量，透析による除去量，P吸着薬の吸着量に規定される．P産生量は主に食事蛋白摂取量に相関するが，高度の副甲状腺機能亢進症などでは骨からのPの移動によって食事摂取量を超えるPが産生されることもある．細胞内から細胞外液へのPの移動は緩徐なので，透析によるP除去には限界がある．Pの除去量は1回の透析あたり約1000mg，週あたり3000mgなので，適正な血清リン濃度を維持するためには食事のP制限と，P吸着薬の使用が必要となる．

　週3回，1回4時間の血液透析に比べ，隔日血液透析や連日血液透析では透析によるP除去量を増加させることができる．透析処方を変更した場合の血清P値を予測するために種々のリン動態モデリング（phosphorus kinetic modeling）が提唱されている[15]．

5 酸塩基平衡

　食事摂取によって0.7〜1.2mmol/kg/日の不揮発酸が産生されるが，腎機能が正常であれば腎臓からのNH_4^+や滴定酸（主にリン酸）の排泄によって体液の酸塩基平衡は一定に維持される．急性の酸負荷に対しては緩衝系が働き，40％が細胞外液緩衝系，10％が赤血球緩衝系，50％が細胞内緩衝系が担っている．腎不全が進行し，GFRが20〜30mL/分/1.73m^2では高Cl性代謝性アシドーシスが，GFRが15mL/分/1.73m^2以下では高アニオンギャップ性代謝性アシドーシスがみられるようになる．長期の代謝性アシドーシスに対し，細胞内緩衝系の働きで血清HCO_3^-濃度は15〜18mEq/L程度に維持されるが，いいかえれば筋肉や骨に負担をかけていることになる．腎不全に伴うアシドーシスは筋肉の消耗，栄養障害，骨障害，成長障害，腎不全進行の原因となる．KDOQIガイドラインでは血清HCO_3^-の下限値は22mEq/Lとされ，透析患者では月1回測定することを推奨している．本邦の慢性時透析患者の統計調査報告によれば，透析前後の重炭酸濃度でみると補正不足の症例が約3割，過剰アルカリ化が疑われる症例もわずかにある[16]．

表1 血液透析：主な透析液の組成

	Na$^+$	K$^+$	Ca^{2+}	Mg^{2+}	Cl$^-$	CH$_3$COO$^-$	HCO$_3^-$	ブドウ糖
キンダリー AF1P 号	135	2.5	3.5	1.5	106.5	8	30	0
キンダリー 2D	140	2	3	1	110	8	30	100
キンダリー 3D	140	2	2.5	1	114.5	8	25	150
キンダリー 4D	140	2	2.75	1	112.25	8	27.5	125
リンパック TA1	138	2	2.5	1	110	8	28	100
リンパック TA3	140	2	3	1	111	10.2	25	100
カーボスター L	140	2	3	1	111	0	35	0
D ドライ 2.5S	140	2	2.5	1	112.5	10	25	100
D ドライ 3.0S	140	2	3	1	113	10	25	100

表2 主な腹膜透析液組成

	Na$^+$	K$^+$	Ca^{2+}	Mg^{2+}	Cl$^-$	乳酸	HCO$_3^-$	ブドウ糖
エクストラニール	132	0	3.5	0.5	96	40	0	**
レギュニール HCa 1.5	132	0	3.5	0.5	101	10	25	*
レギュニール LCa 1.5	132	0	2.5	0.5	100	10	25	*
ダイアニール N PD-2	132	0	3.5	0.5	96	40	0	*
ダイアニール PD4	132	0	2.5	0.5	95	40	0	*
ミッドペリック L	135	0	4	1.5	105.5	35	0	*
ミッドペリック L	135	0	2.5	0.5	98	40	0	*
ニコペリック	132	0	3.5	0.5	96	40	0	**

＊ブドウ糖水和物（ブドウ糖）濃度は 1.5(1.36)％, 2.5(2.27)％, 4.25(3.86)％ の3種類ある.
　ブドウ糖水和物　C$_6$H$_{12}$O$_6$・H$_2$O（分子量 198.17），ブドウ糖　C$_6$H$_{12}$O$_6$（分子量 180）.
＊＊イコデキストリン　7.5g/dL

　血液透析では主にアルカリ負荷によって酸塩基平衡を調整する．透析療法によって酸も除去されるが，pH 7.4 での H$^+$ 濃度は 0.04 μmol/L なので，血流量が 200mL/分，H$^+$ クリアランスが血流量の 100％ と仮定しても 4 時間透析で除去される量はわずか 2 μmol にすぎない[17]．

　透析液の緩衝剤として 1970 年代は最近繁殖などの問題から酢酸が用いられていたが，酢酸不耐症などの問題が明らかとなり，現在では重炭酸透析液が用いられている．現在頻用されている重炭酸透析液には製剤安定のための pH 調整として少量（8～10mEq/L）の酢酸が添加されている．2007 年には無酢酸重炭酸透析液が発売された[9]．主な透析液の組成を表1，表2に示す．

【文 献】

1) Rodriguez-Carmona A, et al. Am J Kidney Dis. 2004; 44: 132.
2) Luft FC, et al. Circulation. 1979; 60: 697-705.
3) Edelman IS, Leibman J. Am J Med. 1959; 27: 256–277.
4) Lee SW. Electrolyte Blood Press. 2012; 10: 1-6.
5) Santos SF, et al. Semin Dial. 2010; 23: 549-555.
6) Titze J. Semin Dial. 2009; 22: 253-255.
7) Twardowski ZJ. Hemodial Int. 2008; 12: 412-425.
8) Edelman IS, et al. J Clin Invest. 1958; 37: 1236-1256.
9) 透析療法合同専門委員会編．血液浄化療法ハンドブック 2017，p.141，協同医書出版社，2017．
10) Flanigan MJ. Kidney Int Suppl. 2000; I76: S72-78.
11) Hung AM, et al. Am J Kidney Dis. 2015; 66: 125-132.
12) Nanovic L. Nutr Clin Pract. 2005; 20: 192-201.
13) Musso CG. Int Urol Nephrol. 2004; 36: 469-472.
14) Pirklbauer M, et al. Nephrol Dial Transplant. 2011; 26: 2438-2444.
15) Leypoldt JK, et al. Nephrol Dial Transplant. 2014; 29: 1423-1429.
16) 日本透析医学会統計調査委員会．図説　わが国の慢性透析療法の現況 2008 年 12 月 31 日現在．日本透析医学会，2009．
17) Ward RA. Acid Base Homeostasis in dialysis patients. In Nissenson A ed. Clinical Dialysis, 3rd ed.

コンサルト 41 えっ，透析前血清ナトリウムが低い（125mEq/L）？何をどう考えたらよいのでしょうか？

● 低ナトリウム

> 58歳，男性．糖尿病性腎症のため4年前に血液透析導入となり，週3回血液透析を行っている．最近尿量が減少してきたため透析間の体重増加が多く，ドライウエイトから体重を残すことが多くなっていた．直近2週間は倦怠感のため食事摂取量は低下していた．入院当日，クリニックで嘔気・嘔吐，意識状態の悪化を認め当院に救急搬送された．来院時の血清Na値112 mEq/Lと低Na血症を認めたため，腎臓高血圧内科にコンサルトとなった．入院前の最終透析もドライウエイトから2kg残して終了となっていた．

着眼点

①透析患者における低Na血症の頻度と臨床的意義を理解する．
②浸透圧性脱髄性症候群（Osmotic demyelination syndrome; ODS）のリスクを評価する．
③低Na血症の補正のために適切な透析処方を選択する．

■ エビデンスをもとにした検討

①低Na血症は日常診療で最も頻度の高い電解質異常の1つである．血液透析患者の低Na血症（血清Na濃度134 mEq/L以下）は，透析前が21.1％，透析後が9.5％と報告されており[1]，透析医療においても頻度が高い電解質異常である．
・一般的に血清Na濃度が130 mEq/L前後の軽度の低Na血症でも，注意力低下や歩行の不安定性が生じることで生命予後やADLに影響を与えることが知られている．透析患者においても低Na血症は生命予後や認知機能の低下，心血管リスクの上昇と関与すると報告されている[2,3]．
②一般的に低Na血症は血清Na濃度によって軽度（130〜135 mEq/L），中等度（121

～129 mEq/L），高度（≦ 120 mEq/L）に分類される．低 Na 血症では細胞外液の張度が低下し，細胞内への水分の移動が起こることで脳浮腫をきたし症状を呈する．張度は細胞膜を自由に通過できない溶質（主に Na，ブドウ糖）の濃度によって決定される．尿素窒素は浸透圧物質ではあるが，細胞膜を自由に通過するため，細胞内外の水分の移動に影響する張度を形成する物質ではない．高尿素窒素血症であることが多い透析患者の低 Na 血症では，血漿浸透圧は正常に保たれていても，張度が低いため脳浮腫が進行し，低 Na 血症の症状を呈することがある．

③ ODS は低 Na 血症の治療における重大な合併症の 1 つである．一般的な ODS のリスクには高度低 Na 血症（≦ 105 mEq/L），低 K 血症，アルコール中毒，低栄養，肝障害がある [4,5,6]．高尿素窒素血症を持つ維持透析患者は間欠的血液透析（Intermittent hemodialysis；IHD）によって血清 Na を急激に補正しても ODS を起こしにくいという報告がある [7]．これは血液透析で尿素窒素値が急激に低下することで血漿浸透圧が低下し，脳細胞からの水分の移動を阻害していることが要因であると考察されているが，前述したように尿素窒素は張度を形成する物質ではない．

・血漿浸透圧が低下しても張度は低 Na 血症が改善することで上昇するため，やはり脳細胞から細胞外への水分移動は起こり，ODS を発症する可能性がある．特に前述したようなリスクがある患者では ODS の発症を防ぐために急激な補正は避けるべきである．

④ 欧州低 Na 血症ガイドラインでは，治療目標として血清 Na 濃度で 5 mEq/L 以上の上昇を目指すこと，ODS の予防のために 10 mEq/24 時間，18 mEq/48 時間未満を補正上限とすることが提唱されている．なお治療はあくまで症状の改善が目標であり必ず 5 mEq/L 上昇させなければならないということではないが，ODS の発症を恐れるあまり治療速度が遅くなりすぎることも避けるべきである．

■ ガイドラインの有無

・透析患者の低 Na 血症についてのガイドラインは存在しない．一般的なものとしては次のガイドラインがある．
・欧州低 Na 血症ガイドライン．Spasovski G, et al. Eur J Endocrinol. 2014;170:G1-47.

■ 病態解明のために行うこと

① 一般的な低 Na 血症の鑑別は血漿浸透圧によって進めていくが，透析患者では尿毒症物質のため元々血漿浸透圧が高値であることが多い．透析患者の真の低 Na

血症（低張性低Na血症）の場合血漿浸透圧は等張（あるいは高張）である可能性もあり，血漿浸透圧による真の低Na血症の鑑別は困難である．
②従って，透析患者の低Na血症では高張性低Na血症（高血糖，浸透圧利尿薬の使用），等張性低Na血症（脂質異常症，パラプロテイン血症）の否定を行うことが重要である．
③透析患者は週3回の血液透析によってNaが補正されるため高度の低Na血症をきたしにくい．高度の低Na血症をみた場合，体液過剰や著しい飲水過多，利尿薬の使用など，低Na血症を進行させる病歴がないか調べることが必要となる．

■ 他科＆エキスパートにいつコンサルトするか

【原則】
①症候性→エキスパートへコンサルトが必要
②無症候性→必ずしも，エキスパートにコンサルトは必要なし

エキスパートへのコンサルトに関しては，症候性／無症候性，（無症候性の場合における）血清Na濃度の2つの要素で考える必要がある．
①**症候性**：症候性の低Na血症では急激な血清Na濃度の変化によって脳浮腫をきたしている可能性がある．長時間，脳浮腫の状態が持続すると脳に不可逆的なダメージを与える可能性があるため，速やかに治療を開始する必要がある．低Na血症に伴う神経症状を**表1**に記載する．
②**無症候性**：無症候性の場合，血清Na濃度によって対応が異なってくる．軽度（130〜135 mEq/L）から中等度（121〜129 mEq/L）程度の無症候性の透析患者は多く存在するが，全ての患者に対応することは現実的に困難であり，必ずしもエキスパートへのコンサルトは必要ない．一方で高度（≦ 120 mEq/L）低Na血症ではIHDによって容易に過補正となるためエキスパートへのコンサルトが望ましい．
・なお透析患者の低Na血症はエビデンスが少なく，特に無症候性の場合は患者の

表1　透低Na血症の神経症状（欧州ガイドライン）

中等度	嘔気（嘔吐なし） 錯乱 頭痛
高度	嘔吐 傾眠 痙攣 昏睡(Glasgow Coma Scale ≦ 8)

状況（慢性的な低Na血症であるか）やODSのリスク，各施設の状況を鑑みて対応することが望ましい．

■ この症例への対策・治療

①本症例は症候性の高度低Na血症であるため積極的な補正が必要な患者であるが，食事摂取量低下に伴う低栄養，低K血症を認め，ODSのリスクが高い症例であり腎臓内科にコンサルトとなった．

②透析によるNaの補正方法には，IHDと持続的腎代替療法（Continuous Renal Replacement Therapy；CRRT）の大きく2種類がある．CRRTの方がNa補正速度は緩徐である[8]が，CRRTがIHDよりも優れているというエビデンスはないのが現状である．透析による1分間あたりの血清Naの変化（ΔNa）は下記の式で計算できる

$$\Delta Na(mEq/L) = (dNa - sNa)(mEq/L) \times QB(L)/TBW(L)$$
　　dNa: 透析液のNa濃度，sNa: 血清Na濃度

例）体重70kg（TBW 42L），sNa 118 mEq/L，dNa 140 mEq/L，QB 100mL/分
$\Delta Na=(140 - 118) \times 0.1/42 = 0.052(mEq/L)$・・・①
①は1分間あたりの変化量なので，1時間後のΔNaは$0.052 \times 60 = 3.12(mEq/L)$となり，治療後のsNaは約121.2 mEq/Lとなる．

式からわかるようにΔNaはdNaとQBによって規定されており，両者（あるいはいずれか一方）を下げることで緩徐にNaを補正することができる（**表2**）．

・本症例はODSの高リスクでありIHDではなく，CRRTによる補正を行った．前述した補正速度を守るために治療開始後は頻回にNa値を確認する必要がある．緊急での補正を行っている場合は1～2時間毎に確認を行い，経過を見ながら徐々

表2　透析によるNa補正方法

	方　法	注意点
IHD	dNaを低下させる．	dNa＜約125mEq/L以下にならない． 透析液中のK濃度等も低下する．
	QBを下げる．	QBを下げすぎると凝血する． 短時間で急上昇する可能性がある．
CRRT	dNa・fNa（補充液のNa濃度）を低下させる．	操作・回路が複雑になる． 透析液中のK濃度等も低下する．

に確認する間隔を延ばしていく．最低でも血清 Na が 130 mEq/L 以上になるまでは 12 時間毎に確認することが望ましい．

③上記の補正速度を超えないことが理想であるが，実際の臨床現場では予想しているよりも Na の上昇が速く過補正となってしまうことをよく経験する．過補正となった場合は補正速度を緩めたり（dNa, QB を下げる），5%ブドウ糖液を投与することで対応する．

【文 献】

1) 日本透析医学会統計調査（2008 年）
2) Rhee CM, et al. Nephrol Dial Transplant. 2016; 31: 992-1001.
3) Bettari L, et al. J Card Fail. 2012; 18: 74-81.
4) Stems RH, et al. J Am Soc Nephrol. 1994; 4: 1522-30.
5) Lohr JW. Am J Med. 1994; 96: 408.
6) Tanneau RS, et al. J Clin Psychiatry.1994; 55 349-54.
7) Saudi J, et al. Kidney Dis Transpl. 2014; 25: 558-566.
8) Yessayan L, et al. Am J Kidney Dis. 2014; 64: 305-10.

コンサルト 42 透析前血清カリウムが 7.0mEq/L でした．いつも K が高いです．もしかしたら食事以外の要因もあるんですか？

● 高カリウム

> 70 歳，男性．既往歴：慢性腎臓病（原疾患：腎硬化症）．現病歴：他院の外来で血液維持透析に通院している患者．腰椎椎弓切除術の手術目的で入院し，入院同日の術前の検査で高 K 血症（7.0 mEq/L）を認めた．入院時現症：血圧 150/80mmHg，心拍数 84/ 分．入院時検査結果（透析前）：Hb 10.7 g/dL．生化：AST 12 IU/L，ALT 14 IU/L，LDH 163 IU/L，CK 153 IU/L，BUN 67.0 mg/dL，Cre 6.72 mg/dL，Na 147 mEq/L，K 7.0 mEq/L，Cl 117 mEq/L．

着眼点

①緊急治療を要する高 K 血症かを鑑別する．
②病態ごとに分けて検証する．
③原因病態に基づいた介入治療を行う．

■ エビデンスをもとにした検討

①人は食事から 1〜2mEq/kg の K を摂取し，摂取した K は細胞外液に分布するが，細胞内シフトによる急性調整と尿中・便中排泄による慢性調整により，細胞外の K 濃度は約 3.5〜5.0 mEq/L に維持される．細胞内シフトによる急性調整はインスリンやカテコラミン，酸塩基平衡の因子で調整される．慢性調整である尿中排泄は 110 mEq/ 日（4200 mg/ 日），さらに便中に 12 mEq/ 日（50mg/ 日）とされている．

②透析患者が無尿の際は，K 排泄の主力である尿中排泄がほぼ 0 であり，透析で K 除去を行う必要がある．腎機能が正常であれば便からの K 排泄は全 K 排泄の 5〜10％程度とされるが，透析患者では 20％を超える[1]．つまり 1 回約 4 時間の血液透析で 1.5 mEq/kg の K が除去され，便から 0.3 mEq/kg/ 日の K が排泄され

ている．しかし透析患者は複数の報告で約半数が便秘であり，便中K排泄量は各患者で異なる．透析で調整できる以上のKを摂取することが高K血症につながるため，透析患者の栄養指導ガイドラインでは1500〜2000mg/日（35〜50 mEq/日）以下のK摂取制限が推奨されている．

③高K血症は一般的に5.5 mEq/L以上を指す．高K血症では，不整脈による心停止が最大の問題となる．日本透析医学会（JSDT）の統計調査[2]によれば2015年K中毒による死亡が2.6％であった．

④高K血症を認めた際はまず心電図を施行し，緊急性を判断する必要がある．軽度な高K血症では，T波が増高，尖鋭化しテント状T波を呈する．さらに血清K値が上昇すると，P波の減高・消失，PQ時間延長，wide QRSを認めるようになり最終的に心室細動を起こしうる．一部報告では血清Kが7 mEq/L以上でも心電図変化を示さない症例もあり，K値に非特異的で心電図変化による予後は確立されてないとされる[3]．

表1　高K血症の緊急時の治療（透析を除く）

	作用	容量・用法	効果	注意
グルコン酸カルシウム	心筋膜の安定化作用．閾膜電位を低下し心室細動を予防する．	カルチコール1A 10mLを5分以上かけて投与．※効果不十分であれば5分後1A再投与	1〜3分でモニター上に現れる．持続時間30〜60分．	血清カリウムは低下させない（他の治療効果までのつなぎ）．ジギタリス中毒による高K血症の場合は禁忌．
GI（グルコース・インスリン）療法	Na^+/K^+ ATPaseの活性化によりKを細胞内シフト	レギュラーインスリン10単位＋50％ブドウ糖液100mLをボーラスもしくはレギュラーインスリン10単位＋10％ブドウ糖液500mLを持続（ブドウ糖2.5〜5.0g/1U）	効果発現に10〜20分．持続時間4〜6時間．ボーラス投与で平均1mEq/Lのカリウム濃度の低下．	ボーラス投与で平均1mEq/Lのカリウム濃度の低下．高血糖であればブドウ糖静注は適宜減量（高血糖は高カリウムを悪化させる）．低血糖に注意．血糖測定を忘れずに．
重炭酸ナトリウム	細胞内シフト	メイロン（1mEq/kg）静注	効果発現30〜60分 持続数時間	初期単独加療推奨されない．100mEq以上は投与しない．
β受容体刺激薬吸入	細胞内シフト	サルブタモール硫酸塩（ベネトリン吸入液0.5％）など	ピークは90分	頻脈や狭心症の副作用．透析患者には推奨されない．

・そのため数値にとらわれず臨床的な判断が必要であり，血清 K が 6.5 mEq/L 以上あるいはそれ以下でも高 K 血症による心電図変化を認める際やその値が急性発症である際は，血液透析も含め緊急加療が必要になる．
⑤緊急性があれば，グルコン酸 Ca（8.5% カルチコール®10mL）を 5 分くらいかけて緩徐に静注し，グルコースインスリン療法を行う．利尿がつけばフロセミドを使用しながら，陽イオン交換樹脂を投与する．尿量の少ない透析患者の場合，利尿によるカリウム排泄はほとんど期待できないので，血液透析の準備を行い速やかに血液透析を行う．比較的速やかに透析に移行できるのであれば，重炭酸 Na の投与は不要であろう．表 1 に血液透析以外の治療法を示す．

■ ガイドラインの有無

①ヨーロッパ蘇生協議会（ERC）のガイドライン 2010 年．
European Resuscitation Council Guidelines for Resuscitation 2010 Section 8. Cardiac arrest in special circumstances: Electrolyte abnormalities, etc. Resuscitation. 2010; 81: 1400-33.
② Renal Association が 6 つの各国の救急集中治療や蘇生学会と作成したガイドライン．
2014 年 Clinical Practice Guidelines Treatment of Acute Hyperkalaemia in Adults.

■ 病態解明のために行うこと：高 K 血症の原因検索

①過剰な K 摂取はないか？

問診が重要である．K 含有率の高い食品の摂取状況（野菜・果物・海藻・イモ類など）や，食物を茹でこぼしたりなどの調理工夫が行われているかを聞く必要がある．家族を含めて，栄養指導を繰り返し行っていくことが重要になる．

②透析不足はないか？

透析患者は週 2 回もしくは 3 回，1 回 3 時間や 4 時間というように透析効率は患者各々で異なる．透析効率が足りない場合，透析後にもかかわらず高 K 血症を呈する．

尿毒症症状（かゆみや食欲不振・倦怠感）の出現や，透析後 BUN 高値，P 高値などを認めたら，透析不足も考慮し透析時間の延長，血液流量増加を検討する．また，シャント不全による再循環も透析不足となる可能性があり，注意する．

③代謝性アシドーシスの影響は？

血液維持透析患者の場合，アニオンギャップ上昇の代謝性アシドーシスが多いので理論上は高カリウムへの影響は多くない．維持血液透析患者への重炭酸 Na 投与

は60分の短期間ではカリウム低下の効果はないと報告されている[5]が，数時間以上かけて重炭酸Naを投下すれば高カリウム値を改善したという報告もある[6]．

④インスリン不足はないか？

食事が摂取できない患者は，インスリンの分泌が低下しカリウムが細胞内へシフトされないため細胞外の血清K濃度が上昇する．補液として漫然と生理食塩水のみの投与を続けないように注意が必要である．

高K血症を予防する目的で，絶食管理の際はブドウ糖と適宜インスリンも添加して投与する．

⑤薬剤は？

高K血症を引き起こすとされる薬剤は，GFRの低下，アルドステロン合成低下によるもの（ACE阻害薬，アンジオテンシンⅡレセプター拮抗薬，NSAIDs，シクロスポリン，タクロリムス），ENaCチャネルを抑制するもの（ST合剤，ナファモスタットメシル酸塩，ペンタミジンイセチオン酸塩，アミロライド），抗アルドステロン作用によるもの（スピロノラクトン，エプレレノン）がある．

透析患者の導入初期は尿量が保たれているため，理論上これらの薬の影響がありうるが，尿量がほとんどない場合はこれらの影響は乏しい．カリウムトランスポーターとしてのアルドステロンのレセプターは骨格筋細胞にも存在し[7]，抗アルドステロン薬による細胞間移動による高カリウムの機序もある．透析患者で抗アルドステロン薬を使用されたRCTでは心血管リスクや死亡リスクは増加させていないが，高カリウムの影響を認めていた[8]．β遮断薬は，細胞間移動による高K血症の原因になりえるが，透析患者でのリスクをはっきりとさせた報告はない．

⑥細胞/組織崩壊の要素はないか？　偽性高K血症の可能性は？

赤血球や腫瘍細胞・他組織の障害により細胞内のカリウムが細胞外に放出される．溶血所見（LDH上昇や貧血・間接ビリルビン高値），CK上昇など血液検査の項目を確認する．腫瘍崩壊を疑う病態，特に悪性腫瘍（特に血液腫瘍）の化学療法治療後の経過や外傷などによる筋挫滅の病態，重症患者の管理においては細胞/組織崩壊の要素がないかを確認する．

さらに，透析患者の採血は基本的に透析前に施行することが多い．回路から細い針で行われた採血や，外筒の折れによる溶血，検査前に分離せずに冷所保存すると溶血を起こし，高K血症となる．さらに採血後，全血のまま放置したり，冷蔵保存した場合にも溶血が起こりえる．

血小板が高値の場合，血小板崩壊により細胞外へカリウムが放出され，血清K

濃度が上昇することがある．その際はヘパリン採血によって確認ができる．

⑦**輸血使用歴は？**

　赤血球製剤中のカリウム値は，保存に伴い赤血球からカリウムが放出し，特に放射線照射後はさらにK濃度が上昇する．そのため，透析患者においてはできるだけ透析中に輸血を行うことや，頻回のモニタリング，積極的なカリウム除去フィルターの使用が必要である．

⑧**便秘はあるか？**

　多くの透析患者が便秘を患う．前項で述べたように透析患者では便中カリウム排泄が正常より多く担っており，便秘は高K血症の原因となる．

　便秘自体が血清K値を上昇させ，さらに高K血症の治療である陽イオン交換樹脂薬の副作用が便秘であるため悪循環となる．便秘の対応に関しては「コンサルト39」に譲るが生活習慣改善や便秘薬の使用方法が重要となる．

■ 他科＆エキスパートにいつコンサルトするか

①緊急性のある場合．
②緊急性の判断が難しい場合．
③緊急性がなく，カリウム制限・原因薬剤を中止しても高カリウムが持続する場合．

■ この症例への対策・治療

①緊急性がないかを判断する．心電図変化を確認する．この際，カリウム値によらずこの変化が起こることに注意する．モニターの装着をする．この患者は入院患者であるのでよいが，外来患者でもモニター装着や入院の検討が必要となる．緊急性があれば，前項で述べた治療が必要である．症例は前医の情報から比較的慢性的な病歴経過であった．心電図変化はなく緊急性が高い状況ではないと思われたがカリウム値は高値であったためモニター管理を行った．

②高カリウムになった原因の検索が必要である．問診や前医の情報から，栄養指導はされたものの自宅で果物を食べ，また，濃い緑茶も多く飲んでいた．特にここ最近腰の痛みが強く，ADLが低下し便秘傾向にあった．

③透析が早くできる状況であれば早く施行してしまうことは1つの方法である．当症例は午前中に入院し，午後の透析予定であったが午前中に行うこととした．透析が早急に行えない場合は，透析までのつなぎとして上記治療の併用を検討す

る．
④透析終了 1〜2 時間後に血清 K 値をチェックしておく（リバウンド）．
⑤陽イオン交換樹脂（たとえばアーガメイトゼリー®3 個／日）処方を検討し，便秘の副作用に注意する．入院・手術により今後さらに ADL が低下することが予想され，排便コントロールを十分に行う．加えて，入院中の食事がしっかりと K 制限食になっているか確認をする．
⑥外来時の食事の問題であれば入院後しばらく改善することは多い．それでも改善しない場合は再度，別の原因を検索する．周術期輸液管理に関してはカリウム含有のない輸液管理を依頼する．退院後も再発しないように，果物の減量や茶の種類の変更の指導（濃い緑茶でなくほうじ茶やウーロン茶など茶色系の茶飲料にしてもらう），栄養士による再度の栄養指導が必要である．

【文　献】

1) Mathialahan T, et al. J Pathol. 2005; 206: 46-51.
2) 政金生人, 他. わが国の慢性透析療法の現況（2015 年 12 月 31 日現在）. 日透析医学会誌. 2016; 49: 1-34.
3) Montague BT, et al. Clin J Am Soc Nephrol. 2008; 3: 324-330.
4) Pun PH, et al. Kidney Int. 2011; 79: 218-227.
5) Blumberg A, et al. Am J Med. 1988; 85: 507-512.
6) Blumberg A, et al. Kidney Int. 1992; 41: 369-374.
7) Unwin RJ, et al. Nat Rev Nephrol. 2011; 7: 75-84.
8) Walsh M, et al. Clin J Am Soc Nephrol. 2015; 10: 1602-1608.
9) Couniban T, et al. Circ Res. 1968; 3: 730-732.

コンサルト 43 透析前血清カリウムが 3.0 mEq/L でした．数値が低いことは，よいことですか？どうすればよいでしょうか？

● 低カリウム

> 82歳，女性．HD歴20年．約2ヵ月前に自宅で転倒，左大腿骨頸部骨折を受傷し大腿骨頭置換術を行った．現在も入院継続でリハビリを行っているが，疼痛のためなかなか捗らず，筋力低下は進行する一方で寝たきりの状況となりつつある．入院前より食は細かったが，術後さらに食事摂取量も減少しており，2〜3割の状態が続いている．また，便秘の悪化もみられており，定期的に下剤を使用することで便秘と下痢を繰り返している．

着眼点

透析患者において高K血症は心臓突然死の危険因子としてよく知られているが，入院患者など特殊な状況下で多くみられる低K血症も致死性不整脈の誘因となりうるため見逃すことはできない．
① 低K血症の原因を評価し，緊急治療の必要性を見極める．
② 透析処方の見直しを含めた低K血症の補正方法を検討する．
③ 治療への反応を確認する．

■ エビデンスをもとにした検討

本邦において慢性透析患者を対象としたK管理における数値的目標を掲げたガイドラインは存在しないため，本邦でもコンセンサスの得られているエビデンスや海外のガイドラインをもとに検討する．
① CKDステージ3以降から高K血症（血清K≧5.5 mEq/L）の頻度上昇がみられ，ステージ5となると半数以上の患者で認められるようになる．透析患者の多くは腎臓からのK排泄機能が廃絶しているため，全身状態良好な外来維持透析患者の日常診療では高K血症に出会うことの方が多い．

・しかし一方で，血液透析においては透析液のK濃度が 2.0 mEq/L であること，さらに腹膜透析では透析液中にKが含まれないことから特殊な状況下では低K血症もきたしやすい背景があると言える．そのことから，夜間長時間透析や在宅血液透析，持続的腎代替療法などの治療方法も低K血症のリスクであり，腹膜透析患者では約60％が低K血症を経験したことがあるとの報告もある[1]．

②低K血症の定義は一般的なものと同様，血清K ≦ 3.5 mEq/L である．腎不全非合併心疾患患者においては致死性不整脈発生を予防するため血清K ≧ 4.6 mEq/L を維持することを推奨する報告が散見されるが[2]，腎臓からのK排泄がない透析患者では高K血症をきたしやすく，それが心臓突然死の原因となることもあり，一概に高い目標値は設定しにくい．

・しかし，透析前血清K 4.6〜5.3 mEq/L で死亡率が低かった報告[3] や透析前血清K 5.0〜6.2 mEq/L で心血管予後が良好であった報告[4] から，透析前の値としては 3.6〜5.5mEq/L 程度を目標とし，特にジギタリス製剤使用中の下限は 4.0mEq/L とより厳密に管理することが望ましいと考えられる．また，腹膜透析においても血清K 4.5〜5.0 mEq/L での死亡率が最も低く，それ以上でもそれ以下でも死亡リスクが上昇したことが報告されている[5]．

③他の低K血症による問題点としては，低K血症による腸管蠕動減弱からの腸内細菌繁殖がある．そのため，特に低栄養状態に低K血症を合併している腹膜透析患者では腸管から腹腔内への細菌移行が腹膜炎をもたらすことが知られており，血清K ＜ 3.5mEq/L で有意に腹膜炎発症が多かったとの報告もある[6]．

■ ガイドラインの有無

① RA Guidelines - Haemodialysis, The Renal Association.
http://www.renal.org/docs/default-source/guidelines-resources/Haemodialysis_-_Current_version_-_01_December_2009_FINAL.pdf?sfvrsn=0

■ 病態解明のために行うこと

①経口摂取量，K製剤の使用状況を把握する．
②透析によるK喪失以外に，自尿があれば腎性（尿中電解質の測定，利尿薬使用状況の確認，内分泌疾患の除外），下痢や嘔吐などがあれば非腎性のK喪失も考慮する．
③細胞内へのKの再分布をきたす病態（代謝性アルカローシス，リフィーディング症候群など）の存在や薬剤使用（インスリン，β_2刺激薬など）がないか確認

する.

他科＆エキスパートにいつコンサルトするか

透析前血清 K 濃度 ≦ 3.5 mEq/L で以下のような状況では可及的速やかにコンサルトすべきである.
① T 波の平坦化，ST 低下，U 波の出現，QT 延長，房室ブロックなどの心電図所見がみられる場合（致死性不整脈をきたしやすい状況）．
② 筋力低下などの症状がみられている場合．
③ 一般的な K 補充療法では改善が得られない場合．

この症例への対策・治療

① 低 K 血症における一般的な心電図変化の 1 つとして QT 延長がある．透析患者の心臓突然死は全死亡の 67％，全死亡の 27％ にのぼるとされ[7]，そのリスクとしての QT ディスパージョンは重要である．透析患者において 50 ミリ秒の QT ディスパージョンの違いで死亡率が 1.53 倍増加したとの報告もある[8]．低 Ca 血症合併例や，抗不整脈薬以外にもマクロライド系の抗菌薬や抗真菌薬，向精神薬，抗アレルギー薬など QT 延長をきたす薬剤を使用している患者では慎重な観察が望まれる.

・また，透析直後では代謝性アシドーシスの補正にも伴い血清 K 濃度がさらに低下しやすい状況であるため QT 変動のリスクは高く心臓突然死に特に注意が必要である．

② 他の電解質（P，Mg）など）や微量元素（亜鉛など），ビタミンなどの欠乏がないかについても確認する．摂取不足による低 K 血症が考えられれば，モニター管理下に K 補充療法を行う．低栄養時にはブドウ糖投与も行われることが多いため，それに伴うリフィーディング症候群にも配慮が必要である．補充方法は原則的に非透析患者と同様である．食品での K 補正が望ましいが，もともと摂取不足のある症例では当然食品での十分な補充は困難である．

・また，食事摂取量にばらつきがあると微調整も難しいため K 製剤での補正を念頭に置く．K 製剤は無機 K 製剤の経口投与を基本とし，緊急性が高い場合（呼吸筋麻痺や心伝導障害などがみられる）には静脈内投与を行う．

・具体的処方としては内服であれば KCl（1 錠 600 mg）を 1 日 600〜2400 mg（8〜32 mEq），静脈内投与であれば KCl（1 筒 20 mEq/20 mL）を輸液製剤に適宜混注

する*．低 P 血症を合併していればリン酸二カリウム製剤を用いてもよい．

　　*末梢静脈投与であれば K 濃度の上限は 40 mEq/L，中心静脈投与であれば KCl 20 mEq
　　を生理食塩水 100 mL に混注などの高濃度も可である．投与経路によらず投与速度の
　　上限は 20〜30 mEq/ 時とする．

③透析液の Mg 濃度は 1.0 mEq/L であり透析患者は低 Mg 血症にも陥りやすい．非透析患者では低 Mg 血症に伴う単形性心室頻拍，torsades de pointes，心室細動に対する Mg 補充の有用性が知られている．一方で，透析患者においても血清 Mg 濃度と心血管死は J 字曲線を示し，2.7 ≦ Mg ≦ 3.1 mEq/L で最もリスクが低かったとの報告もあり[9]，ハイリスク患者では透析液 Mg 濃度を 1.25〜1.5 mEq/L とする必要性も言われている[10]．

・そのため，本症例のように低 K 血症がベースにある場合には特に致死性不整脈をきたしやすいことが考えられ，Mg のモニタリング，補正も不可欠である．また，Mg は遠位曲尿細管の renal outer medullary potassium channel に結合し尿中 K 排泄を阻害するため，自尿があり尿細管機能残存の可能性もありうる低 Mg 血症合併例では高 Mg 血症に注意しながら積極的に Mg 補充することを考慮する．

④栄養状態不良時に，栄養状態に問題のなかった時と同一の透析処方で透析を継続することは透析過剰となる可能性が高く，以下のような透析処方の見直しが必要である．

・まず，透析時間の短縮や透析膜面積の縮小，血流量減量などの調整を行う．それでも改善が乏しい場合には，個人用透析器を用いて，透析液 K 濃度が 3.0〜3.5 mEq/L となるように KCl を用いて調節する．K 補充療法と並行して透析処方を調整することも多く，容易に高 K 血症となる危険性もあるため，安定するまでは透析前のみならず透析後の検査値も頻回に確認することが望ましい．

・また，使用している透析液による因子にも配慮が望まれる．アルカローシスは低 K 血症の原因となり，無酢酸透析液（カーボスター®）では血中 HCO_3^- 濃度が通常の透析液に比較し有意に高値となることが知られており，透析後の HCO_3^- 濃度は 26〜30 mEq/L 程度まで上昇する．そのため，無酢酸透析液使用時には特に透析後の一過性低 K 血症に注意が必要とも考えられる．

⑤食事摂取量が不十分な症例や安定しない症例で末梢輸液では限界のある場合には，患者，家族などとの十分な話し合いが必要であり，経腸栄養や中心静脈栄養などの栄養補助療法の導入を検討する．特に，急性期で一時的な補助療法での改善が見込まれる場合には行う価値も高い．慢性的に経口摂取困難な状況が続くよ

うであれば可能な範囲でCT検査や消化管内視鏡検査などの画像検査,内分泌検査,精神科医による診察など集学的アプローチで食思不振の原因検索を行う.
⑥透析患者は元来便秘となりやすく,低K血症があればさらに便秘は悪化し悪循環である.便秘や下痢を繰り返している症例では排便習慣の適正化を図るため必要に応じ処方の見直しを行う.透析患者では便性状改善目的での水分摂取増量は難しい.また,センナなどの刺激性下剤では耐性化の問題もあるため,機械的下剤や浣腸剤,整腸剤などの併用を考慮する.軟下剤であるルビプロストンはMg製剤の使用しにくい腎不全患者でも比較的安全に使用できる.

【文 献】

1) Zanger R. Semin Dial. 2010; 23: 575-80.
2) Macdonald JE, et al. J Am Coll Cardiol. 2004; 43: 155-61.
3) Pun PH, et al. Kidney Int. 2011;79:218-27.
4) 大前清嗣,他.透析会誌.2013;46:915-21.
5) Torlén K, et al. Clin J Am Soc Nephrol. 2012;7:1272-84.
6) Chuang Y, et al. Nephrol Dial Transplant. 2009; 24: 1603-8.
7) Collins AJ, et al. Am J Kidney Dis. 2014; 63(suppl 1): e1-e420, A7.
8) Beaubien ER, et al. Am J Kidney Dis. 2002; 39: 834-42.
9) Sakaguchi Y, et al. Kidney Int. 2014; 85: 174-81.
10) Alhosaini M, et al. Am J Kidney Dis. 2015; 66: 523-31.

コンサルト 44

透析前重炭酸イオン濃度が15mEq/Lでした．透析患者でも代謝性アシドーシスって起こるんですか？

● アシドーシス

> 70歳，男性．血液透析歴8年．原疾患は糖尿病と高血圧であり，過去に脳梗塞，心筋梗塞の既往がある．透析中の血圧低下のため4時間透析ができず3時間透析になることも多い．食欲旺盛で，外食が多く，体重増加も目立っている．ドライウエイトまで除水ができないため，週末には臨時のECUM（限外濾過）を追加している．定期血液検査で血清重炭酸イオン濃度（HCO_3^-）が15mEq/L（基準値22〜26mEq/L）であった．ドライウエイトは60kg．透析処方は血流量200mL/分，透析液流量500mL/分，ダイアライザー膜面積$1.3m^2$，透析時間4時間/回，週3回．

着眼点

血液透析患者では，適正な透析量と食事療法を継続すれば血液の酸塩基平衡はほぼ正常範囲に維持され，代謝性アシドーシスが進行することはまれである．透析患者に高度の代謝性アシドーシスを認めた場合には以下の点を確認する．

① 透析液組成に誤りはないか．
② 透析処方は適正で，指示通りの透析が実施されているか．
③ 蛋白質過剰摂取などによる酸負荷の増加がないか．
④ 代謝性アシドーシスをきたす他の原因や全身性の病態（糖尿病性ケトアシドーシス，乳酸アシドーシスなど）がないか．

■ エビデンスをもとにした検討

① 透析液組成は適正か

わが国で市販されている透析液を使用する限り大きな問題はないが，透析液組成が不適切なため代謝性アシドーシスをきたした症例も報告されている[1]．

②透析処方は適正か

尿毒症症状を軽減し，腎不全の合併症（電解質異常，貧血，CKD-MBS など）を最小化し，長期的な生命予後を期待するためには，十分な透析量を確保することが必要である．十分な透析が実施されていればアルカリ（HCO_3^-）が負荷され，代謝性アシドーシスは是正される．日本透析医学会の維持血液透析ガイドラインでは，1 回 4 時間，週 3 回の血液透析では尿素の spKt/V 1.2 以上，できれば 1.4 を目標とすることを推奨している[2]．本症例の体水分量を体重の 6 割と仮定すれば，尿素分布容量＝体水分量は 36L となる．現在わが国で市販されているダイアライザーを用いれば尿素クリアランスは血流量の 90％ 以上なので，血流量 200mL/ 分ならば K ≒ 0.18L/ 分となる．処方 KtV は 0.18 × 240 分 ÷ 36L ＝ 1.2 となるので透析処方としては問題ないはずである．

- しかし，本症例では，透析困難のため 3 時間透析で終了することが多いとのことなので，1 回の Kt/V は 0.18 × 180 ÷ 36 ＝ 0.9 と低くなるし，シャント（バスキュラー・アクセス）が不良で実際の血流量が指示量以下であればさらに低値となる．ドライウエイトにするための週末の除水は ECUM ではなく血液透析とすべきであろう．上記計算はあくまで処方量なので，実際の透析前後の BUN から Kt/V を Daugirdas らの式ないし新里式で実測して確認する．

③蛋白質過剰摂取などによる酸負荷の増加がないか

平均的な食事では，食事蛋白質由来の不揮発酸（リン酸や硫酸）は体重あたり約 1mEq/ 日産生される．透析患者ではこれらの酸が腎臓から排泄されず蓄積し，透析中に HCO_3^- によって中和され，酸塩基平衡が維持されるが，蛋白過剰摂取があれば酸産生量が増加するため透析前の HCO_3^- 濃度が低下し，代謝性アシドーシスとなる．健常人ボランティアに対し低蛋白食（49g/ 日），中等度蛋白食（95g/ 日），高蛋白食（120g/ 日）を摂取後の正味の尿中酸排泄量をみた研究では，酸排泄量は低蛋白食群で 24.1 ± 10.7mEq/ 日，中等度蛋白食で 69.7 ± 21.4mEq/ 日，高蛋白食群で 135 ± 16.4mEq/ 日であった[3]．透析前の血清 HCO_3^- 濃度と nPCR の関係をみた研究でも，蛋白摂取量が増加すると血清 HCO_3^- 濃度が低下することが示されている[4]．

④代謝性アシドーシスをきたす他の原因や全身性の病態（糖尿病性ケトアシドーシス，乳酸アシドーシスなど）がないか

- 透析で除去できる酸の量には限界がある．高度の乳酸アシドーシスやケトアシドーシスがあれば酸産生量が透析による除去量を上回るので代謝性アシドーシス

が進行する．透析患者では高血糖があっても浸透圧利尿による体液量減少が生じないこと，週3回通院しているので異常が発見されやすいことなどから，重篤な糖尿病ケトアシドーシスまで進行することはまれだが，糖尿病性ケトアシドーシスの症例報告も散見される[5]．敗血症や多臓器不全を合併した場合には高度の乳酸アシドーシスが発生する．
・重度の下痢による消化液の喪失でも代謝性アシドーシスが発生するので，病歴を聴取する．

■ ガイドラインの有無

①日本透析医学会．維持血液透析ガイドライン：血液透析処方．
②米国腎臓財団ガイドライン（KDOQI）. Clinical practice guidelines for nutrition in chronic renal failure. Am J Kidney Dis 2000; 35(Suppl 2): S1-S140.

■ 病態解明のために行うこと

①透析液組成を確認する．
②十分な透析量が達成されているか，透析条件の確認と，透析前後の血清 HCO_3^- 濃度を確認する．
③蛋白過剰摂取がないかどうか，食事内容を聴取するとともに，透析後 BUN と次回透析前 BUN 値から PCR（蛋白異化率）を計算する．PCR は1日に何gの蛋白質が崩壊したかを表し，蛋白摂取量を近似する（**表1**）．
④乳酸アシドーシスなど他の前身疾患・病態がないか評価する．

表1 PCRの計算式

◎ Sargent らの式
PCR＝（尿素産生速度＋1.2）×9.35 nPCR＝PCR÷体重

◎ 木村の式
尿素産生速度＝ドライウエイト(kg)×[週半ば透析前BUN－週初め透析後BUN] 　　　　　　÷[透析間時間（時間）×10]

透析間時間：週初めの透析終了時から次回透析までの時間．
BUN の単位は mg/dL．

■ 他科&エキスパートにいつコンサルトするか

- 食事蛋白摂取量が過剰な場合には，栄養士に適切な食事指導を依頼する．
- ケトアシドーシスや乳酸アシドーシスを疑えば，原疾患・病態の治療に関しコンサルトする．

■ この症例への対策・治療

①透析液は通常の透析液を使用しており，透析開始前の透析液濃度測定でも異常はなかったので，原因として除外できる．

②透析困難などを理由に透析時間が短縮されたこと，シャント不良によって指示された血流量が確保されなかったことから透析量が不足し，透析によるアシドーシス是正が不十分となったことが考えられる．1回あたりの透析時間を延長するのが難しい場合には，週末のECUMを血液透析に変更すれば週当たりでは十分な透析量が確保できるはずである．

③蛋白摂取量が多く酸負荷となったことも一因として考えられる．食事摂取内容の見直しが必要である．

④長期的な血清HCO_3^-濃度の目標を設定し，透析条件，食事療法を適宜調整する．軽度のアシドーシスは短期的には無症状であるが長期的には筋力低下，身体活動低下，骨折リスク増大（透析患者），骨障害，小児の身体発育障害，栄養不良，アルブミン合成低下，慢性炎症，$β_2$ミクログロブリン産生亢進などと関連することが知られている[6]．血清HCO_3^-濃度と生命予後の関連も知られている．血液透析の治療方法と患者予後に関する国際研究であるDOPPSでは，透析前血清HCO_3^-濃度が16mEq/L以下，あるいは27mEq/Lを超えた患者で死亡リスクが高かった[7]．一方，本邦の透析患者を対象としたYamamotoらの研究では，透析前の血清HCO_3^-濃度は死亡リスクに影響はなく，透析前のpH≧7.40，透析後のpH<7.40が全死亡に対する危険因子であった[8]．

- 血清HCO_3^-濃度と予後の関連があったとしても，血清HCO_3^-濃度を一定範囲に維持することで予後が改善するのかは不明である．現時点では透析前血清HCO_3^-濃度を22mEq/L以上にすることが安全であろう[9,10]．

【文 献】

1) Lobo V, et al. Indian J Nephrol. 2002; 12: 52-55.
2) 日本透析医学会. 透析会誌. 2013; 46: 587-632.
3) Remer T, et al. Am J Clin Nutr. 1994; 59: 1356-61.
4) Wu DY, et al. Clin J Am Soc Nephrol. 2006; 1: 70-78.
5) Blicker J, et al. Can J Emerg Med. 2004; 6: 281-4.
6) Kraut JA, et al. Am J Kidney Dis. 2016; 67: 307-317.
7) Bommer J, et al. Am J Kidney Dis. 2004; 44: 661-671.
8) Yamamoto T, et al. Am J Kidney Dis. 2015; 66: 469-478.
9) Basile C, et al. Kidney Int. 2016; 89: 1008-1015.
10) Lisawat P, et al. Am J Kidney Dis. 2014; 64: 151-155.

コンサルト 45 透析前重炭酸イオン濃度が 35mEq/L でした．透析患者でも代謝性アルカローシスって起こるんですか？

● アルカローシス

> 65歳，女性．高血圧性腎硬化症によると思われる末期腎不全に対し3ヵ月前から血液透析を開始した．定期検査で透析前の血清 HCO_3^- 濃度が 35mEq/L だった．全身状態は比較的良好だが BMI は 15 とやせ型．食欲はあるが，ときおり嘔吐がある．上部消化管内視鏡所見に異常なし．血圧 90/60mmhg，脈拍数 72/分，呼吸数 18/分．検査データは Alb 3.0g/dL，透析前 BUN 42mg/dL，透析後 BUN 14mg/dL，Na 140mEq/L，K 4.0mEq/L，Cl 90mEq/L，Hb 9.0g/dL，CRP 0.1mg/dL．

着眼点

血液透析患者では，適正な透析量と食事療法を継続すれば血液の酸塩基平衡はほぼ正常範囲に維持され，代謝性アルカローシスとなることはまれである．透析患者に高度の代謝性アルカローシスを認めた場合には以下の点を確認する．
①透析液組成に誤りはないか．
②重度の嘔吐による胃液の喪失はないか．
③アルカリの負荷はないか．

■ エビデンスをもとにした検討

①透析液組成は適正か

わが国で市販されている透析液を使用する限り大きな問題はないが，透析後の HCO_3^- 濃度は透析液アルカリ（HCO_3^- を含む）濃度に影響されるので，透析液組成が不適切であれば代謝性アルカローシスが発生しうる．**表1**に市販されている代表的な透析液の組成を示す．わが国で用いられる透析液の多くは，HCO_3^- が 25～30mEq/L，酢酸が 8～10mEq/L 含まれ，酢酸は体内で代謝され HCO_3^- になるので血漿中の HCO_3^- よりも高濃度である．酢酸を含まない重炭酸透析液も

市販されており，HCO$_3^-$濃度は 35mEq/L である．

②重度の嘔吐による胃液の喪失はないか

代謝性アルカローシスが持続するには，①発症機構：H$^+$ 喪失や HCO$_3^-$ 負荷によって血清 HCO$_3^-$ 濃度が上昇し，②維持機構：腎臓から過剰な HCO$_3^-$ が排泄されないことが必要である．無尿の透析患者では腎臓から HCO$_3^-$ が排泄されることはないので，代謝性アルカローシスをみたら H$^+$ 喪失か HCO$_3^-$ 負荷の原因をさぐればよい．H$^+$ 喪失は嘔吐や胃管からの胃酸喪失で生じる．胃液の排出で H$^+$，Cl$^-$，水が喪失すると体液に HCO$_3^-$ が蓄積し代謝性アルカローシスとなる．腸液はアルカリ性なので下痢では代謝性アシドーシスとなるが，先天性 Cl 喪失性下痢や一部の villous adenoma では腸管での HCO$_3^-$ 分泌と Cl$^-$ 吸収の交換系が障害され代謝性アルカローシスとなる．下剤乱用による下痢でも代謝性アルカローシスとなることがあり，その機序としては低 K 血症によって HCO$_3^-$/Cl$^-$ 交換輸送が障害され，Cl$^-$ が多く HCO$_3^-$ が少ない腸液が喪失されると血漿 HCO$_3^-$ 濃度が上昇する．

③アルカリの負荷はないか

炭酸水素ナトリウム，乳酸，酢酸，クエン酸など有機酸塩の投与はアルカリ負荷となる．大量輸血，血漿交換で大量のクエン酸が負荷される．腎機能が正常であれば負荷されたアルカリは腎から排泄されるが，腎機能が廃絶した透析患者では代謝性アルカローシスが維持される．

・下部消化管内視鏡の前処置に用いる緩下剤として，クエン酸マグネシウム（マグコロール®）がある．クエン酸が吸収されると体内で代謝され HCO$_3^-$ となるので，高度の代謝性アルカローシスが発生する．透析患者ではマグネシウム含有の緩下剤は禁忌であるが，誤って投与された場合には危険である．

④蛋白摂取不足はないか

透析液の HCO$_3^-$ 濃度は，透析後の患者血清 HCO$_3^-$ 濃度が正常値になるように調整されている．透析によってアルカリが投与され，これが蓄積した滴定酸を中和し，代謝性アシドーシスの進行を防いでいる．体内の滴定酸は主に食事蛋白質由来なので，蛋白摂取量が少ないと滴定酸は減少し，透析によって負荷されるアルカリが相対的に過剰となる結果，代謝性アルカローシスが発生する．

ガイドラインの有無

・日本透析医学会学術委員会ガイドライン作成小委員会栄養問題検討ワーキンググループ. 慢性透析患者の食事療法基準. 透析会誌. 2014; 47: 287-291.

病態解明のために行うこと

①透析液組成の確認.
②胃液喪失の有無を確認.
③アルカリ負荷.
④蛋白摂取不足がないか.

他科＆エキスパートにいつコンサルトするか

・嘔吐が続く場合には消化器専門医にコンサルトする.

この症例への対策・治療

①透析液は通常の透析液を使用しており，透析開始前の透析液濃度測定でも異常はなかったので，原因として除外できる.
②嘔吐による胃液喪失がみられており，代謝性アルカローシス発生の一因になっていると考えられる．嘔吐の原因に対応し，嘔吐，胃液喪失量を軽減する.
③蛋白摂取量が多く酸負荷となったことも一因として考えられる．食事摂取内容の見直しが必要である.
④長期的な血清 HCO_3^- 濃度の目標を設定し，透析条件，食事療法を適宜調整する．血液透析の治療方法と患者予後に関する国際研究である DOPPS では，透析前血清 HCO_3^- 濃度が 16mEq/L 以下，あるいは 27mEq/L を超えた患者で死亡リスクが高かった[1]．血清 HCO_3^- 濃度を一定範囲に維持することで予後が改善するとは結論づけられないが，現時点では透析前血清 HCO_3^- 濃度が上昇しすぎないような蛋白摂取量をすすめることが安全であろう.

重篤な代謝性アシドーシスに対する治療

①腎機能が維持されている患者ではアセタゾラミド 250～500mg/日を投与.
近位尿細管での HCO_3^- 再吸収を抑制．腎機能が廃絶した透析患者では効果は期待できない.

②血液透析

透析液のアルカリ濃度は高値であるが、過度の代謝性アルカローシスでは改善が期待できる。生理食塩液を点滴投与し、同量の除水を行えば HCO_3^- 除去と Cl^- 補充が可能である。血清 HCO_3^- 濃度が 35mEq/L の患者から 1L 除水し 1L の生理食塩液を補充すれば、体内の Na 量は不変だが、35mEq の HCO_3^- が除去され、35mEq の Cl^- が付加されることになる。理論的には生理食塩液を置換液(補充液)とする血液濾過と言える。

③重篤な代謝性アルカローシスに限り酸負荷を考慮

pH7.6 以上で痙攣、心室性不整脈など重篤な症状を有し、腎不全などのために尿中への十分な HCO_3^- 排泄が期待できない場合は 0.1N 塩酸を中心静脈から投与する方法も考慮する[2]。

必要とする投与量は、次の式である。

　投与量 (mmol) = 0.5 ×体重 (kg) × (現在の HCO_3^- − 目標とする HCO_3^-)

塩酸には溶血などの副作用があるため安易に使用すべきではない。

【文献】

1) Bommer J. Am J Kidney Dis. 2004; 44: 661-671.
2) 藤井正満. 日常臨床に役立つ水・電解質異常の考え方. 代謝性アルカローシス. 日内科誌. 2006; 95: 859-566.

プロブレム 14
安全対策

基本知識

1 はじめに

　医療安全は，医療を行う上でもっとも重要なことのひとつで，平成19年4月から施行された改正医療法により，医療の安全の確保が義務化された．診療所等の管理者は，医療の安全を確保するための指針の策定，従業者に対する研修の実施，その他診療所等における医療の安全を確保するための措置を講ずることとなっている．その内容としては，1) 医療安全管理，2) 院内感染対策，3) 医薬品の安全管理，4) 医療機器の安全管理があげられている．
　本章では，透析中に起こりうる医療安全に関するイベントとして，医療事故，院内感染，災害の3つについて述べる．

2 医療事故

● 1．透析医療における医療事故の実態
　透析治療は，比較的高齢で，合併症を有することが多いハイリスクな患者に対して，複雑で侵襲的な治療を集団で，多職種が長時間行うことから，医療事故のリスクが非常に高いと言える．
　日本透析医会の調査によると，平成25年1年間で重篤な事故（死亡あるいは生命を脅かす可能性の高い，入院あるいは入院期間の延長が必要，2名以上の患者に同時に発症した集団発症事故）は519件報告され，100万透析あたり32.4件にみられている[1]．表1に，以前に行われた同様の調査結果と内訳を示す．
　透析関連死と考えられる事例は1年間に5例報告され，うち2例は透析医療に起因するものと考えられた（1例は抜針事故，1例は帰宅後の穿刺部からの出血）．本

表1 透析施設における医療事故のアンケート調査の結果

	平成12年調査*	平成14年調査**	平成25年調査***
重篤な事故件数(全事故件数) 1施設あたり 100万透析あたり	372 (21,457) 0.234 (13.5) 31 (1,760)	553 (NA) 0.355 (NA) 40.4 (NA)	519 (NA) 0.296 (NA) 32.4 (NA)
穿刺針の抜針	94 (25.3%)$	166 (30.0%)	167 (39.6%)$$
血液回路接続部離断	60 (16.1%)	45 (8.1%)	20 (4.7%)$$
空気混入	39 (10.5%)	36 (6.5%)	NA$$$
除水ミス	50 (13.5%)	63 (11.4%)	NA$$$$
転倒・転落	12 (2.6%)	35 (6.3%)	49 (11.6%)$$
死亡事故	13	18#	5##

*：回答1,586施設（回収率51.6％），**：回答1,556施設（同46.7％），***：回答1,755施設（同43.7％），NA：集計値なし，$：事故件数（事故中の割合），$$：事例報告があった422件での割合，$$$：平成25年調査では，抜針事故や血液回路のセットミスに分類して集計した．$$$$：平成25年調査では，体重測定に関するミスやHDFでの事故に分類して集計した．
#：このうち7件は透析医療との関連が希薄と考えられる．##：このうち3件は透析医療との関連が希薄と考えられる．

(文献1)

調査の回収率が43.7％であることを勘案すると，実際の医療事故発生の実数はさらに多くなると推定される．

重篤な事故の内訳をみると，抜針事故が38.7％と最も多く，転倒・転落事故11.3％が続くが，いずれも死亡事故になりうる事故で，透析患者の高齢化に関連すると考えられる．これらは，前回調査よりも明らかに増加しており，今後もさらなる注意が必要である．

● 2. 透析医療における事故対策

前述した医療事故調査を踏まえて，もっとも重篤で透析患者の生命予後に直結した事故として，抜針事故が挙げられる．抜針事故対策としては，2010年に日本透析医会から出された，「抜針事故防止のために」に，抜針事故防止のための十か条および抜針事故対応のための五か条があり，今でも基本となる[2]．さらに，最近では，透析治療中の液漏れや抜針を検知する機器も開発されている．

医療における事故全般の対策としては，委員会などの医療安全管理体制の整備，ヒヤリハット報告や事故報告などの内部評価，第三者機関等による外部評価，リスクを考慮した人員配置，職員の教育研修，労働時間など職員の健康管理，標準化等の推進と継続的な改善，医薬品・医療用具等の安全管理などが基本となる．

透析に関連する事故は，透析機器の不具合によるものよりも，ヒューマンファク

ターやコミュニケーションエラーなどによるものが多いことが報告されたことから，ノンテクニカルスキルの導入，事故がないことが安全という考え方のSafety-Iから，安全とは単に事故がないこと以上に物事がうまくできる能力があるという定義のSafety-II（レジリエンス・エンジニアリング）へのシフト[3]，患者の医療安全活動への参加などが提唱されている．

透析施設の責任者には，医療安全文化の醸成とともに，医療事故の防止および医療の質の向上のための方針や具体的な対策を指示することが求められている[4]．

● 3. 医療事故調査制度

医療事故防止のために，医療の安全の確保を目的とした医療事故調査制度が，平成27年10月1日より施行された[5]．この制度は，医療に起因した予期せぬ死亡事故を医療機関が自主的に第三者機関である日本医療安全調査機構に報告し，事故の原因を調査し，報告する制度である．日本透析医学会も調査協力団体となっているが，医療事故調査制度への報告が当初想定したよりもはるかに少なく，十分に機能しているとは言い難く，今後の課題も多い．

3 院内感染

透析患者において，感染症は死因の20.8％を占め，心不全の26.9％に次いで死因の第二位で，新たに透析を開始した患者の死因分類では，25.9％と第一位である．一般人口と比べると，感染症による死亡は，わが国の調査では一般人口の7.5倍[6]，ヨーロッパからの報告では82倍と高率であり[7]，感染症の予防は透析患者の予後改善に大きな意味をもつ．

透析施設は限られた空間の中で多数の患者を同時に長時間にわたりケアする環境に加え，血液が頻繁に体外へ出入りする処置を免疫能の低下した透析患者に日常的に行っているという点で，院内感染のリスクが非常に高い．一方，院内感染の発生は，医療事故の一種であり，患者の予後悪化，信頼関係，スタッフへの影響，社会的な評価，ひいては，透析施設の存亡に関連することもありうる重大な問題である．透析室は一般区域というよりむしろ手術室や集中治療室に近い環境ととらえ，透析患者のための特別な感染予防策の理解が重要である．

したがって，透析施設では，標準予防策の厳守のみでなく，一連の透析処置に対する特別の感染対策が必要である．各感染症の感染経路を考慮することは重要で，

表2 透析施設における院内感染症とその感染経路

感染経路	感染症の病原体
血液媒介感染	B型肝炎ウイルス，C型肝炎ウイルス，HIV，梅毒トレポネーマなど
接触感染	黄色ブドウ球菌（MRSA），緑膿菌（MDRP），腸球菌（VRE），腸内細菌科（ESBL産生菌），アシネトバクター属菌（多剤耐性イントバクター：MDRA），ノロウイルス，ロタウイルス，アデノウイルス，疥癬など
飛沫感染	インフルエンザウイルス，ムンプスウイルス，風疹ウイルス，髄膜炎菌，百日咳菌，インフルエンザ菌，肺炎マイコプラズマ，肺炎クラミジアなど
飛沫核（空気）感染	結核菌，麻疹ウイルス，水痘ウイルス

（文献8）

　血液媒介感染，飛沫および飛沫核感染，接触感染，それぞれに対する感染経路別対策が必要となる（表2）．

　透析における全国的な院内感染対策は，透析施設においてウイルス肝炎のアウトブレークが社会問題までになったことをうけて作成された平成11年の「透析医療における標準的な透析操作と感染予防に関するマニュアル」から始まった．その後，透析患者におけるHIV感染の増加，多剤耐性菌，結核，インフルエンザなど，感染症の時代的特徴を取り込んで，改訂が重ねられ，2015年3月に「透析施設における標準的な透析操作と感染予防に関するガイドライン（四訂版）」が発表された[8]．今回の改訂は，従来までのマニュアルからガイドラインという形式になったことが最大のポイントである．ガイドラインでは，各ステートメントについてエビデンスの強さと推奨度を明確にし，医学的に正しい範囲内での変更・追加・削除を容易にして，各施設における患者背景の違いや施設に要求される診療内容の違いに応じた各施設独自の感染対策マニュアルを作成することを目的としている．

4 災害

　国連大学環境・人間の安全保障研究所の世界リスク報告書2016年版によると，わが国は世界171か国中4番目に災害が起こりやすく，災害対応能力は非常に高いが，総合評価で171か国中17番目に災害のリスクが高いとされる[9]．最近では，異常気象による風水害などの地域の災害も増加している．平成28年4月の熊本地震は記憶に新しいし，南海トラフ巨大地震にも備える必要がある．

　透析患者は高齢化や合併症，透析なしで数日以上経つと生命の危機となること，食事による電解質への影響を受けやすいことなどより，災害弱者といえる．また，

表3 東日本大震災学術調査からの災害時透析のための透析施設向けの提言（抜粋）

1. 透析施設は基本的な透析室内災害対策を実施し，透析室直接被害による透析不能を回避する．
2. ライフライン損壊に対し，公助に頼る電力・水確保から，共助で対応できるように地域医療圏を整備する．
3. 災害発生後48時間の透析治療は地域内で乗り切らなければならない場合もあり，それに見合う医療資源を同一医療圏内に備蓄する方策について検討する．
4. 透析不能期間が4日を超え，さらに長期化する可能性が高い時，あるいはライフラインの損壊規模や施設損壊状況などから，透析不能期間がさらに長期化することが見込まれる場合は，域外への患者搬送を検討する．
5. 緊急離脱は普段の診療において慣れている方法が安全であり，通常返血を第一選択とする．
6. 腹膜透析は災害時における血液浄化法として優位性がある．
7. 自家発電機による電気供給，貯水槽への給水などは，災害拠点病院，地域透析拠点病院クラスの規模の施設においては有用性が高かった．
8. 地域透析拠点病院と災害拠点病院を分離する．
9. 透析治療の維持が不可能な場合，あるいは可能でも十分な医療のリソースがない場合は，他施設での支援透析を行う．
10. 地元自治体と災害時の透析医療体制について協議する．

（文献10より改変）

透析施設も血液透析では，大量の水（血液透析1回の治療で約250L）や電力，ダイアライザや回路の供給，スタッフなどの物的および人的資源を要することなどより，災害に関して脆弱な医療分野の1つである．

災害に同じものはなく，災害の性質，規模，災害の起きた地域の特性などにより，対応も同一ではないが，2011年3月11日に起きた未曾有の東日本大震災から得た教訓として，透析施設向けの提言から主なものを**表2**にあげた[10]．

また，大規模災害時の透析医療に必要なコンセンサスとして，以下があげられる[11]．
(1) 状況により，透析時間等を調整し，ミニマムな透析を行うことを可とする．
(2) 治療による患者への不利益を回避するため最低限の水質基準を遵守する．
(3) 各透析施設が自施設での透析医療の継続が困難な場合，事前に協力協定を結んでいる医療機関へ患者を避難させるなどの自衛策が，患者救命につながる可能性もあり，平時より各自・各施設の自助努力を行っておく．
(4) 透析患者自身が災害に備える「自助」が重要である．
(5) 災害時支援透析時の患者情報を原則不要とする．など．

5 おわりに

透析に関連した安全対策について概説した．医療安全対策は医療の質の改善と並行して達成すべく，最優先事項として取り組む必要がある．

【文 献】

1) 篠田俊雄, 他. 日本透析医会雑誌. 2016; 31: 72-89.
2) 日本透析医会. 抜針事故防止のために（解説書）.
   http://www.touseki-ikai.or.jp/members_room/2010/20100705_b_access.pdf
3) 安藤亮一, 他. 透析会誌. 2016; 49: 727-31.
4) Kliger AS. Clin J Am Soc Nephrol. 2015;10: 688–955.
5) 厚生労働省. 医療事故調査制度について. http://www.mhlw.go.jp/stf/seisakunitsuite/bunya/0000061201.html
6) Wakasugi M, et al. Ther Apheresis Transpl. 2012; 16: 226-31.
7) Vogelzang JL, et al. Nephrol Dial Transplant. 2015; 30: 1028-37.
8) 透析施設における標準的な透析操作と感染予防に関するガイドライン（四訂版）, 日本透析医会, 2015.
   http://www.tousekiikai.or.jp/htm/07_manual/doc/20150512_infection_guideline_ver4.pdf
9) United Nations University. World Risk Report. 2016.
10) 日本透析医学会東日本大震災学術調査ワーキンググループ. 東日本大震災学術調査報告書―災害時透析利用展開への提言―, 日本透析医学会, 2013.
11) 安藤亮一, 他. 透析会誌. 2015; 48: 683-90.

コンサルト 46 インフルエンザが流行しています．また感染性腸炎を疑う患者もいます．透析室でできることはなんですか？

● 感染症（インフルエンザ，感染性腸炎など）

> 70歳，男性．透析歴7年．昨日から発熱，関節痛があった．本日は透析が始まってから，39℃の発熱，関節痛が出現した．最近，同居する家族がインフルエンザにかかったとのことである．

着眼点

透析患者の院内感染予防のために，以下の点に留意する．
① 感染予防のための標準的透析操作を行う．
② 感染透析患者に対しては，早期診断・早期治療を行う．院内感染予防のために，標準予防策に加えて，感染経路別予防策を行う．
③ ワクチンがある感染症については，ワクチンの接種をすすめる．

■ エビデンスをもとにした検討

① 透析室における感染予防のための標準的透析操作

透析従事者および透析室として，院内感染予防のための準備，血液透析操作を，「透析施設における標準的な透析操作と感染予防に関するガイドライン（四訂版）」に準拠して行う[1]．その要点を**表1**にあげた．

また，患者側の準備として，発熱・下痢などの症状が出現した場合，事前に連絡しその指示を受けること，透析室で症状が出たときは速やかにスタッフに申し出ること，咳エチケット，手洗いの励行などの日常の習慣を身に付けることなどを指導するとともに，感染症情報やその施設における感染対策マニュアルについても周知するように日常的な患者教育を行う．

② インフルエンザ

本例は，家族にインフルエンザの方がいて，本人が高熱，関節痛など，インフル

表1 感染予防のための標準的透析操作の要点（透析スタッフ・施設）

①透析スタッフは，発熱・下痢など感染症を疑う症状があるときは，透析室入室前に連絡し，医師の診察を受け，勤務可能かどうかを決定する．
②穿刺，止血，カテーテルへのアクセスや管理，創部の処置前に，石けんと流水による手洗いまたは速乾性手指消毒薬による手指衛生を行い，未使用のディスポーザブルの手袋を着用する．それらの手技の終了後，ただちに手袋を外して廃棄し，手指衛生を行う．
③穿刺，止血，カテーテルへのアクセスや管理の際は，非透水性ガウンまたはプラスチックエプロン，サージカルマスク，ゴーグルあるいはフェイスシールドを着用する．
④注射薬等を準備する場所は，血液汚染の危険がない清潔な区域とする．プレフィルドシリンジ製品が市販されている薬剤に関しては，極力これを選択する．
⑤滅菌処理をしたディスポーザブルキット（透析開始用・透析終了用）を使用する．これらのキットの準備が不可能な場合は，開始・終了操作直前に患者ごと別々に滅菌トレイなどに無菌的に用意する．
⑥穿刺部位および周辺皮膚の状態を観察し，異常があれば消毒液や固定用テープの変更を考慮する．
⑦使用後の穿刺針内筒はリキャップせず，耐貫通性専用容器に入れて感染性廃棄物として廃棄する．安全装置付穿刺針の使用が望ましい．
⑧透析開始の際は，患者側と装置側それぞれ1名ずつ担当し共同で行う．
⑨返血の際は，原則として2名で共同して行うことが望ましいが，全自動透析装置や返血操作および装置側の操作をすべて終了した後に，動・静脈の抜針をするなど一定の条件を満たす場合に限り1人で行ってもよい．

エンザを疑わせる症状があり，インフルエンザの可能性が高い．
・インフルエンザは飛沫感染の代表であり，直径5 nm以上の大きさの飛沫を介して感染が広がる．透析患者はインフルエンザのハイリスク群である[2]．インフルエンザ流行時期では，透析患者およびスタッフともに，発熱などのインフルエンザを疑わせる症状があった場合には，透析室来院前に連絡し，透析室内に入る前に，インフルエンザ迅速診断などの処置を行い，院内感染防止のための隔離，マスク着用などの予防策をとることが推奨される．
・インフルエンザ罹患者に対しては直ちに抗インフルエンザ薬を投与する（**表2**）．
・インフルエンザ感染者と感染予防措置をとらずに（マスクなどをせずに）濃厚に接した場合（ベッドが隣接あるいは控室で接触など）は当該の透析患者に，また，透析室内で複数の発生がある場合には，透析室内の透析患者全員への抗インフルエンザ薬の予防投与も考慮する．透析患者への予防投与には，通常，オセルタミビル75mg 1回投与が行われ，5日後，もう1回投与する．ただし，予防投与は保険診療外であり，事前に説明と承諾が必要である．

表2 透析室でインフルエンザに罹った患者が出た場合の対応策

① **時間的,空間的隔離**
・透析室入室前での対応.
・感染患者の動線を他の患者となるべくクロスさせない.
・罹患患者のマスク着用.
・個室隔離あるいはカーテン,シャーカステンによる隔離.

② **早期の診断**
・インフルエンザ迅速検査.

③ **早期の治療**
・オセルタミビル,75mg 1回投与,5日後症状が残っていたら,もう1回投与.
・ザナミビル(5mg/ブリスター),通常量投与 10mg 1日2回5日間.
・ラニナミビル,通常量投与,40mg 単回吸入.
・ペラミビル(重症患者向け点滴静注用),50〜100mg(通常の1/6量),透析性があるので透析後に投与する.

④ **抗インフルエンザ薬の予防投与による感染拡大の防止**
・濃厚接触者(隣接者等).
・複数発生時には,全員への投与を考慮.

・透析患者においてもインフルエンザワクチンは有効であり,シーズン前に患者およびスタッフへのワクチン接種を行うことは予防対策上重要である[3].
・肺炎球菌ワクチンもインフルエンザワクチンとともに透析患者において重症化予防に有効であり,推奨される[4].なお,平成26年10月1日から,65歳以上の高齢者を対象とした肺炎球菌ワクチンが定期接種となった.また,60歳以上65歳未満でも,透析患者は他の慢性疾患患者と同様に定期接種の対象となる.

③ **感染性腸炎**

　感染性腸炎はウイルスまたは細菌による感染性胃腸炎を一括したものである.なかでもノロウイルスによる感染性腸炎は感染力が強く,院内感染の報告が多く,特に注意が必要である.ノロウイルスは経口感染で,手洗いの徹底など標準予防策が基本となる.感染経路別対策としては,接触感染対策であり,患者に接触する際には,手袋,ガウンの着用を行う.さらに,嘔吐物や下痢便に対しては乾燥するとウイルスが飛沫核となり空気中を浮遊することがあるので,飛沫核感染(空気感染)予防策を行う.

・感染患者に対しては,個室あるいはカーテン隔離の実施を行い,患者使用のリネンは1回ごとの交換を行う.また,ベッド周囲,更衣室,待合室,トイレ,手すり,ドアノブなどの高頻度接触環境表面の 0.05〜0.1% 次亜塩素酸ナトリウムに

よる清拭・消毒も重要である．また，ノロウイルスはアルコールに抵抗性があるのが特徴で，汚染部位に接触したあとには，石けんと流水による物理的除去が必要である．
- ノロウイルスの診断は，糞便中のノロウイルス抗原を迅速検査キットで検出するものであるが，保険適応は，3歳未満，65歳以上の高齢者，悪性腫瘍の確定診断者，臓器移植後で医師が必要と認めたときのみとなっている．また，感度は必ずしも高くなく，臨床症状などによる総合的な診断によることが多い．
- ウイルス自体への治療は不要であり，罹患患者に対しては，脱水対策など対症療法を行う．

④その他の注意すべき感染症
- 感染経路別には，①飛沫核（空気）感染症として，結核，麻疹，②飛沫感染として，ムンプスウイルス，風疹ウイルス，肺炎マイコプラズマ，肺炎クラミジアなど，③接触感染として，黄色ブドウ球菌（MRSA）をはじめとした多剤耐性菌，疥癬などがあげられる．透析患者は一般人と比べて，約2～25倍結核感染のリスクが高く，特に注意を要する[5]．
- 結核は飛沫核（空気）感染であり，ひとたび結核患者が発生すれば，透析室での結核の院内感染のリスクは高い．排菌している結核の透析患者は，陰圧の空調を有する専用の隔離透析室のある施設へ転院させるのが原則である．患者は，サージカルマスクを，室内で対応するスタッフはN95マスクを着用する．
- 透析患者の結核についてはインタフェロンγ遊離試験（IGRA）が診断に有用であること，結核に感染しているが発病していない状態である潜在性結核の透析患者は結核発症のリスクが高く，抗結核薬治療の積極的適応であることなどが示されている[6,7]．

■ ガイドラインの有無

2015年3月に，透析施設における標準的な透析操作と感染予防に関するガイドライン（四訂版）（以下，ガイドライン）が発表された．透析施設では，ガイドラインをもとに各施設の実状に合った感染対策マニュアルを作成し，感染対策委員会を定期的に行いながら，常に感染状況をチェックする体制が必須である．

■ 他科 & エキスパートにいつコンサルトするか

①透析室で複数の症例に感染症がみられ院内感染の疑いがある場合には，感染症の専門家へのコンサルトが望ましい．
②インフルエンザあるいは合併する肺炎などにより呼吸不全になった場合や，感染性腸炎でも脱水や消耗が激しい場合は，エキスパートのいる入院施設への紹介を考慮する．
③多剤耐性菌感染症，結核などは早期からの各専門科へのコンサルテーションが薦められる．

■ この症例への対策・治療

①ただちに鼻腔からの検体でインフルエンザ迅速診断を行う．陰性でも状況からインフルエンザと診断することも可能である．
②本例は透析開始後の対応となったが，本来は透析開始前に連絡する体制をとっておく必要がある．インフルエンザが疑われた段階で，当該透析患者はサージカルマスクを着用，対応するスタッフもサージカルマスクを着用する．個室隔離あるいは 2 m 以上のベッド間隔がとれるベッドへの移動や，カーテン，シャーカステンなどによる空間的隔離を行う．
③抗インフルエンザ薬による治療をなるべく早期に開始する．
④濃厚に接触した透析患者（隣接する患者など）の同意を得て，抗インフルエンザ薬の予防投与を行う．

【文 献】

1) 透析施設における標準的な透析操作と感染予防に関するガイドライン (四訂版)，日本透析医会，2015．
(http://www.touseki ikai.or.jp/htm/07_manual/doc/20150512_infection_guideline_ver4.pdf)
2) Marcelli D, et al. Nephrol Dial Transplant. 2009; 24: 3566–72.
3) Remschmidt C, et al. BMC Medicine. 2014; 12: 244.
4) Gilbertson DT, et al. Nephrol Dial Transplant. 2011; 26: 2934-9.
5) Al-Efraij K, et al. Int J Tuberc Lung Dis. 2015; 19: 1493–99.
6) Segall L, et al. Clin J Am Soc Nephrol. 2010; 5: 1114-22.
7) Getahun H, et al. Eur Respir J. 2015; 46: 1563–76.

コンサルト 47　普段から災害に備えておくことを教えてください．実際に災害が起きたときには，どうすればよいですか？

● 災害

某年9月下旬，金曜日の午後1時ころ，震度6強の地震が発生した．2階建てのA診療所では40名の患者が透析を終了もしくは終了間際であった．また15名が午後の部の透析を受けに来院し待合室で入室を待っていた．40名の年齢構成は60歳未満が10人，60〜69歳が10人，70歳〜79歳が15人，80歳以上が5人である．うち，移動に車いすを要する患者が8名，歩行に介助を要する患者が15名であった．水道管の破裂により診療所の建物は床上浸水し，停電と断水が発生した．火曜日コースの35名が土曜日の治療予定患者である．

着眼点

① 平時には職員の災害時の初動体制と患者教育，施設設備の損壊防止策を行う．
② 電気，1時間当たり30L以上の水が血液透析には必要であると同時に，機器損壊，交通困難等が生じると透析医療はできなくなる．
③ 高K血症とうっ血性心不全を回避する他に高血圧，心血管疾患，糖尿病などを有する患者が多く，薬剤の治療も必要である．

■ エビデンスをもとにした検討

災害に対応するにあたっては災害のサイクルにあった対応を行う（**図1**）．過去50年のわが国の透析医療の歴史の中で，大地震や津波，大雨など，透析医療を困難にする自然災害がたびたび発生した[1]．しかし，医療者や患者が大規模災害を経験するのは一生に1回あるかどうかの頻度であり，疾病構造，医療技術や情報技術，社会システムの変化もある．また，被害状況，地域特性は災害ごとに異なっているため，災害の都度あらたな課題が浮き彫りになってきた．従って過去の知見やエビ

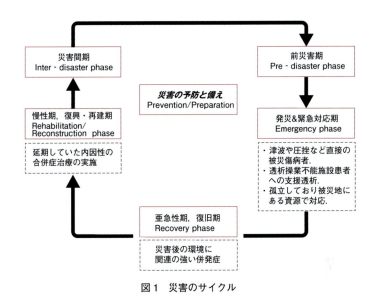

図1 災害のサイクル

デンスをもとに，基本的な考えや対策を行うことは必須であるが，実際の災害にあたっては「常に応用編になる」と認識しておくべきである．

■ 平素から行うべきこと

1) **発災時に職員が直ちにとるべき行動（初動）を決めておき，訓練を行う．**
①自らの安全の確保をしたのち，患者の安全を確保する．
②透析を中止する状況，緊急に退避すべき状況か，それらの判断をする役割はだれが担うか．
③通常手順で終了していては危険が迫る場合，緊急に透析を中止するときの手順．

2) **直後は自分たち（の備え）しか頼ることができない．**
　停電や断水，交通困難は「社会の急変」と言え，直後24時間程度は救援や復旧も期待できないことから自らが備えている人やモノで対応をしなければならない．どこまで備えるかをそれぞれの医療機関の地域医療における役割により決定する．自助として自家発電装置や貯水タンクを有していても燃料や給水の救援が限られている時期には災害拠点病院を最優先にした災害医療体制が敷かれる．

3) **発災時に患者が自らの生命を守るための行動を周知しておく．**
①患者の緊急連絡先を定期的に確認，更新することに理解と協力を得る．透析患者と家族等との間で安否確認の方法を決めておくように指導する．

②院外で被災した場合の避難行動にあたっては「維持透析を必要とする避難者」であることを自ら発信するよう指導する．
③降圧薬，抗凝固薬，血糖降下薬，インスリンなど，本人の病状によって種類や用法が異なる薬剤の情報を携帯する．お薬手帳が有用である．
④透析が困難になって復旧を待つ間は，塩分とカリウムの摂取過剰に注意する．
⑤災害後は透析時間短縮，回数の間引きを余儀なくされることがある，あるいはダイアライザー変更，オンライン透析ができないなど平時とは異なる治療になることを理解してもらう．
⑥他施設の被災患者を受け入れることになった場合には，協力をお願いする．

4）施設・設備の防災対策

　安全のため，災害後の医療の継続あるいは早期復旧のために，地震による医療機器や設備の損壊を防ぐ対策は共通である[2]．転倒や落下を防止する固定，水処理装置のチューブはフレキシブルタイプにすること，自立型装置のキャスターはフリーに，およびベッドのキャスターをロックすることなどは，比較的取り組みやすく，効果も高い．

5）通信手段の複数化

　地域や施設の実情，投入可能な経費を勘案しながら非常用の通信手段を複数化することが望ましい．情報集約先の一つとして日本透析医会災害情報ネットワーク（http://www.saigai-touseki.net/）の利用も有効である．

■実際に災害が起きたとき

1）発災直後から当日（Impact Phase の孤立期）

　院内にいる職員，患者の安全を確保する．停電，断水に至れば，透析の継続は困難であり，中止する．火災や津波などただちに退避を要するかどうかを判断する．ただし，むやみに帰宅を開始させない．また，水道管の破損や施設の浸水などでは透析再開までは時間がかかることが確実である．透析終了した，ないし終了間際の患者に関しては，上述の注意点を説明し，継続的に最新情報を収集するよう伝える．当日の透析を実施しなかった患者は，翌日以降の支援透析を地域の災害拠点病院や透析可能な病院に依頼し，自治体の災害対策本部に救援を依頼する．

2）翌日以降復旧まで

　順次最終透析からの時間で優先度を決め，発熱，息苦しさ，頭痛，吐き気，脱力感などから緊急度を決め，透析可能な医療機関ないし地域へ搬送して実施する．

3) 被災患者を受け入れて災害時（支援）透析をする立場の注意点
①被災施設への患者集合や職員の出勤の安全が確保できない場合は，患者個々に来院することもやむを得ない．
②緊急度，優先度の高い患者の順に2～3時間の透析を実施する．
③透析用の水質が低下していることを想定し，血液側に逆拡散，逆濾過が生じにくくなるようダイアライザーの孔径，素材を選ぶ．
④透析に必須のヘパリンや皮膚消毒薬に対するアレルギー，酢酸不耐がないか確認する．
⑤治療の内容がまったく不明な搬送患者では，基礎体重が不明な場合，浮腫や高血圧の身体所見を参考にして目標除水量を設定する．東日本大震災で実施された支援透析の例では体格に応じて透析1回あたり1.5～2.5L，1時間あたりでは大柄1L，中肉中背0.7L，小柄0.5Lなど，シンプルな設定で多数の患者の透析を実施した．結果的に1時間あたり透析前体重の1％以上2％未満の範囲での除水設定である[3]．情報がないことを責めたり，受け入れを断ったりしない．一方，情報があっても必ずしもそれに忠実に行う必要もない．
⑥常用薬が不明な場合の高血圧対策：Ca拮抗薬，中枢神経抑制薬（クロニジン），α遮断薬，αβ遮断薬などの交感神経抑制薬を適宜併用する．

4) 72時間以降の被災患者管理における注意点
医療者自身の被災や疲労により注意力が低下しやすい時期であることを認識して対応する．
①長時間の無治療を経た透析患者が搬送されてきた場合，体液や尿毒症物質の蓄積は複数回の透析で改善を図る．
②常用薬中断と反跳：交感神経系抑制型降圧薬，抗血小板抗凝固薬，抗不整脈薬，抗不安薬，睡眠導入薬，消化器系薬剤は中断後の反跳性の兆候に注意が必要である．
③平常時より血圧が極端に低い場合：新たな心血管イベント，感染症（重症），消化管出血を念頭におく．
④透析間の体重増加が少ない患者，透析時間中，高血圧が持続する場合：経口摂食不良の兆候であり，相対的体液過剰を第一に考え，基礎体重設定を変更し，以後の合併症に注意をはらう．
⑤手指や体表の不衛生により，シャント穿刺部，足潰瘍など表皮の感染症リスクがある．

⑥透析時間短縮の持続は経過に悪影響が懸念される．できる限り早期に十分な透析時間を確保するよう支援体制を見直す．
⑦1ヵ月後をめどに一連の検査によって，中期的な管理計画を見直す．特に直後は，食料不足により透析間体重増加が少なかったが，基礎体重調整が足りない状況のままで食料事情が改善すると相対的体液過剰が絶対的体液過剰となり，うっ血性心不全をきたす．急性呼吸器感染症は心不全を合併した場合などに致死的経過をとる．血液透析室は集団の空間で一定時間過ごすため，伝搬リスクも大きい．

5) 慢性期（Rehabilitation Phase）：1ヵ月以降
①被災患者は低栄養だけでなく，生活スタイルの変化，生活不活発病の影響が加わって筋力低下，活動性の低下が生じやすい．
②大規模災害では同時多発的な喪失体験をもたらす．「生き残ったことへの自責（サバイバーギルト）」を持つ患者もみられる．被災者の個々の悲嘆のプロセスを尊重した寄り添う支援を心がける[4]．

【文 献】

1) 宮崎真理子．日内会誌．2014; 103: 592-597.
2) 赤塚東司雄．透析室の災害対策マニュアル，メディカ出版，2008, p28.
3) 東日本大震災学術調査ワーキンググループ．東日本大震災学術調査報告書．日本透析医学会．2013. pp104-115.
4) 村上典子．スーパー総合医，大規模災害時医療（長純一，永井康徳編），中山書店，2015, pp188-193.

プロブレム 15
複雑な症例

コンサルト 48 循環器内科では大丈夫と言われたのですが，よく呼吸苦や胸部症状を訴えます．どうしたらよいのでしょうか？

● **低左心機能，透析困難症**

> 80歳代，女性，透析歴4年．原疾患はIgA腎症．透析中の常時低血圧のため除水困難がつづき，食欲低下，呼吸困難，下肢浮腫出現した．心臓超音波検査で左室駆出率28％と著明な低下，冠動脈造影では冠動脈には有意狭窄を指摘されていない．ドライウエイト（DW）を徐々に減量していったが，症状が改善しない．

着眼点

非虚血性心筋症による低左心機能が原因と考えられる透析困難症を合併した高齢透析患者例である．
① 多角的に透析困難症の原因を再評価する．
② 症例に応じた透析 modality を検討する．
③ 心保護を目的とした薬物介入，非薬物介入を行ったうえで適正体重を再評価する．

■ エビデンスをもとにした検討

以下に，追加で得られた臨床情報も加えて検討してみる．

1）透析困難症の原因の評価

① 心エコー上，著明な左室収縮能の低下を認めており，透析困難症の主因と考えたくなる．浮腫を認めるため非代償性うっ血性心不全との判断から，DW を下げることで非代償期から離脱を計ることは，正しい判断のように思える．一方で，低栄養状態も浮腫や透析困難症の一因になることを忘れてはならない．
・本患者の栄養状態をアセスメントしてみる．血清アルブミン値2.8g/dL と重度の低アルブミン血症を認め，栄養評価指標：Geriatric Nutritional Risk Index（GNRI）[1]では〔1.489×2.8 (g/dL)〕+〔$41.7 \times [43.0/(1.442 \times 22)]$〕=43.2 となり，栄養障害ありと判断された．低心拍出量の一症状として食欲低下を招き，心臓悪液質

から低栄養状態及び浮腫の併発をきたした可能性が否めない．もし仮にこの状況からDWをさらに下げた場合，一過性の浮腫改善は認められたとしても，さらなる低心拍出状態を招き，食欲低下から悪循環をきたすことが想定される．

②本症例は，循環器内科において，スワンガンツカテーテルによる右心系圧検査を行っていた．肺動脈楔入圧は12mmHg（正常値：6～12mmHg），右房圧8mmHg（正常値：0～7mmHg），左室収縮能低下があり心拍出量2.24L/分（正常値：4～8L/分）であった．肺動脈圧は正常上限であり，これ以上のDW低下は，心拍出量が減少し血行動態の破綻を招く可能性が示唆された．DW調整による浮腫・体液量調整よりも食欲改善・栄養状態の改善が急務である状況と判断される．

2）症例に応じた透析modalityを検討する．

①浄化時間

・透析前のデータが良いからと，安易に透析時間を短縮する傾向にあるが，透析時間を延長することで除水速度は低減され，透析中の血圧低下頻度が低くなると考えられる．週3回，最低限4時間の治療は必要であり，透析時間は4時間以上を確保することが推奨されている[3]．

②浄化方法

・血液透析（hemodialysis: HD），血液透析濾過療法（hemodiafiltration: HDF），HDFにはオンライン・オフライン，前希釈・後希釈や間歇補充型血液透析濾過療法（i-HDF: intermittent infusion hemodiafiltration）などがある．

・透析低血圧には血液透析濾過療法は有効で，前希釈オンラインHDFはNa負荷による透析低血圧低減[2]効果がある．血液透析濾過療法が設備的に困難な場合は高Na透析や除水困難には限外濾過（ECUM: extracorporeal ultrafiltration method）の追加を検討する．週3回4時間以上の透析療法で症状が改善しない場合，週4回透析も検討する．

・基本的には維持透析施設で施行可能な浄化療法を考慮してみる．

③バスキュラーアクセス

・一般的なバスキュラーアクセスは内シャントであるが，内シャントは動静脈短絡を作製する．動静脈短絡量が心臓の予備能（最大心拍出量）に比較して相対的に大きい場合，シャント血流の増加に心拍出量の適切な増加が困難となり，全身循環が阻害され，心不全が発症する[3]．心負荷とならない恒久的バスキュラーアクセスとしては動脈表在化，長期植え込み型カテーテルがある．

・動脈表在化に関して，ガイドラインでは内シャントによる心負荷に耐えられない

と予想される症例，左駆出率30〜40%以下で動脈表在化作製を推奨している[2]．シャント血流量が障害心の負荷になる場合，内シャントを閉鎖し，動脈表在化，長期植え込み型カテーテルに移行することも検討する．

3）心保護を目的とした薬物介入，非薬物介入
①貧血
・心腎貧血症候群（cardio-renal anemia sydrome）は心不全，慢性腎臓病，貧血の3病態は密接に関わっており，心保護を目的とした貧血の管理は需要である．成人の血液透析患者の場合，維持すべき目標Hb値は週初めの採血でHb10g/dL以上12g/dL未満に管理するよう推奨されている[1]．ダルベポエチン・エポエチンベータペゴルの使用で比較的貧血の管理は可能となったが，高齢者では低栄養による鉄欠乏，葉酸欠乏，亜鉛・銅欠乏なども認めるため，欠乏時には補充を検討する必要がある．

②心保護を目的とした薬物介入
・心不全の薬物介入には重症度の評価が必要である．薬物療法にはACE阻害薬，ARB，β遮断薬，抗アルドステロン薬，利尿薬，ジギタリス，経口強心薬がある．ACE阻害薬，ARB，β遮断薬は降圧薬である．
・ACE阻害薬はレニン-アンジオテンシン-アルドステロン系のアンジオテンシンIからアンジオテンシンIIへのアンジオテンシン変換酵素を阻害しアンジオテンシンIIの作用を低下させる．
・またARBはアンジオテンシンIIの遮断薬である．アンジオテンシンIIは血管収縮作用し心臓の後負荷の増悪，アルドステロンを介し腎臓の遠位尿細管でNaを再吸収し循環血液量が増加させるため，心臓の前負荷を増悪させる．しかし自尿のない維持血液透析患者ではACE阻害薬やARBでのアンジオテンシンII低下・遮断による前負荷軽減は困難である．そのため維持血液透析患者の心不全治療としてACE阻害薬・ARBの使用は，血管拡張作用および心筋でのRAS系亢進を抑制することを目的としている．
・心不全の心筋ではRAS系のみならず交感神経系も亢進している．そのため心不全にβ遮断薬を使用することで左室リモデリングを抑制，また脈拍を低下させることで心筋酸素消費を抑制しエネルギー代謝を改善させる．抗アルドステロン薬，心筋でのRAS系亢進を抑制する目的で使用するが，無尿患者では腎からのカリウム排泄が低下しているため高K血症を誘発または増悪させる可能性があるため禁忌である．

- 維持血液透析患者に抗アルドステロン薬を使用する場合，リスクとベネフィットを十分に検討し，また患者にも高K血症の危険性を十分に説明した上で使用すべきである．
- ジギタリスは腎排泄性であり，透析患者ではジギタリス血中濃度のモニタリング，内服容量・投与間隔の調整が必要である．このような背景もありジギタリスの使用頻度は激減している．

③非薬物介入
- 在宅酸素（home oxygen therapy: HOT），適応補助換気（adaptive servo-ventilation: ASV）の導入．維持血液透析患者の慢性心不全に在宅酸素，適応補助換気治療導入で，心不全症状が改善[4]する症例報告が散見される．慢性心不全の在宅酸素の保険適応としては，NYHA III 度以上，睡眠時のチェーン・ストークス呼吸がみられ，無呼吸低呼吸指数（1時間当たりの無呼吸数及び低呼吸数をいう．）が20以上であることが睡眠ポリグラフィー上確認されている症例とされている[5]．

■ ガイドラインの有無

①日本透析医学会学術委員会「慢性腎臓病患者における腎性貧血治療のガイドライン」作成委員会編．透析会誌．2016; 49: 89-158.
②日本透析医学会学術委員会「慢性血液透析用バスキュラーアクセスの作製および修復に関するガイドライン」作成委員会編．透析会誌．2011; 44: 855-937.
③日本透析医学会学術委員会「維持血液透析ガイドライン：血液透析処方」作成委員会編，透析会誌．2013; 46: 587-632.
④循環器病の診断と治療に関するガイドライン（2009年度合同研究班報告）「慢性心不全治療ガイドライン（2010年改訂版）」2013年9月13日更新版．

■ 他科＆エキスパートにいつコンサルトするか

透析困難症をともなう低左心機能患者では，まず循環器内科にコンサルトし，低左心機能の原因検索を行う．同時に，可能な限り原因心疾患の回復に向けた加療を考慮する．体液・体重管理が困難な場合には，右心カテーテル所見が適正体重の設定目安になることがある．

■ この症例への対策・治療

①呼吸困難感，食欲不振は低心拍出の症状と判断し，腎臓内科での入院加療とした．NYHA 分類で III 中等度〜重症の心不全，AHA/ACC Stage 分類では Stage C と判断した．理学的所見，右心カテーテル所見を参考に，DW の下方修正は中止とし

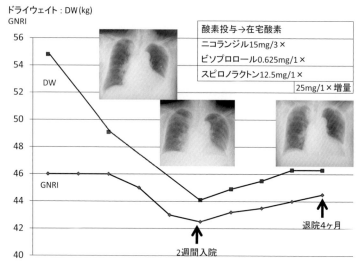

図1 ドライウエイト・GNRI の経時変化と治療経過

た．従来通りの週3回，4時間の血液透析を継続した．

②内シャント流量は613mL/分，（シャント流量/心拍出量）×100＝（613/2240）×100＝27.4％と過剰血流量とされるシャント流量1500～2000mL/分，シャント流量/心拍出量30～35％以上には該当しなかった．低左心機能の場合，相対的に過剰血流となり得る可能性は否定できなかったが，まず心保護を目的とした薬物介入および非薬物介入を中心に治療を行った．

③酸素投与を開始するとともに，心不全薬物介入としてβ遮断薬のビソプロロール，抗アルドステロン薬のスピロノラクトンを使用した．

④上記加療後に DW をやや上昇させたところ，徐々に食欲は回復し GNRI の上昇も得られ呼吸困難感の出現を認めなくなった（図1）．

【文 献】
1) Yamada K, et al. Am J Clin Nutr. 2008; 87: 106-13.
2) 金　成泰．腎と透析（別冊アクセス2001）．2001; 50: 53-55.
3) Locatelli F, et al. J Am Soc Nephrol. 2010; 21: 1798-807.
4) Aizawa N, et al. Intern Med. 2014; 53: 2087-90.
5) 診療点数早見表2016年4月版．

コンサルト 49 心不全，歩行障害，認知機能低下がある80歳の患者．家族の介助はありますが，どのような対策をとったらいいのでしょうか？

● 高齢者

> 80歳，男性．原疾患は腎硬化症．透析歴5年．最近，上気道炎を契機に心不全を発症し，入院した既往がある．入院を契機に，車いす通院となった．昼夜逆転し，透析中は眠っていることが多い．服薬の自己管理が難しくなってきている．77歳の妻と同居，近くに娘夫婦が住んでいる．妻・娘夫婦が交代で送迎を行っている．現状はなんとかなっているが，将来の通院等が気になるため，娘夫婦から相談を受けた．

着眼点
- 高齢透析患者は今後も増加し続ける可能性が高い．
- 高齢透析患者のケアには，医療分野，非医療分野を含めた集学的管理が必要である．
- サルコペニア，フレイルは改善させることができる病態であることを忘れてはならない．

■ エビデンスをもとにした検討

①高齢者の増加

図1には，透析患者の年齢別の患者数の推移を示す[1]．近年の透析患者数の増加は，70歳以上の患者の増加に起因することが分かる．こうした高齢者においては，表1に示すような様々な問題が存在するが，そのなかでも大きなウェイトを占めるのが，サルコペニア，ダイナペニア，protein energy wasting，フレイルといった，低栄養・消耗と関連するような病態である[2]．それぞれ，予後と関連するだけはなく，本症例のように，ADL，QOLと深い関連が存在することが知られている．さらに，下に述べるような様々な合併症の頻度が高まる．

②心不全と予後

心不全は透析患者の死因で第一位を占める[1]．背景には，虚血性心疾患，高血圧

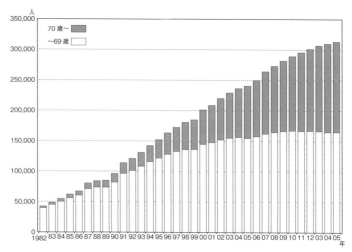

図1 年末患者の年齢別患者数推移
実数でみると，70歳未満はむしろ減少しており，透析患者数の増加は70歳以上の患者の増加であることが分かる．　　　　　　　　　　　　　　　　　　　　（文献1）

性心疾患が潜在することが多い．実際に，透析患者における虚血性心疾患の頻度は高く，冠動脈疾患のみならず，PADを含めた全身の血管の異常が認められる[3]．また，弁疾患，例えば，大動脈弁狭窄症は，透析患者における進行は一般人口に比較して速い[4]など，留意すべきポイントが存在する．一方，高齢者では，食事量の減少から，実体重の減少が知らないうちに進行していることも多い．実体重の減少にドライウエイトの低下が間に合わない場合もあり，うっ血性心不全発症の引き金になることがある．

表1 高齢透析患者における問題点

・**身体機能の低下**
　低栄養関連病態．
　サルコペニア，ダイナペニア，Protein Energy Wasting，フレイル．
　口腔衛生，Oral Frailty（咀嚼能力の低下）．
・**感覚機能の低下**
　視力，聴力等の低下．移植腎の慢性拒絶反応．
・**精神・認知機能の低下**
　抑うつ状態，認知症．
・**社会・経済的な問題**
　独居，経済的困窮．
・**透析の見合わせ，透析を行わないという選択**

③歩行障害

高齢者では，サルコペニア，フレイルといった低栄養・消耗と関連する病態が高頻度で認められることが知られている[2]．こうした病態の特徴として，筋力低下・歩行速度の低下がみられる．こうした病態は複雑に関連していて，筋肉量のみならず中枢神経を含めた神経系の機能低下も含めた筋力低下がみられる．本症例においても，筋肉量のみならず，入院などに伴う長期臥床にともなう神経系の機能低下も関与している可能性がある．フレイルは，低栄養，消耗と関連する身体的な問題だけではなく，生活を取り巻く社会的・経済的な課題も含めた幅広い問題を含む概念である[5]．

- その一方で，本来，可逆性を秘めた概念であり，しかるべき対応をとることにより，フレイルを脱却することが可能である．可逆性の機能低下が，この患者においてどの程度の割合を占めるのかについても，経過から判断することが必要とされる．さらに，今後の身体機能の低下をいかに予防するかが重要である．また，高齢者では，骨関節症を認めることが多い．骨・関節，筋肉などの運動器の機能低下から，歩行を初めとする日常生活活動度が低下したロコモティブシンドロームにも注目が集まっている[6]．

④認知機能低下

透析患者を初めとするCKD患者では，認知機能の低下を高頻度で認める．合併することの多い血管病変のほか，腎不全自体による影響，さらには高齢者では，アルツハイマー病，レビー小体型認知症など，一般人口でも認められる認知症もみられる[7]．

- 一方，透析患者においては，決まったスケジュールで週3回，医療施設に通院しなければならないという治療上の特性がある．また，食事療法，飲水制限のほか，薬剤の内服も複雑な内服方法を必要とされる．こうした治療に関するアドヒアランスについても，認知機能の低下を認める場合には，困難となることが多い．

■ ガイドラインの有無

①血液透析患者における心血管合併症の評価と治療に関するガイドライン（日本透析医学会）．
②慢性心不全治療ガイドライン（2010年改訂版）（日本循環器学会）．
③慢性透析患者の食事療法基準（日本透析医学会）．
④フレイルに関する日本老年医学会からのステートメント（日本老年医学会）．
⑤認知症疾患診療ガイドライン2017（日本神経学会）．

■ 病態解明のために行うこと

①**心不全の原因**：単なる体液過剰なのか，背景に新規の虚血性心疾患の発生，弁疾患の進行がみられるのかについて，評価を行う．
②**歩行障害の評価**：サルコペニア，protein-energy wasting，フレイルについて，**表2～4**[8-10]にもとづいて，評価を行う．栄養状態，消耗状態が可逆性の部分があるかどうかについて精査をすすめる．
③**認知機能低下**：程度と病態．非薬物的介入．残存機能と，周辺状況の存在の有無．

表2 サルコペニアの診断基準

		AWGS 2014（アジア WG）	EWGSOP 2010（欧州 WG）	IWGS 2011（国際 WG）
年齢		≧60～65歳	≧65歳	規定なし
スクリーニング		歩行速度・握力	歩行速度	歩行速度
診断基準	歩行速度	<0.8m/秒	<0.8m/秒	1.0m/秒
	握力	男性 26kg 女性 18kg	男性 30kg 女性 20kg	規定なし
	筋肉量	DEXA 　男性 7.0kg/m² 　女性 5.4kg/m² BIA 　男性 7.0kg/m² 　女性 5.7kg/m² 　女性 5.67kg/m²	平均の 2SD 未満	男性 7.23kg/m² 女性 5.67kg/m²

（文献 8 より改変）

表3 protein energy wasting の診断基準

・国際腎臓栄養代謝学会が 2008 年に公表した診断基準

・4項目のうち，3項目該当する場合，PEW と診断する．
1）血液生化学の異常（いずれか1項目） 　　アルブミン＜3.8g/dL，トランスサイレチン＜30mg/dL，コレステロール＜100mg/dL
2）体格の低下（いずれか1項目） 　　BMI＜23（日本人＜18.5），体重減少（5%/3ヵ月，10%/6ヵ月），体脂肪率＜10%
3）筋肉量の減少（いずれか1項目） 　　筋肉量減少（5%/2ヵ月，10%/6ヵ月），クレアチニン産生率（5%/2ヵ月，10%/6ヵ月）， 　　上腕筋面積 10% 以上低値
4）食事摂取量の減少（いずれか1項目） 　　蛋白摂取量＜0.8g/kg/日，エネルギー摂取量＜25kcal/kg/日

（文献 9 より改変）

表4 フレイル（frailty）の診断基準

・Fried（2001年）による基準
・下記の5項目のうち，3項目以上該当する場合フレイルと診断する．
1) 体重減少：年間4.5kg（10lb）以上の減少
2) 筋力の低下：握力の標準から20％以上の低下
3) 疲れやすさ：自己申告（何をするのも面倒，何かをはじめることができないと週に3～4日以上感じる）
4) 歩行速度の低下：標準から20％以上の低下
5) 身体活動度の低下：男性383kcal/週未満，女性270kcal/週未満

（文献10より改変）

■ 他科＆エキスパートにいつコンサルトするか

①心不全：虚血性心疾患，弁疾患が疑われる場合，心機能低下がみられる場合．
②歩行障害：リハビリテーションの可能性について評価を依頼する．
③認知機能：病型の評価，さらには治療可能性の評価を依頼する．
④生活のサポート：医療ソーシャルワーカーを交えて，利用可能な社会資源について，現段階で利用可能なもの，将来的に必要となるものについて検討を行う．

■ この症例への対策・治療

①心不全

体液量の過剰の有無を評価する．これらには，胸部X線写真による心胸比，うっ血の状況に関する評価の他，心臓超音波検査で，心機能・弁の状況を確認する他に，下大静脈径の測定から血管内容量の状況を確認する．また，透析中の除水に伴う血圧の経過，除水に伴う血液濃縮を，連続ヘマトクリットモニタ法，あるいは図2に示すようなplasma water index（PWI）を測定する[11]ことで確認する．透析中に血圧低下がみられないあるいは濃縮がみられない場合には，体液量の過剰を示唆するもので，心不全は体液過剰によるものであることが考えられる．hANP，BNPは心房細動の存在，心機能低下が見られる場合には評価が困難であるが，血管内容量・心機能の双方を評価する検査項目としてしばしば使用される．一方，新規の心電図変化，心エコー上弁疾患がみられる場合には，循環器専門医にコンサルテーションを行うなどの対応をとる．

②歩行障害

筋力，歩行能力をはじめとした身体機能の評価，アルブミン値，体重の変化など消耗の有無，エネルギー摂取量など，低栄養・消耗と関連する病態の評価を行う．

$$PWI = \frac{\dfrac{透析後TP - 透析前TP}{透析後TP}}{\dfrac{透析前BW - 透析後BW}{透析前BW}}$$

図2 血液濃縮から体液量を評価する指標（plasma water index）
透析前後の総蛋白・体重から計算され，標準値は2〜4で，2を下回る場合には，血液濃縮が少ないと評価し，体液過剰を疑う．一方，4を上回る場合には，血液濃縮が高度と評価し，体液過少を疑う． （文献11より改変）

食事・栄養摂取については，食事摂取量・内容の把握と，内容の適正化について管理栄養士・家族を交えて確認する．一方，身体機能については，リハビリテーション介入が可能かどうかの評価とともに，通所リハビリテーション，デイサービスの利用などによって，生活活動度を維持することで，介助者の負担の軽減につなげる努力を行う．

③認知機能

認知機能の状況について，認知機能検査により確認するとともに，病態の診断を行う．治療については，非薬物療法と薬物療法により行われ，認知機能の低下自体に対する治療と，認知機能障害を基盤にして，行動面の症状と（焦燥性興奮，攻撃性，脱抑制など），心理症状（不安，うつ，幻覚・妄想など）とを認める行動・心理症状（behavioral and psychological symptoms of dementia: BPSD）に対する治療とに分けられる[12]．

・アルツハイマー病と診断される場合には，アセチルコリンエステラーゼ阻害薬と，N-メチル-D-アスパラギン酸（NMDA）受容体拮抗薬が，認知機能の低下自体に対して用いられる．

・一方，BPSDに対しては，非定型抗精神病薬のほか，抑肝散，カルバマゼピン，抗うつ薬などが用いられる．治療のアドヒアランスについて，ポリファーマシーが高齢者では認められやすく，認知機能の低下がみられる場合には，アドヒアランスの確保が困難となることも多い．さらには，抗コリン薬，長時間作用ベンゾジアゼピン系薬の中には，薬剤自体が認知機能を低下させるものも存在する．このため，処方内容の確認，さらには不適切な処方の修正，内服方法の簡略化などを積極的に行う必要がある[12]．

④**通院困難**

本患者において，もっとも重要なポイントになると思われる．上記のような医学的介入を行いながら，行政によるサービスの可能性について，現状の要支援・要介護度の把握をまず行い，介護サービスの利用が可能な状況とする．さらには，その程度によって，何が社会資源として利用可能かどうか，また将来的にどのようなサービスが必要とされるかについて，ケアマネージャーを中心として十分な検討を要する．さらに，在宅治療を継続するために，訪問看護サービスの利用について積極的に検討を行う．

【文 献】

1) 政金生人，他．透析会誌．2017; 50: 1-62.
2) 花房規男．医学のあゆみ．2016; 259: 994-1000.
3) Norgren L, et al. J Vasc Surg. 2007; 45 Suppl S: S5-67.
4) 平方秀樹，他．透析会誌．2011; 44: 337-425.
5) 一般社団法人日本老年医学会．フレイルに関する日本老年医学会からのステートメント 2014 〔http://www.jpn-geriat-soc.or.jp/info/topics/pdf/20140513_01_01.pdf.〕
6) Nakamura K. J Orthop Sci. 2008; 13: 1-2.
7) 花房規男．Medical Practice. 2016; 33: 1257-62.
8) Arai H, et al. Geriatr Gerontol Int. 2014; 14 Suppl 1: 1-7.
9) Fouque D, et al. Kidney Int. 2008; 73: 391-8.
10) Fried LP, et al. J Gerontol A Biol Sci Med Sci. 2001; 56: M146-56.
11) 田部井薫，他．透析会誌．1999; 32: 1071-7.
12) 花房規男．臨床透析．2017; 33: 429-37.

コンサルト 50　地方在住の 75 歳独居，家族は都会で離れて暮らしています．どのように接し何に気をつけますか？

● 通院困難な高齢者（地方在住）

> 75 歳，女性．HD 歴 6 年．配偶者は他界しており独居で地方在住，子供はいるが都会に住んでいる．最寄りの透析施設まで利用できる公共交通機関が存在せず，自分で車を片道 20 分程度運転し通院している．認知機能や ADL に問題はなく日常生活は自立しているが，最近は透析終了時に血圧が低下することがあり，待合にて休憩してから帰宅している．徐々に，自分で自動車を運転して通院することに不安を感じている．

着眼点

地域のかかえる問題点として，腎不全治療の地域差があることに注意する．
① 腎臓・透析専門医の不足や偏在がある．
② 利用できる社会資源に地域差がある．
③ 透析施設へのアクセスに制限がある．

■ エビデンスをもとにした検討

　一般に，高齢の透析患者においては ADL の低下，認知機能低下や心血管疾患などの重篤な合併症を有することが多く，家族や社会的資源の支援が必要となる場合が多い．本症例を検討するにあたりわが国の現状について把握する必要がある．
① わが国の高齢化は急速に進んでおり，平成 27 年の総人口は 1 億 2711 万人であるのに対して，65 歳以上の高齢者人口は 3392 万人であり，高齢化率は 26.7％ となっている．また，一人暮らしの高齢者が高齢者人口に占める割合は，平成 2 年に男性 5.2％，女性 14.7％ であったのが平成 22 年には男性 11.1％，女性 20.3％ と一人暮らしの高齢者は年々増加している[1]．また，社団法人全国腎臓病協議会（全腎協）2011 年度血液透析患者実態調査報告書によると一人暮らしの血液透析患者

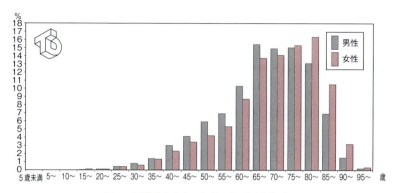

図1 新規導入患者の年齢と性別（文献2）

も年々増加しており，2011年に10.7％となっている．
②慢性維持透析患者については，2015年末に32万4,986人と増加に鈍化傾向がみられるものの増加の一途をたどっていることに変わりはない．新規導入患者の最も割合が高い年齢層は男性が65〜69歳，女性は80〜84歳であり，導入時平均年齢は男性が68.37歳，女性は70.95歳，全体の平均年齢は69.20歳である（**図1**）．維持透析患者の年齢も67.86歳となっており透析患者の高齢化が進んできていることがわかる[2]．また通院困難な透析患者は増加しており，通院支援が必要だっ

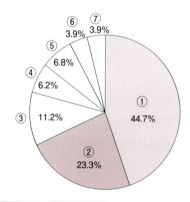

① 自分でマイカーを運転し通院している．
② 家族が車で送迎してくれている．
③ 施設の送迎車を利用している．
④ 一般のタクシーを利用している．
⑤ 介護タクシーを利用している．
⑥ 公共の交通機関を利用して通院している．
⑦ その他（徒歩，自転車など）．

図2 透析施設への通院方法

たり，自宅復帰できず介護施設や病院へ入院せざるを得ない患者が増加している．

〔補足〕（図2）
　島根県（平成27年の高齢化率32.5%，全国第3位）の透析患者の通院時間は中央値15分（1-120分）で，82.8%が最寄りの透析施設に通院していた[3]．通院方法としては「自分で自動車を運転し通院している」が最も多く44.7%，次いで「家族が自動車で送迎している」が23.3%で，マイカーでの通院が約2/3を占める結果であった．

■ ガイドラインの有無

・特になし．

■ 病態解明のために行うこと

①認知機能障害の有無，程度．
②生活が自立しているか，ADLの評価．
③家庭環境，家族の協力が得られるか．
④活用できる社会的支援の有無，程度．
⑤経済的困難性の有無．
⑥地域の医療と介護との連携がどの程度できるか．

■ エキスパートにいつコンサルトするか

① HD患者の高齢化に伴い，自力での通院が困難となる患者の増加が見込まれるが，個々の患者の認知機能やADL，社会的背景，経済状況，家族関係，地域差，生活形態など様々な点について十分に検討する．
②患者，家族，ソーシャルワーカー，ケアマネージャーや地域の支援事業者と連携して，通院を継続していくための支援を行う．
③透析医療に活用される社会福祉制度には，各都道府県自治体により内容について若干異なることがあるが，身体障害者手帳（じん臓機能障害），福祉医療費助成制度，高額長期疾病の特例（特定疾病療養受療証），医療保険，障害年金，自立支援医療（更生医療），障害福祉サービス，日常生活用具の給付などがある．そのほか各市町村独自の助成や事業を行っているところもあり，島根県独自のものでは更生医療の医療費負担の助成，障害者福祉タクシー利用券による助成，腎臓機能障害者通院交通費助成事業などを行っている[4]．主だった社会保障・福祉制度（島根県）を次に述べる（自治体によって詳細な内容が異なるため，必要時に

は各自治体にお問い合わせを.).
④主な社会保障・福祉制度の例（島根県．平成 28 年現在）

(a) 福祉医療費助成制度対象者：65 歳以上で 3 ヵ月以上ねたきり（対象期間 1 年），身体障害者手帳 1 級または 2 級，身体障害者手帳 3 級または 4 級で，知的障害がある場合（概ね IQ50 以下）．
申請窓口：市町村．
申請書類：印鑑，健康保険証，申請書，年金額のわかるもの，通帳など．
概要：自己負担額への助成制度であり，年齢と所得に応じて病院や診療所では自己負担が医療費の 1 割でかつ上限ありとなる（1 ヵ月・1 医療機関あたり）．薬局，柔道整復施術所，はり・きゅう及びあんま・マッサージ施術所，治療用装具製作所，訪問看護ステーションでは，自己負担はなしとなる（医療保険適用後の自己負担の全額を助成）．

(b) 障害年金
対象者：公的年金加入者の 65 歳未満が対象で，国民年金加入期間に初診日のある疾病や怪我で，法令により定められた障害等級表（1 級・2 級）による障害の状態にある間は障害基礎年金が支給される．また，厚生年金や共済年金加入者の場合は，障害厚生年金・障害共済年金が支給される．
申請書類：受診状況等証明書（初診証明），主治医の診断書，病歴申立書，障害給付裁定請求書など．障害認定日：初診日から 1 年 6 ヵ月経過した日もしくは人工透析療法導入後 3 ヵ月が経過した日．
※平成 28 年 4 月分からの年金額（定額）：(1 級) 975,125 円，(2 級) 780,100 円．

(c) 特定疾病療養受領証
対象者：長期にわたって継続し，著しく高額な医療費が必要となる疾病．人工腎臓を実施している慢性腎不全などが対象．
申請書類：特定疾病療養受領証交付申請書，健康保険者証，個人番号カードなど．
申請窓口：加入している医療保険窓口．
概要：同 1 ヵ月の同一医療機関での医療費の自己負担限度額が入院・外来別で 10,000 円になる．ただし，国民健康保険加入者で 70 歳未満の標準報酬月額が 53 万円以上の場合（上位所得）については月 20,000 円となる．

(d) 自立支援医療（更生医療）
対象者：身体障害があり，その障害を除去や軽減したりするための医療で，日常生活活動が向上や回復する可能性を認められる場合．
申請窓口：市町村．

申請書類：身体障害者手帳，更生医療支給認定申請書，更生医療意見書など（事前申し込みが必要）．

概要：給付範囲は血液透析，腹膜透析，腎移植術，腎移植後の不適合による移植腎摘出，抗免疫療法となる．基本は1割負担であるが，所得に応じて上限が設定されている．また，治療を受ける医療機関が自立支援医療機関に指定されている場合に限られる．

(e) 障害福祉サービス

対象者：障害があり福祉サービス支援が必要な場合（利用するサービスにより対象制限がある）．

申請窓口：市町村．

概要：福祉サービスの内容は介護給付，訓練等給付である．利用者負担は原則1割であるが，生活保護世帯や市民税非課税世帯は無料となり，市民税課税世帯では市民税所得割額に応じて負担月額上限額がある．

(f) 介護保険（表1）

対象者：65歳以上もしくは40歳以上65歳未満で特定疾病〔☞補足〕に該当し医療保険加入者が対象．

申請窓口：市町村．

概要：介護を必要としたときにサービスを利用できる．介護保険を申請し，要支援1〜2，要介護1〜5の7つの区分に認定され(1)在宅サービスと(2)施設サービスを受けることができる．

(1) 在宅サービスには，訪問介護（ホームヘルパーによる調理や買い物など），通所介護（デイサービス），ショートステイ（短期入所生活介護），訪問介護，訪問リハビリ，福祉用具のレンタル，住宅改修工事がある．限度額の範囲内でサービスを利用した場合は，1割（一定以上所得者の場合は2割）の自己負担となる．限度額を超えてサービスを利用した場合は，超えた分が全額自己負担

表1 介護保険

支給限度額（1か月あたり）	
要支援1	50,030円
要支援2	104,730円
要介護1	166,920円
要介護2	196,160円
要介護3	269,310円
要介護4	308,060円
要介護5	360,650円

となる．
(2) 施設サービスには，介護老人福祉施設（特別養護老人ホーム），介護老人保健施設（新型老健など），介護療養型医療施設（介護型療養病床など）があり，個室や多床室など住環境の違いによって自己負担額が変わる．

〔補足〕
　特定疾病：糖尿病性神経障害，糖尿病性腎症及び糖尿病性網膜症，脳血管疾患，がん末期，骨折を伴う骨粗鬆症，初老期における認知症，関節リウマチ，筋萎縮性側索硬化症，後縦靱帯骨化症，進行性核上性麻痺，大脳皮質基底核変性症及びパーキンソン病，脊髄小脳変性症，脊柱管狭窄症，早老症，多系統萎縮症，閉塞性動脈硬化症，慢性閉塞性肺疾患，両側の膝関節又は股関節に著しい変形を伴う変形性関節症．

■ この症例への対策・治療

① HD 患者の高齢化や地域差の問題は複雑であり対策は容易ではないが，概ね自力での通院が困難となる要因というのは，高齢化に伴う患者自身の身体能力の低下，新たな合併症の出現や合併症の悪化，独居や家族の高齢化，通院を継続するために活用可能な社会的資源の不足が挙げられる．

② 通院方法については，社会的な通院支援資源や家族の協力が必要ではあるが，HD 患者の高齢化と同じく配偶者や家族も高齢化しており，老々介護の傾向となっている．そのため，通院困難となるため高齢化と共に通院支援を必要とする HD 患者数は増加し，今後さらに通院支援資源の不足に繋がっていくことが懸念される．また，地方では公共交通機関は便数が少ないことが多く，祝日や祭日ではさらに少なくなるため利用しにくい状況である．

・介護タクシーについても，近くに事業所がなければ利用することはできない．一部の自治体では NPO 法人による送迎サービスが行われているところもあるが全国的に見ても依然として少なく，患者自身や家族による自動車通院や自施設でのバス送迎に頼らざるを得ない状況である．山間部によっては冬季の積雪による交通規制も考えねばならない．そして，地方では患者の居住地域が広範囲に分散していることが多く，施設や患者にとって労力と経済的な負担もまた大きな問題となっている．

③ 家族の通院協力が難しい独居や老々介護で 2 人暮らしの HD 患者が在宅での介護が困難となった場合には，HD 患者向けの有料老人ホームや介護老人保健施設などへ入所して通院する方法と，長期入院して透析を行う方法が検討される．この

ような施設入所のHD患者は多くなっており，今後の高齢化と共にさらに増加していくことが予想され，全国的に入所施設の不足となることは想像に難くない．一方で，施設入所が困難となることもある．
・原因としては，そもそもHD患者を受け入れることが可能な施設は少ないことが挙げられる．さらに，施設入所の際には介護保険を利用することが多いが，入所費用にある程度の自己負担が必要となり，経済的な理由から入所を断念せざるを得なくなるHD患者も一部で存在する．このように，行き場を失った患者は医療機関に長期の入院を余儀なくされる．そのため，社会資源を十分に活用できるように地域の病院と施設とが連携を密にしていくことも重要である．
④都市部では選択できる透析施設や通院方法も多いが，地域の問題点として透析専門医の不足や偏在があり，常勤の透析専門医が不在の透析施設もある．そのため，その圏域での受け入れが困難となり，ほかの圏域に通院を余儀なくされることや子供の住む都市部へ転居することが時として起こっている．
⑤また，HD以外にも腹膜透析（peritoneal Dialysis: PD）という選択肢も検討すべきであろう．PDの医学的メリットはブラッドアクセスが不要で循環動態が不安定な患者でも透析を行うことができる点であるが，在宅医療としての側面も着目されている．自力での通院が困難となった場合にQOLの保持を目的に行うが，制約は大きい．
・なぜなら，介護老人保健施設や介護サービス事業所でのPD患者の受け入れというものは非常に少ないのが現状であり，理由としてはPD療法の認知度が低いこと，PD療法の手技や知識の習得がないこと，施設の受け入れ態勢が整っていないことや，有事の際に専門医がいる病院のバックアップ体制が十分でないことなどが上げられる．地域によっては専門医・看護師などが独自に訪問し，PD療法について講義，実技体験，資料や器材提供を行うことで受け入れ可能としているところもある[5,6]．
⑥近年，Assisted PD（aPD）[7]という考えが広まっている．aPDは自立してPDを行うことが難しい患者に対して看護師やヘルパーなどサポートのもと在宅でPDを行うものであり，ヨーロッパを中心に広まっている．aPDを行うにあたって，家族と他職種との密な連携は必須である．中でも訪問看護ステーションが重要であり円滑に在宅医療が行われるように，前述の講義や実技体験を行うなど地域ごとで様々な試みがなされている．なお，通常の医療保険では訪問看護は週3回1日1回となるが，特掲診療料の施設基準等別表第八に掲げる状態等にある者（在宅

自己腹膜灌流指導管理など）では週4日以上が認められている．

■ この症例の経過

　独居であるが日常生活が自立しているため，自施設の送迎バスにより自宅から通院ができ外来透析を継続した．しかし，その数年後より要介護となり在宅でのバス送迎が困難となった．圏域内で透析患者を受け入れ可能な施設を探したところ，一般病棟と療養病棟の混在したケアミックス病棟を持つ病院に入院することができ，現在も透析を継続している．

　ケアミックス病棟の特徴は，急性期または療養病棟入院中に病状が悪化した場合など，医療行為の多い患者は一般病棟で診療をし，病状が安定した際には療養病棟で継続して診療を行い，それぞれの利点を生かすことにある[8]．

【文　献】
1) 内閣府，平成28年版高齢社会白書．
2) 日本透析学会，図説わが国の慢性透析療法の現況（2015年12月31日現在）．
3) 伊藤孝史．中国腎不全研究会誌．2014; 23: 1-2.
4) 島根県障がい福祉課HP，障がいのある方々のための福祉のあらまし．
5) 大脇浩香．中国腎不全研究会誌．2014; 23: 7-8.
6) 森岡万里．中国腎不全研究会誌．2014; 23: 9-10.
7) Oliver MJ, et al. Kidney Int. 2007; 71: 673-678.
8) 陶山紳一朗，他．中国腎不全研究会誌．2014; 23: 11-12.

日本語索引

あ
悪液質 251
悪性腫瘍 157
アセタゾラミド 323
アルツハイマー病 267

い
イコデキストリン 57
遺伝子組み換え組織型
　プラスミノゲン・アク
　チベーター 100
医療安全 325
医療事故調査報告制度 ... 327
インクリメンタル PD ... 64
インクレチン関連薬 203
インスリン自己抗体
　症候群 203
インターベンションネフ
　ロロジスト 63
院内感染 325, 331
インフルエンザ 331

え
栄養サポートチーム 229
エホチール 94
エリスロポエチン 173
エルバスビル＋グラゾ
　プレビル療法 243
塩酸ミドドリン 92
延命治療 11

お
嘔吐 322
オカルト HBV 232

か
介護保険 358

拡散 2, 53
下大静脈径 76, 86
活性型ビタミン D 製剤
　....................... 146, 160
カテーテル出口部 61
カフ型カテーテル ... 24, 42
カヘキシア 251
かゆみ 288
カリウム 295
カルシウム 296
カルシウム代謝異常 ... 140
カルニチン 106
感染性腸炎 331
冠動脈疾患 130
冠動脈石灰化 120
冠動脈バイパス術 107
冠攣縮性狭心症 124

き
虚血性心疾患 103
虚血性腸炎 285

く
クエン酸第二鉄 145, 183
グラフト 22
グリコアルブミン 195
グルコン酸カルシウム ..306

け
経カテーテル的大動脈
　弁置換術 123
頸動脈内膜摘除術 102
経皮的冠動脈形成術 ... 107
血液透析法 1, 3
血液透析濾過 4
血液濾過 4
血管石灰化 142, 168
血管内治療 215

血行再建術 224
血行障害 218
血漿浸透圧 301
血清フェリチン値 179
血糖管理 195
限外濾過 3, 53, 293

こ
高 Cl 性代謝性アシドー
　シス 297
高 K 血症 305
高アニオンギャップ性
　代謝性アシドーシス .297
高気圧酸素治療 215
抗凝固薬 100
抗血小板薬 100
抗血栓療法 117
行動・心理症状 352
抗リン脂質抗体症候群 .. 48
骨髄異形成症候群 . 184, 190
骨代謝異常 141

さ
災害 336
在宅サービス 358
酢酸不耐症 298
左心機能低下 129
サルコペニア
　........... 251, 254, 256, 349
酸塩基平衡 297

し
糸球体濾過量 8
脂質管理 197
事前指示書 11, 12
持続血糖測定器 202
シナカルセト塩酸塩
　............... 147, 156, 161

周期性四肢運動............279
重症下肢虚血......211, 223
重炭酸透析液............298
重炭酸ナトリウム......306
週平均化血圧............81
終夜睡眠ポリグラフ検査
........................280
循環血液量..............76
障害年金................357
障害福祉サービス......358
上腕動脈................39
除水....................293
自立支援医療............357
心胸郭比............74, 86
心筋脂肪酸代謝シンチ
グラフィ..............127
神経障害................218
心血管合併症............85
心腎貧血症候群..........344
腎性全身性線維症......214
真性多血症............187
腎性貧血........173, 190
心臓突然死..............311
腎臓リハビリテーション
........................254
浸透圧性脱髄性症候群..300
心肥大..................120
心不全..................129
心房性Na利尿ホルモン..76

す
睡眠時無呼吸症候群....279
スキンケア..............289
スクロオキシ水酸化鉄..145
スタチン................106

せ
脆弱性骨折..............165
赤血球造血刺激因子製剤
........................176
セベラマー塩酸塩......144

線維性骨炎..............160
選択的エストロゲン受容
体モジュレーター....149

そ
相対的多血症............187
足関節上腕血圧比......213
足趾上腕血圧比........214
足病変..................218

た
ダイアライザ..............5
代謝性アシドーシス....316
代謝性アルカローシス..321
体重減少率..............259
大腿動脈................39
大動脈弁狭窄症........119
ダクラタスビル＋アスナ
プレビル療法..........243
脱血不良................44
タバコ窩................29
ダブルルーメンカテー
テル..................21
炭酸カルシウム........144
炭酸ランタン..........144
蛋白異化率............318

ち
地域差..................354
長期留置カテーテル..21, 42
張度....................301

て
低K血症................311
低Mg血症........168, 314
低Na血症..............300
低アルブミン血症......86
低左心機能............342
鉄補充療法......176, 193
デノスマブ............149
テリパラチド..........149

と
橈骨動脈................29
透析液..................298
透析開始前の随時血糖値
........................200
透析関連常時低血圧....91
透析関連低血圧........90
透析起因性高血糖..196, 201
透析起因性低血糖......202
透析困難症............342
透析心..................130
透析前血糖値..........200
透析中の高カロリー輸液
........................263
透析導入..................8
橈側皮静脈..............29
糖尿病性ケトアシドーシス
........................316
糖尿病足病変..........222
動脈スパスム............49
動脈表在化........23, 37
ドーパミン..............92
特定疾病療養受領証....357
ドプス..................92
ドブトレックス..........93
ドライウエイト..........73
ドライスキン..........288
トランスフェリン飽和濃度
........................179
ドロキシドパ............92

な
内シャント..............21
ナトリウム............294
ナルフラフィン塩酸塩..291
難治性高血圧............83

に
二次性常時低血圧......91
二次性多血症..........187

二次性副甲状腺機能亢
　進症......... 140, 161, 183
乳酸アシドーシス......316
尿毒症...................... 8
尿毒症性物質............. 54
認知機能.................352
認知機能低下............349
認知症治療薬............269

の

脳梗塞...................... 99
脳出血...................... 97
脳浮腫.........97, 111, 116
ノルアドレナリン....... 94

は

バスキュラーアクセス.. 16
長谷川式簡易知能
　評価スケール..............265
バリア機能.................289

ひ

非カフ型カテーテル..... 25
ビキサロマー.............144
非虚血性心筋症.........342
ビスホスホネート.......148
非導入...................... 15
ヒト心房性ナトリウム
　利尿ペプチド.......... 86
被囊性腹膜硬化症....... 69
皮膚灌流圧...............214
皮膚搔痒症...............290
皮膚毛細血管灌流圧....223
非弁膜症性心房細動....134

ふ

フェリチン................182
フェロポルチン１.......176
負荷心筋血流シンチ
　グラフィ.................127
副甲状腺摘出術.... 148, 161
福祉医療費助成制度....357
腹膜透析.................... 53
腹膜平衡試験............. 68
フットケア......... 216, 220
不動.........................158
不眠症.....................279
フレイル............ 247, 349
プロトンポンプ阻害薬..168

へ

平均除水速度............. 76
平均赤血球容積.........174
ベッド配置......... 236, 242
へばりつき現象.......... 44
ヘパリン起因性血小板
　減少症................... 47
ヘプシジン......... 176, 178
ペリトネアルアクセス.. 60
便秘.........................284

ま

マグネシウム............168
末梢動脈疾患............211
慢性安定狭心症.........124
慢性腎臓病...............173

み

見合わせ................... 15
水チャネル...............293

ミニメンタルステート
　テスト...................265
ミネラロコルチコイド
　受容体拮抗薬..........105

む

無形成骨...................165
無酢酸透析...............106
無症候性微小脳出血.... 98
むずむず脚症候群.......279

め

メチル硫酸アメジニウム.. 92
メトリジン................ 92

よ

要介護.....................247

ら〜ろ

ラクナ梗塞...............134
リズミック................ 92
リフィーディング症候群
　...........................313
リン吸着薬...............153
リン代謝異常............140
レニン・アンジオテン
　シン系阻害薬..........105
ロコモティブ症候群
　................... 255, 349

わ

ワルファリン...... 101, 134

欧文索引

A

ABI（ankle brachial pressure index）
　..213, 222
AFB（acetate free biofiltration）............. 106
anatomical snuff box 29
assisted PD 58, 64, 360
ASV（adaptive servo-ventilation）...... 21, 345
AVF（arteriovenous fistula）..................... 18
AVG（arteriovenous graft）............... 18, 22

B

β遮断薬 105, 344
β受容体刺激薬吸入 306
$β_2$-MG... 68
BNP.. 130
BPSD（behavioral and psychological symptoms of dementia）..............268, 352
B型肝炎ウイルス 231

C

CABG（coronary arterial bypass grafting） 107
CEA（carotid endarterectomy）.............. 102
CGM（continuous glucose monitoring）.... 202
CHADS2スコア 135
CKD-MBD（CKD-mineral and bone disorder）...................................... 139
CLI（critical limb ischemia）...........211, 223
counter-regulatory hormone................... 202
CTR（cardiothoracic ratio）..................... 74
C型肝炎ウイルス 233

D

DW（dry weight）................................ 73

E

EPS（encapsulating peritoneal sclerosis）.... 69
ePTFE（expanded polytetrafluoroethylene）. 18

ESA抵抗性..................................... 182
ESA低反応性.................................. 190
ESA（erythropoiesis stimulating agents）... 177
EVT（endovascular therapy）............... 215

F

Fire-and-forget方式........................... 199
Fontaine分類 222
Friedモデル 248

G

GA（glycoalbumin）........................... 195
GFR（glomerular filtration rate）............... 8
GI（グルコース・インスリン）療法.... 306
GNRI（Geriatric Nutritional Risk Index）
　..259, 342

H

HBワクチン 238
HbAlc.. 195
HBc抗体 231
HBOT（hyperbaric oxygen therapy）........ 215
HBs抗原 231
HBs抗体 231
HBV.. 231
HBV DNAリアルタイムPCR............. 232
HCV.. 233
HCV RNAリアルタイムPCR............. 234
HCV抗体 233
HD（hemodialysis）.............................. 3
HDF（hemodiafiltration）....................... 4
HDS-R（Hasegawa dementia rating scale-revised）............................... 265
HF（hemofiltration）............................. 4

I

IDL（intermediate density lipoprotein）.... 206
IDPN（intradialytic parenteral nutrition）

欧文索引 | 367

.... 229, 263	PD+HD 併用療法 58, 68
interventional nephrologist 63	PEP（polyolefin-elastomer-polyester）....... 18
	PET（peritoneal equilibration test）........... 68

J

PEW（protein-energy wasting）... 251, 259, 350

J-CHS 基準 249

PTA（percutaneous transluminal angioplasty）
.... 20

K

PTx 148, 161

Kalantar Score 259
KDQOL-SF 273

PU（polyurethane）............................. 18
PWI（plasma water index）................ 351

L

Q

LDL アフェレシス 215
LDL-C 205

QOL（quality of life）....................... 271
QT 延長 313

M

R

MBs（microbleeds）............................ 98
MCV（mean corpuscular volume）......... 174
MDS（myelodysplastic syndromes）....... 184
MIS（malnutrition-inflammation score）... 259
MMSE（mini mental state examination）.. 265

RDW（red cell distribution width）......... 182
RLS 重症度スコア 282
rt-PA（recombinant tissue-type
　plasminogen activator）.................... 100

N

S

Na 篩 293
NGSP 値 195
non-HDL-C 205
NSF（nephrogenic systemic fibrosis）...... 214
NST（nutrition support team）............... 229
NT-proBNP 130

SF-36 272
sore thumb syndrome 30
SPP（skin perfusion pressure）......... 214, 223

T

O

TAVI（transcatheter aortic valve
　implantation）................................ 123
TBBAVF（transposed brachial-basilic
　arteriovenous fistula）....................... 33
TBI（toe brachial pressure index）.......... 214
TC（total cholesterol）........................ 206
TG（triglyceride）.............................. 206
Thompson の設定基準 73
Treat-to-target 方式 198
TSAT（transferrin saturation）......... 179, 183

ODS（osmotic demyelination syndrome）. 300
ω3 多価不飽和脂肪酸 106, 208

P

V

PAD（peripheral arterial disease）......... 211
Payne の補正式 155
PCR（protein catabolism rate）............. 318
PD（peritoneal dialysis）....................... 53
PD カテーテル 60
PD ファースト 64
PD ラスト 64

VA（vascular access）........................... 16
VAIVT（vascular access intervention therapy）
.... 20

欧文索引

VLDL（very low density lipoprotein）..... *206*

W

WAB（weekly averaged blood pressure）.... *81*

こんな時どうすれば！？
透析患者の内科管理コンサルタント

2017 年 12 月 10 日　第 1 版第 1 刷 ©

監　修	深川雅史	FUKAGAWA, Masafumi
編　集	常喜信彦	JOKI, Nobuhiko
	花房規男	HANAFUSA, Norio
発行者	宇山閑文	
発行所	株式会社　金芳堂	

　　　　　〒 606-8425 京都市左京区鹿ヶ谷西寺ノ前町 34 番地
　　　　　振替　01030-1-15605
　　　　　電話　075-751-1111（代）
　　　　　http://www.kinpodo-pub.co.jp/

組　版	株式会社　グラディア
印　刷	亜細亜印刷株式会社
製　本	有限会社　清水製本所

落丁・乱丁本は直接小社へお送りください。お取替え致します。

Printed in Japan
ISBN978-4-7653-1735-1

JCOPY ＜(社)出版者著作権管理機構　委託出版物＞

本書の無断複写は著作権法上での例外を除き禁じられています。複写される場合は、そのつど事前に、(社)出版者著作権管理機構（電話 03-3513-6969、FAX 03-3513-6979、e-mail: info@jcopy.or.jp）の許諾を得てください。

●本書のコピー、スキャン、デジタル化等の無断複製は著作権法上での例外を除き禁じられています。本書を代行業者等の第三者に依頼してスキャンやデジタル化することは、たとえ個人や家庭内の利用でも著作権法違反です。